新手治疗师实操必

Psychodynamic Formulation

心理动力学个案概念化

德博拉·L. 卡巴尼斯（Deborah L. Cabaniss）
萨布丽娜·彻丽（Sabrina Cherry）
［美］卡罗琳·J. 道格拉斯（Carolyn J. Douglas） 著
露丝·L. 格雷弗（Ruth L. Graver）
安娜·R. 施瓦茨（Anna R. Schwartz）

孙 铃 等 译

中国轻工业出版社

图书在版编目（CIP）数据

心理动力学个案概念化 / （美）卡巴尼斯（Cabaniss, D. L.）等著；孙铃等译. —北京：中国轻工业出版社，2015.2（2025.1重印）

ISBN 978-7-5184-0033-1

Ⅰ. ①心… Ⅱ. ①卡… ②孙… Ⅲ. ①精神疗法－研究 Ⅳ. ①R749.055

中国版本图书馆CIP数据核字（2014）第256906号

责任编辑：孙蔚雯　　责任终审：杜文勇

策划编辑：孙蔚雯　　责任校对：刘志颖　　责任监印：吴维斌

出版发行：中国轻工业出版社（北京鲁谷东街5号，邮编：100040）

印　　刷：三河市鑫金马印装有限公司

经　　销：各地新华书店

版　　次：2025年1月第1版第15次印刷

开　　本：710×1000　1/16　印张：24

字　　数：200千字

书　　号：ISBN 978-7-5184-0033-1　定价：58.00元

读者热线：010-65181109

发行电话：010-85119832　010-85119912

网　　址：http://www.chlip.com.cn　http://www.wqedu.com

电子信箱：1012305542@qq.com

如发现图书残缺请拨打读者热线联系调换

242409Y2C115ZYW

译 者 序

每当心理咨询师或治疗师接待一位新的来访者时，都需要回答这样一个问题，“他（或她）为什么在此时出现了这样的问题？”找到了原因，似乎也就获得了解决问题的钥匙。这正是本书所讨论的主题——个案概念化。心理动力学的个案概念化重视来访者的童年经历，以及来访者无法自我报告的潜意识的情感和想法。在临床工作中，这些思考的角度对于分析任何一个案例都是很有帮助的。作为一名咨询师或治疗师，无论你是采用心理动力学疗法，还是认知行为、家庭系统等其他流派的治疗方法，都可以运用心理动力学的个案概念化的方法进行案例分析。

提到心理动力学的治疗，人们常常想到弗洛伊德艰深的理论和时常要持续几年的长程治疗，初学者往往心生敬畏。然而，本书的主要作者黛博拉 · L. 卡巴尼斯（Deborah L. Cabaniss）告诉我们，学习心理动力学个案概念化并不难，只需要三个步骤：1. 描述来访者的问题和模式；2. 回顾来访者的成长经历；3. 在问题和模式与成长经历之间建立联系。本书简洁清楚地介绍了这三个步骤，并且在每一部分都附有生动贴切的案例进行解释说明。读完这本书，相信每个人都可以掌握从心理动力学的角度进行个案概念化的方法。

卡巴尼斯能够把心理动力学个案概念化的方法讲得深入浅出，得益于她丰富的临床和教学经验。她是美国哥伦比亚大学医学院精神病学系的临床和教学教授、住院医师训练副主任、心理治疗训练主任，负责所有学生任住院实习医师期间的心理治疗课程的教学和督导工作。她要为精神科住院实习医生开设持续两年的心理治疗课程，为医学院二年级学生开设讲座课程，并开设多门选修课程。她还兼任哥伦比亚大学弗吉尼亚阿普加医学教育研究院院长（Virginia Apgar Academy of Medical Educators）。卡巴尼斯获得了很多教学奖励，如医学院教学南希勒斯克奖（Nancy Roeske Award），住院实习医师教学厄玛布兰德奖（Irma Bland Award），医学院心理动力学教学伊迪丝萨布逊奖（Edith Sabshin Award）。她将教学的经验总结成两本心理动力学治疗的教材：《心理动力学疗法》（Psychodynamic Psychotherapy：A Clinical Manual，2011）和《心理动力学个案概念化》（2013）。前者的中文版已由中国轻工业出版社于2012年出版，后者即为本书。

这本书主要是写给初学者的，但它适合于对心理咨询与治疗感兴趣的所有读者。如果你了解精神分析的基本理论（如防御机制、人格的发展），具备发展心理学的基础知识（如依恋理论、个体发展阶段的划分），阅读本书则会更轻松些。这本书同样可以作为授课的教材，在结尾的附录部分，作者提供了详细的教学使用建议。

该书由本人带领中央财经大学心理系的几位同学共同完成翻译工作。各章的译者如下：孙铃翻译了致谢、引言和第一部分，薛亦多和龙梦瑶翻译了第二部分，李佳阳和孙玲翻译了第三部分，许卓然、杨雯和张桐翻译了第四部分，郭文姣和吕浥尘翻译了第五部分以及结语和附录。最后由孙铃完成了对全书的统稿和审校。由于水平有限，翻译中难免出现不妥之处，敬请读者批评指正。

孙铃

于中央财经大学心理系

2014年8月

致　谢

进行心理动力学个案概念化是一回事，但是尝试教别人去进行个案概念化完全是另外一回事。这有点儿像教别人系鞋带。你知道如何做，但是步骤是什么？你是怎么把一系列事情整合在一起的？为了完成这件事，你需要哪些知识？这些是我和我的合作者尝试去解决的问题。结果，我们提出了**描述—回顾—联系**的方法，并设计了一整套课程，帮助学生了解为什么进行心理动力学个案概念化很重要，以及如何自下而上地进行个案概念化。在这个过程中，我和 Sabrina Cherry 写下了这本书，并通了无数个电话来讨论我们的想法；Carolyn Douglas 帮助我们平衡关于天性与教养的内容；Ruth Graver 帮我们设计了精彩的描述心理功能的维度；Anna Schwartz 提醒我们写了创伤的核心影响以及个案概念化在多种环境下的应用。如果没有这个无与伦比的女性团队，《心理动力学疗法》和《心理动力学个案概念化》这两本书不会成为现在的样子，她们是优秀的临床治疗师、教师和作家，感谢她们付出的时间和精力，以及她们的创造力和友谊。

哥伦比亚大学出色的住院医生试用了本书的测试版，我非常感谢他们容忍了早期手稿中的打字错误。能够给他们一天又一天、一年又一年地上课，使我们意识到了教学当中的一些很重要的问题。我非常感谢 Justin Richardson，我跟他一起进行教学工作已有5年了，他帮助我找到了教授个案概念化的新方法。David Goldberg、Deborah Katz 和 Volney Gay 是世界级的心理动力学老师，我有幸借助他们的智慧得到了指导，他们每个人都仔细地完整地阅读了本书的手稿，给我们提出了非常珍贵的建议，帮助我们完成了最终的书稿。Sarah Paul 也提供了见解深刻的建议。Steven Roose 促使我从思考心理失调转变为思考心理功能，Roger MacKinnon 确认了心理动力学个案概念化将一直是哥伦比亚大学精神病学专业训练的核心部分。Joan Marsh 是 Wiley 出版社的编辑，现在已经成了我的朋友，我非常感谢她对于工作的热情。Maria Oquendo 和 Melissa Arbuckle 一直在哥伦比亚大学协助我开展教学工作，没有她们，也就没有这本书的诞生。

我还要感谢使用并喜欢《心理动力学疗法》的很多同学和老师。对该手册的潮水般地积极反馈，激励了我们写作这本姊妹篇。我们非常高兴那本书帮助大家更好地理解了心理动力学的技术，我们希望这本书同样能够帮助大家理解心理动力学个案概念化。

跟写作第一本书时相比，我的两个儿子 William 和 Daniel 更年长，更有智慧了，他们不再认为妈妈喜欢在晚上和周末写作。我知道他们为我和我所做的工作感到骄傲。他们将会准备好编写下一本书。Thomas 再一次逐字逐句阅读了这本书，有些部分还读了两遍。他始终是我的信心之源。没有他，我根本无法完成这本书。

Deborah L. Cabaniss

2012 年 9 月于纽约

序　言

当我们仰望洛基山脉，我们会看到这个世界上最漂亮的风景之一。如果要描述它，我们可以用诗歌来渲染白雪覆盖的山峰、高山草甸还有崎岖的峡谷。那是洛基山脉现在的样子——我们看到的样子。但是洛基山脉是如何变成洛基山脉的呢？它们是如何形成的？为了找到答案，地质学家研究了洛基山脉的岩石，参考板块构造理论，提出假设——洛基山脉是两个大陆板块撞击形成的。世界上没有人看到过这一过程——实际上，也没有人看到过板块构造。但是，有很好的证据表明，百万年前，地球表面以下的运动所产生的力量造就了这片地球上最美丽的地方之一。这些地表以下的力量，以及百万年来的雨雪冰风造就了今天的洛基山脉。这一假设使我们能够理解我们所在星球的历史，预测在地表之上和之下的力量的作用下，地球未来的持续发展趋势。

当我们遇到一个成年来访者时，我们看到他们现在的样子。我们听他们谈话，观察他们的行为，了解他们的想法。但是，他们是如何成为现在的样子的？什么力量塑造了他们？像地质学家一样，心理动力学流派的治疗师会透过表面来探究这些问题的答案。他们假设，人们的行为受到外在和内在的力量的长期影响，并且思考这些影响是如何发生的，这对于理解一个人的过去、现在和将来非常重要。他们的假设就是**心理动力学个案概念化**对于整个治疗过程的每一个方面都至关重要。

学生和临床工作者常常对于进行心理动力学个案概念化感到畏缩，不知道如何才能了解到连来访者本人都不清楚的隐藏的力量。其实，这是没必要的。虽然需要花些时间并要进行思考，但是每一个治疗师都能够学会通过以下三个步骤进行心理动力学个案概念化：

1. **描述**来访者的问题和模式。
2. **回顾**来访者的成长经历。
3. **联系**问题和模式与成长经历，这个过程需要借助一些系统的组织思路。

这本书将用清晰的语言和贴切的案例逐一教你这三个步骤。第一部分会总体介绍心理动力学的个案概念化，以及描述 / 回顾 / 联系的方法；第二部分教你描述问题和行为模式；第三部分教你回顾成长经历；第四部分教你运用有关发展的不同的系统理论来建立问题和模式与成长经历之间的各种联系；第五部分介绍了在各种临床情境和环境下运用心理动力学个案概念化的各种方式。从第二部分到第四部分，结尾处都有一个总结，用完整的临床案例来进一步说明刚刚学习过的个案概念化技巧。请注意，本书中所有临床案例中的人物都是虚构的。

用心理动力学的方法进行个案概念化的独特之处在于，它会考虑影响我们的思考、感受和行事方式的无意识想法。但是，作为一个心理动力学流派的治疗师，我们对影响或者可能影响来访者的每一个方面都感兴趣，既包括教养因素，也包括遗传因素。因此，在个案概念化的过程中，我们要有意识地考虑基因、气质和创伤等很多方面的信息，以及这些信息影响个人成长的方式。我们坚信，不能孤立地进行心理动力学个案概念化——我们不能假设无意识思维和情感的发展与一个人的天赋及早期的认知、情感问题无关。我们希望这可以鼓励你在探究影响来访者思考、感受和行事方式的种种因素时，打开思路。

这本书适合于医科学生、社会工作专业的学生、心理学专业的学生、精神科实习生以及实习心理治疗师。对学习心理动力学个案概念化有兴趣的人可以自学这本书，教师和学生也可以在课堂上使用这本书作为教材。学生在低年级会学习**描述**，然后学习**回顾**成长经历，在有一定的临床经验之后学习建立**联系**（详细安排见本书附录部分）。无论你是自学者还是教师，我们都建议你按照这样的步骤来使用这本书，这样你或者你的学生就不会觉得进行心理动力学个案概念化过于困难了。

进行个案概念化并不仅仅是一个有趣的练习——它是我们对来访者进行治疗的关键部分。虽然这本书会教你把心理动力学个案概念化的过程写下来，但我们真正的目标是让你能够运用学到的内容，在面对每一个来访者时，不断进行心理动力学个案概念化的思考。没有心理动力学个案概念化，我们就只能看到表面，就无法理解同样会对人们的思想、感受和行为产生影响的其他力量。理解这些力量，能帮助我们获知来访者需要了解其自身的哪些方面，他们需要什么样的成长，进而使他们自在地生活并提高生活满意度。因此，让我们往下看，开始学习《心理动力学个案概念化》吧！

目　录

第三部分 回顾 / 111

第四部分 联系 / 199

第五部分 心理动力学个案概念化在临床中的应用 / 309

结语 / 359

附录 如何使用本书——教师指导 / 363

第一部分

心理动力学个案概念化概述

第一章

什么是心理动力学个案概念化

重要概念

- 个案概念化是一种解释或假设。
- 个案概念化是通过一种假设帮助我们了解来访者思考、感受和行事方式。
- 心理动力学个案概念化是有关一个人思考、感受和行事方式的一种假设，它重视潜意识思想和情感的发展及其产生的影响。
- 一个人的成长同时受到遗传和环境的影响，因此，心理动力学个案概念化应该同时考虑二者。
- 心理动力学个案概念化并不是给出一种确定的解释，而是提供一种假设，可以随时进行调整。

什么是个案概念化?

> 案例史陈述得很好。现在你能对这个案例进行个案概念化吗?

所有接受心理治疗训练的人都听过这句话，但是它是什么意思呢?如何对一个案例进行个案概念化?为什么这很重要?

个案概念化的意思是提出一套解释，或者更准确地说是提出一套假设。所有心理健康专家都是通过不断进行个案概念化来理解来访者的问题的。在心理健康领域，我们通过来访者思考、感受和行事的方式来理解他们的问题类型。我们通常把这种解释和提出假设的过程称为**个案概念化**(a case formulaiton)。当我们进行个案概念化时，我们不仅要考虑人们思考、感受和做了些什么，而且要考虑他们为什么会如此。例如：

> 她为什么这么做?
>
> 他为什么这样看待自己?
>
> 她为什么会这样回答我?
>
> 他为什么用那样的方式应对压力?
>
> 她为什么不能工作，无法让自己愉快?
>
> 是什么原因使他不能过上自己想要的生活?

不同的病因分析将使人采取不同的治疗方法；因此，提供建议和实施治疗的关键是对这些问题形成假设。

什么样的个案概念化是心理动力学的?

有很多不同类型的个案概念化模式[1-3]，例如，认知行为治疗模式、精神药理学治疗模式，以及家庭系统治疗模式。对于来访者所表现出的各种问题产生的原因，每一种个案概念化模式都有不同的看法。

其中一种看法认为，这些问题常常是由意识之外的想法和情感引起的——也就是说，问题的根源是潜意识的。这被称为**心理动力框架**（a psychodynamic frame of reference）。心理动力学的个案概念化认为潜意识的想法和情感是一个人遇到困扰并且前来接受心理治疗的原因。理解这一点很重要，因为帮助人们意识到他们潜意识中的想法和情感是一项重要的心理动力学技术。

成长过程

众所周知，心理动力倾向的治疗专家希望了解来访者的童年经历。但这是为什么呢？是这样的，运用心理动力学技术不仅仅是要帮助人们理解他们潜意识中的想法和情感，而且要理解这些潜意识中的想法和情感是如何发展出来的，以及为什么会出现。当我们面对来访者时，可以灵活地运用这种理解。有时候，我们会跟来访者分享这种理解，帮助他们看到，他们现在仍然在沿用早期的行事方式：

案例

A先生的妈妈虽然爱他，但是做事极不可靠。比如说，A先生小时候，她经常忘记接他放学回家。成年之后，A先生很难相信朋友和爱人会始终如一地待他。他的治疗师帮助他认识到这种问题源自于他对被忽略的恐惧，他害怕成年后遇到的这些人会像他的妈妈那样对待他。

在另一些时候，我们会运用这种理解帮助来访者发展一些早期没有完全建立的能力：

案例

B小姐是一个很聪明的学生，但是她对自己的成绩总是评价不高。她在寄养中心长大，从来没有人夸奖过她的才能。理解了这一点，她的治疗师便能够帮助她相信，她对自己的认识跟她的能力是不相称的。假以时日，她能够发展出新的方式来建立自尊。

最后，我们可以帮助来访者恢复因一时的问题或长期的问题所造成的功能损伤：

案例

C先生前来接受治疗是因为在离婚之后的很长时间里，他都无法处理孩子的问题。他这样描述他的感受，在他很小的时候，他的父母就离婚了，这给他的成长带来了灾难性的影响。他的治疗师帮他意识到，他害怕自己的离婚会给孩子带来永久的伤害，并且这种恐惧影响到了他的教养行为。这帮助他在孩子面前放松了下来，并且发展出了更有效的教养策略。

虽然治疗师使用的技术不同，但他们都是通过理解来访者的成长经历来指导治疗的。因此，心理动力学的个案概念化包括：

1. 关于潜意识的想法和情感如何影响来访者问题的概念。

2. 关于这些潜意识的想法和情感如何发展出来的概念。

这样说是没错，但是我们如何理解已经发生过了的成长过程呢？即使有录像机和照片剪贴簿，我们也无法回到当时，去看他人的成长。这样说来，建立心理动力学的个案概念化很像做一名侦探，尽力去解开谜团——事情已经过去了，我们只能通过回顾和一步步地推导来破案。像侦探一样，当我们进行心理动力学的个案概念化时，我们的工作是回溯性的——也就是说，我们首先看到的是来访者的问题，然后通过追溯其个人的过往经验来理解其成长过程。

天性还是教养？

那么我们的思考、感受和行事特点是如何发展出来的呢？约翰·洛克认为，每个人生来都是一块白板[4]。威尔逊则认为，社会行为几乎完全是由基因塑造的[5]。我们认为，天性和教养不是非此即彼的关系，而是同时起作用的。弗洛伊德把天性部分称为“本质因素”，把教养部分称为“附属因素”[6]。无论你如何看待这个问题，人们都带着特定的基因来到这个世界，然后在与环境的相互作用中不断成长。我们对基因与环境的相互关系了解得越多，就越能清楚地认识到基因塑造着我们的经历，反之亦然。二者之间复杂的交互作用让我们形成了在如何看待自己、如何与他人相处以及如何应对压力方面的特点。因此，在思考如何理解和描述来访者的成长过程时，我们需要考虑基因、气质和环境因素。

有别于报道

一则新闻会报道发生了什么，心理动力学的个案概念化则提供了有关事情为什么发生的假设。有两个例子可以说明其中的差别：

报道

D先生是早产儿，他的妈妈十来岁时便生下了他，并且患有产后抑郁症。孩提时期，他有严重的分离焦虑，而且长期有思乡病。成年后的他无法离开妻子超过一个晚上。

个案概念化

D先生是早产儿，他的妈妈十来岁时便生下了他，并且患有产后抑郁症。孩提时期，他有严重的分离焦虑，而且长期有思乡病。有可能是母亲的抑郁症影响了D先生发展出安全依恋的能力，这使得他很难把自己看作一个独立的人。这也许阻碍了他成功地与母亲分离的能力。现在，同样的原因使他无法跟妻子分开超过一个晚上。

虽然两个片段讲述的是同一个故事，但是只有第二个片段在尝试把问题和过往经历联系起来以形成关于病因的假设。心理动力学的个案概念化不仅仅是故事，它是一种陈述，想要透过个人成长解释人们思考、感受和行事风格形成的过程和原因。在上面的例子中，“有可能”、“这也许阻碍了”等句子暗示了D先生的分离问题与其过往经验之间的因果联系——他自己并不清楚这些联系，是潜意识的。这些对因果联系的分析使得这段话成为一种个案概念化式的分析而不仅仅是对过往经验的陈述。

不同类型的心理动力学个案概念化

心理动力个案概念化能够解释一个人思考、感受和行事的一个或多个方面。这种个案概念化可以基于很少量的信息（例如，在急诊室的一次面谈中，心理治疗师所获得的个案史信息），或者是大量的信息(例如，精神分析师在一段分析治疗过程中了解到的有关来访者的方方面面）。这种个案概念化能够解释某个人在接受治疗时、在遭遇断断续续的危机时以及在整个一生中会如何行事；能够被运用于任何治疗情境中，例如简明快速治疗或长程治疗。如果这种个案概念化在回答人们如何思考、感受和行事的问题时考虑了潜意识的想法和情感的影响和发展，那么就是心理动力学的个案概念化。

并非静态过程

一定要记住，心理动力学个案概念化只是一种假设。如前所述，我们无法确切知道发生过什么，但是为了更好地理解来访者，我们要尽可能想象是什么塑造了他们的成长路径。在精神分析发展的早期，心理动力学个案概念化被认为是对一个人成长的一种确定的解释。现在，我们把这种个案概念化理解为加深对来访者的了解的一种工具。

假设是需要被验证和修改的。心理动力学个案概念化也是如此。心理动力学个案概念化产生的过程并不是结束于心理治疗师提出了一种假设之时；相反，在心理治疗师和来访者共同工作的时间内，这一过程一直在持续。个案概念化意味着对于来访者及其经历的不断变化、不断发展的理解。我们称之为**进行中的心理动力学个案概念化**（a working psychodynamic formulation)。经过一段时间，来访者和治疗师都对其模式和经历有了新的认识。对成长的全新思考方式可能会有用，并且有助于形成新的假设。描述行为模式、回顾过往经历，并且运用有关成长的组织思路把这二者联系起来，这一过程在治疗中不断重复，打磨并塑造着治疗师和来访者的理解。

心理动力学的个案概念化归根结底是一种思维方式

我们认为，要学习用心理动力学的方式来进行个案概念化，最好的方法是写心理动力学的个案概念化笔记。花时间这样去做，并且强迫你自己把你的想法落实到纸面上（或者电脑里），有助于巩固你对于来访者的想法，并且实践你即将在本书中学到的技巧。但是并非所有的进行了个案概念化的东西都会被写下来。事实上，大部分都没有。我们始终在用心理动力学的方式进行个案概念化——在听来访者倾诉时，在对来访者的所言进行思考时，以及在决定要对来访者说什么时。最终，心理动力学个案概念化是不断出现在治疗师脑海里的一种思维方式。我们希望你能够运用所学的技巧始终对你的所有来访者进行心理动力学个案概念化。

现在我们已经介绍了一些基本的概念，让我们进入第二章，进一步探索我们所使用的心理动力学个案概念化模式。

第二章

如何运用心理动力学个案概念化？

重要概念

心理动力学个案概念化是我们的地图——它指导治疗的每一个方面。运用心理动力学个案概念化要求我们：

- 提出治疗建议，设定目标
- 从发展的角度理解来访者的需求
- 发展治疗策略，预期来访者将会对治疗做出什么样的反应（移情）
- 建构有意义的干预方法
- 帮助来访者建立内在一致的自我描述

有时候，我们会跟来访者分享经过心理动力学个案概念化形成的个案假设；但有些时候，我们在私下里进行个案概念化，这取决于我们的治疗策略和干预方法。

个案概念化是我们的地图

来访者无意识中的想法和感受影响着他们思考、感受和行事的方式，我们运用心理动力学个案概念化就意味着要持续不断地调整自己对于来访者无意识想法和感受的理解。然而，我们如何去理解意识之外的那一部分想法呢？我们认真**倾听**来访者所说的话，从中找到能够指导我们接近潜意识内容的线索。我们对来访者的话做出**反应**。我们进行**干预**，帮助他们更好地了解自己的想法[7]。在心理动力学治疗方法中，当我们倾听时，我们不一定知道接下来要做什么，我们只是跟随来访者的带领。但是，跟随来访者的带领并不意味着在治疗时我们没有地图。地图就是我们的心理动力学个案概念化。在倾听的过程中，我们有意识地了解来访者问题的起源和问题模式、他的个人成长史、他为什么以及如何出现了目前的状况。

在治疗中运用心理动力学个案概念化

为了进一步探索这个问题，我们来看一下A女士的例子。她43岁，因为担心丈夫会离开她，于是来找Z治疗师进行治疗。她说她丈夫是个“天才”，她无法想象丈夫会愿意与一个只是呆在家里照顾孩子的女人维持婚姻关系。她说：

> 我已经变成了一个无聊的家庭主妇。我唯一能跟他谈论的话题就是足球赛的日程。

提供治疗建议并且设立目标

Z 治疗师做出了一个评估，认为 A 女士无法积极地评价自己。Z 治疗师还意识到，A 女士能力出众，这与她对自我价值的抹杀很不协调——她是一个非常有天赋的画家，因为结婚才放弃了职业生涯。Z 治疗师开始考虑，为什么 A 女士会有这样的自我评价。从 A 女士的成长经历中，Z 治疗师了解到，A 女士的妈妈是一位世界知名的科学家，她总是批评女儿对于科学没有兴趣，而 A 女士的哥哥是一位物理学家，更讨妈妈喜欢。Z 治疗师建构出一个初步的**心理动力学个案概念化**（假设），A 女士无意识地采用了一种不具适应性的方式来认识自己，并以此为依据来建立自尊，这种无意识的自我感知和冲突来源于 A 女士与其母亲的有问题的关系。虽然 Z 治疗师还需要进一步了解 A 女士，她还是依据初步的个案概念化提出了**治疗建议**，跟 A 女士一起**建立初期的目标**，她说：

> 我清楚地感觉到你很担心跟丈夫的关系。但是，你对自己似乎太苛刻了，你不允许自己做自己喜欢的事情。这些困扰与你长期以来对自己的感觉有关，这可以追溯到你小时候跟母亲的关系。用心理动力学的治疗方法来探索这些感受，可以帮助我们理解你现在为什么这么不快乐，帮助你改善跟周围人的关系，并且改变对自己的感觉。

形成治疗策略

A 女士赞同 Z 治疗师的看法，她们开始了一周两次的心理动力学治疗。Z 治疗师假设 A 女士自信心不足，以此为基础来理解 A 女士有提升自我感知和调节自尊能力的**发展需要**。这形成了 Z 治疗师**治疗策略**的基础；她倾听 A 女士所说的每一件事，密切关注与 A 女士信心不足有关的任何资料。

实施治疗

例如，在治疗进行了约一年的时候，A 女士对 Z 治疗师说：

> 你肯定厌倦了我日复一日地谈论我的问题。你大概还有其他病人比我更需要你的帮助。

Z 治疗师运用她所构建的个案假设来帮助 A 女士注意其自我感知中的问题，说：

> 我想，你以为我像你妈妈一样，会对你感到失望，更喜欢其他人。

创建生命叙事

时间长了，A 女士开始相信，Z 治疗师真的关注她。通过跟 Z 治疗师的谈话，她意识到自己误认为 Z 治疗师会像她的妈妈一样觉得她迟钝、不够好。她们一起运用这种个案假设为 A 女士建构生命叙事，帮助她认识到她是如何发展出这种无意识的不恰当的想象的。用 A 女士的话来说：

> 我的妈妈不像关注哥哥那样关注我，我从未意识到这一点对我的伤害有多深。我也从来不理解这对于我看待自己的方式所产生的影响。现在，我认为我的丈夫不关心我——我只是假设每个人都如此。

随着治疗的展开，Z 治疗师深化并改变了她所构建的个案假设，但是她持续运用个案概念化来建立目标，发展她的治疗策略，倾听来访者，实施干预，并且促进 A 女士对其自身生命的理解。个案概念化从头到尾在治疗的每一部分都很关键。

我们要跟来访者分享我们所构建的个案假设吗？

有时候，我们会跟来访者分享我们的心理动力学个案假设，但是有时候我们会自己运用个案概念化来形成治疗策略和干预方法。在第22章，我们会进一步探讨做出这个决定的依据是如何做在临床上对来访者最有益。当来访者善于自我反省，并且能够考虑他们无意识想法的来源和所产生的影响时，分享我们所构建的个案假设可能是有益的：

案例

B女士，30岁，她来找Y先生进行治疗，因为她对于即将举行的婚礼惶恐不安。她说，虽然她很爱未婚夫，但是她担心自己最终会变成一个不快乐的妻子，就像她的妈妈一样。在治疗中，B女士和她的治疗师分享了这样的假设，B女士心里存在无意识的冲突——虽然她爱她的未婚夫并且想要跟他一起生活，但是拥有她的母亲所不曾拥有的幸福婚姻使B女士有负罪感。理解了这一点，B女士就能够继续准备婚礼，并且在她的婚姻关系中感觉好一些了。

当来访者缺乏自我反省时，最好私下里运用我们所构建的个案假设：

案例

C女士，58岁，跟她一起生活了25年的丈夫在6个月前过世了。她来到诊所寻求帮助时很混乱，她告诉X治疗师，她做付账单或者计算家庭收支这类的事情有困难。在排除C女士存在焦虑、抑郁和认知损伤等症状之后，X治疗师问C女士，她的丈夫生前是不是一直在负责管理家庭财务。C女士承认是的，但是她认为自己目前遇到的问题跟丈夫去世没有关系。“我一直很独立，所以我一个人也没问题。”X治疗师假设C女士做不好丈夫以前做的事情是跟丈夫的去世有关，但是C女士还没有准备好谈论这件事，她深陷在无依无靠的感受中。因此，X治疗师只是自己运用对C女士所构建的个案假设帮助她一步步改善。这让C女士觉得可行，感觉更独立，虽然她还是不能谈论她有多么想念丈夫。

虽然Y先生和X治疗师都对来访者建立了心理动力学的个案概念化，但是Y先生与B女士分享了他所构建的个案假设，而X治疗师直接运用而没有说出她的个案假设。然而，治疗师是如何进行个案概念化的呢？我们将在第三章讨论这个问题。

第三章

如何进行心理动力学个案概念化？

重要概念

当我们进行心理动力学个案概念化时，我们：

- **描述**来访者最基本的问题和模式
- **回顾**来访者的成长经历
- **联系**问题模式和成长经历

我们如何建立个案假设来解释我们所观察到的事情呢？事实上，我们可以从任何方面做出解释——文化趋势、两个人之间的关系或者自然现象。例如，人们认为在他们所居住的城市今年的下雪量比往年少，他们想要知道这是不是一种趋势。首先，他们需要运用仔细的观察和测量来定义这个现象。然后，他们要去研究这个地区下雪的历史记录。当做完了这些之后，他们可以运用气象学的理论，例如全球变暖的理论，为观察结果和历史记录建立联系，进而对于发生了什么和将会发生什么形成假设。然后，他们就可以用一种令人信服的方式向别人讲述他们的假设了。

建立心理动力学个案概念化的三个基本步骤

我们遵循同样的步骤来构建心理动力学个案概念化，帮助我们理解人们怎样以及为什么会形成他们特定的思考、感受和行为模式。这一过程涉及三个基本的步骤。我们：

- **描述**基本的问题和模式
- **回顾**成长经历
- **联系**问题模式和成长经历，运用组织思路来理解成长

总之，个案概念化的过程分三步，每一步都至关重要，在第二部分到第四部分会详细讨论；这里只做简单介绍。

描述基本模式和问题

在我们考虑为什么人们会出现这样的基本问题和模式之前，我们要先描述他们是什么样的。在这里，我们不能只谈主诉，还要考虑隐藏在个体主导的思考、感受和行为方式背后的问题。我们可以分出五个基本的功能领域：

- 自我
- 人际关系
- 适应
- 认知
- 工作和娱乐

要理解一个人的行为方式，需要对上述领域逐一做出描述。我们既要倾听来访者告诉我们了什么，也要观察来访者表现出来的是什么样的。例如，一个来访者可能说他跟别人相处得很好，但是他在整个评估

过程中都在跟治疗师争吵。当我们描述他跟别人的关系时就需要依据来自两方面的信息。要真正理解我们的来访者，对这五个方面不能只做表面上的描述。在第二部分，我们将逐一介绍这五个领域，以及如何进行描述。

回顾成长经历

当来访者来见我们时，我们用“历史的观点”来理解导致当前问题的事件。但是，为了进行心理动力学个案概念化，我们要做的不止这些。我们的目标是尽可能了解来访者的一切信息，然后在他们的基本问题和行为模式与成长经历之间建立联系。因此，我们需要了解成长经历。这种经历从出生前开始，伴随来访者的原生家庭、胎儿期的发育以及遗传基因；它涉及生命最初几年的方方面面，包括依恋、与看护者的早期关系以及创伤经验，并且持续到儿童晚期、青少年期和成年期，直到当前。因为我们不知道来访者为什么会发展出他们的典型行为模式，我们不得不考虑所有方面——我们要关注遗传和环境方面，以及二者的关系。我们既要了解出现问题的发展阶段也要了解发展得好的时期——我们需要能获得的一切信息，以便对来访者的基本特征与成长经历之间的因果联系形成假设。回顾成长经历是第三部分的主题。

联系问题模式和成长经历

进行心理动力学个案概念化的最后一步是建立问题及其模式与成长经历之间的联系，形成一个发展性的叙事，进而形成来访者如何以及为什么会发展出其思考、感受和行事方式的假设。在完成这一步的过程中，**与发展有关的组织思路**会起作用。这种组织思路使我们可以从不同的角度来界定和理解来访者的成长经历。这些概念帮助我们从来访者的经历中提取信息，并思考这些信息如何导致了我们所观察到的行为和模式。在不同的问题和模式中起作用的概念可能不同。在第四部分我们会涉及有关下列发展主题的概念：

- 创伤经历
- 早期认知和情绪问题
- 冲突和防御
- 与他人的关系
- 自体的发展
- 依恋

下面，就让我们开始进行心理动力学个案概念化，进入第二部分——**描述**。

第一部分参考文献

1. Eels TD (ed). *Handbook of Psychotherapy Case Formulation.* Guilford Press: New York, 2007.
2. Campbell WH, Rohrbaugh RM. *The Biopsychosocial Formulation Manual.* Routledge: New York, 2006.
3. Wright JH, Basco MR, Thase ME. *Learning Cognitive-Behavior Therapy.* American Psychiatric Publishing, Inc.: Washington, DC, 2006.
4. Locke J. *An Essay Concerning Human Understanding.* Oxford University Press: Oxford, 1975.
5. Wilson EO. *Sociobiology: The New Synthesis 25th Anniversary Edition.* Harvard University Press: Cambridge, MA, 2000.
6. Freud S. Analysis Terminable and Interminable. In: Strachey, J (ed). *The Standard Edition of the Complete Psychological Works of Sigmund Freud, (1937-1939), Volume XXIII.* Hogarth Press: London, 1937: 209-254.
7. Cabaniss DL, Cherry S, Douglas, CJ, Schwartz, AR. *Psychodynamic Psychotherapy.* Wiley: Oxford, 2011.

第二部分

描　述

引　言

重要概念

心理动力学个案概念化帮助我们解释人们是怎样并且为什么按照他们呈现出的那种方式去表现的。

在我们尝试着去解释某个人的行为模式前，我们需要对此进行描述。

我们可以考虑描述下面两个要素：

- **问题**——是什么让这位来访者前来咨询的
- **个体**——来访者思考、感受和行事的个性化模式

我们可以把这两个要素划分为与以下因素有关的一系列模式：

- 自我
- 人际关系

- 适应
- 认知
- 工作和娱乐

我们不仅需要描述某个人自己知晓（有意识）的行为状况的各个方面，也需要描述他并不清楚的（无意识的）内容。

对于每种模式，既要考虑其优势，也要考虑其缺点。

当我们考虑事物如何发挥作用时，我们会思考它是否是按照预设好的那样运行的。一台冰箱是被设计成用来对食物进行低温保存的。所以说，如果冰箱中的牛奶处于低温状态，就说明冰箱是运转良好的，而如果牛奶是温的，就说明它的运转状况较差。一辆汽车是被设计用来将人们从一个地方运送到另一个地方的，所以如果它可以很可靠地使我们去往各地，就说明它运行良好，而如果它总是在维修站里，则说明它的运行状况较差。一些事物被设计成具备多种功能，它们有时候可能在某方面运行良好却在另一方面运行得不怎么样。例如，一把书桌椅的原本设计意图是既保证舒适又保证时髦，将它放置于办公室确实看上去挺美观，但是它却让使用的员工背疼。那么，这把椅子就体现出了在一方面运行良好而在另一方面却不然的特点。

了解一台冰箱或一辆汽车的原本功能固然简单，但是了解一个人原本应该能够做哪些事情，就困难多了。例如，人们都应该工作吗？都应该结婚吗？都应该有孩子吗？都应该皈依于一个宗教组织吗？都应该表现得利他吗？尽管一些人可能相信所有人都应该完成上述中的一项或多项事务，但作为从事心理学工作的人，做这些方面的评判超出了我们的本职工作范围。相反地，我们明白，地球上有许多人，有很多种不同的生活方式。然而，当人们经历苦难时，我们能理解他们的心理功能会在一些方面变得迟钝。

解释之前，首先描述！

人们通过思考、感受和行动来实现心理功能。我们进行个案概念化来尝试解释人们为什么并且如何以一定方式来发挥其心理功能。但是在解释心理活动之前，我们需要准确地做出描述。我们可以通过描述问题和个体来实现这一目标。

描述问题

问题就是指使某个人当下感到最烦恼的事情是什么。这虽不是绝对的定律，但却是在大多数情况下来访者前来咨询一位心理健康专家的理由。有些时候，我们同意来访者对于自己主要问题的看法，有时候我们却有不同意见。但在两种情况下我们都需要理解并阐明他们的核心问题。下面是一些促使人们接受心理治疗的原因：

> A先生希望能够获得帮助，以便理解他的处于青春期的女儿，所以前来诊所咨询。
>
> B女士因为不确定自己是否想要离婚而咨询治疗师。
>
> C女士因为在工作方面感到越来越焦虑而预约了咨询。
>
> D先生因为在被解雇之后无法调整恢复，而经他的内科医生建议，前来咨询。
>
> E女士因为无法明白自己为什么没有建立起恋爱关系而寻求咨询。

当然，许多来访者不仅仅有一个问题，他们或许感到抑郁并和配偶间正面临问题，或者是因为饮酒过量，或者是因为父母患病。然而，治疗师需要培养发现和描述来访者当下最主要症结的能力。这样，我们就可以尝试着以心理动力学个案概念化去解释这一问题的发展进程。尝试着问你自己这样的问题，“为什么这个人现在要来见我?”这样，你就有可能分清楚主要问题。

获知所有的细节很重要——不论这一问题是人际困扰，还是情绪症状或焦虑失调。当我们以心理动力学的方式思考时，我们就会对仔细地诊断来访者的认知和情绪障碍感兴趣。理解某位来访者有某方面的明显压抑、一种饮食紊乱或者持续性的暴力倾向，对于我们进行评估和组织治疗都是关键的。然而，进行心理动力学个案概念化要求我们更多地了解来访者而不仅仅局限于知晓他们的问题。

描述个体

问题是指令来访者当下感到最困扰的事情。但是为了充分地理解某个人的心理状况，我们需要对他整体的思考、感受和行事方式加以描述。我们可以称此为描述个体。当谈及对问题和个体的描述之间的差异时，我们来看看F女士和G女士的案例。尽管她们面临着同样的问题，她们却以非常不同的方式加以应对：

F女士，35岁，有两个孩子。和她结婚10年的丈夫刚刚离开了她。畏惧，朋友寥寥无几，F女士感到绝望和孤独。她每天都给她的丈夫打电话，乞求他回家，并且威胁如果他不回来，她就自残。她完全没有被爱的感觉，并觉得自己再也不会拥有另外一段亲密关系了。她忽视了自己、孩子和她的家。

G女士，35岁，有两个孩子。和她结婚10年的丈夫刚刚离开了她。尽管她感到震惊和沮丧，但她仍与自己的朋友和家人联系紧密，并且保持着对自己的良好感觉。她专注于照顾自己的孩子，并且尝试着去维持一个稳定的家，尽量使孩子们的生活不被打乱。虽然还没有准备好去约会，但她很乐观，相信自己未来会有另外一段感情。

尽管F女士和G女士都刚被丈夫抛弃，她们却以不同的方式做出了反应。这是因为在这个问题发生之前，F女士和G女士整体上的心理状态就不同。这种不同的心理状态就是我们所说的个体问题。因此，我们既要知道来访者有怎样的问题，也要知道他是一个怎样的人。

描述行为模式有助于描述个体

我们可以通过描述来访者思考、感受和行事的典型方式来描述他们，即他们的典型行为模式。成年后，人们就在生活中的不同方面形成了自己的典型行为模式。多年以来，人类行为的观察者已经使用了不同的方法来描述人们典型的行为方式。其中一些方法曾尝试根据某些特定的共享特征来将人们分为很多类型。希波克拉底根据人体内四种基本液体的不同平衡情况来划分[1]，弗洛伊德根据人在心理性欲发展路径上的固着情况来分类[2]，美国《精神障碍诊断与统计手册》（*Diagnostic and Statistical Mannal of Mental Disorders*，DSM）则根据一系列共享特征的清单来划分[3]。然而，越来越多的研究者发现，根据某些特定的维度描述人们思考与行事的典型模式，是了解他们的最好方法[4,5]。在这本书中，我们采用多维度的方法，来探讨五个人类心理机能的基本领域：

- 自我
- 人际关系
- 适应
- 认知
- 工作和娱乐

我们将会使用一系列变量对每一领域逐一展开深入描述。学习并掌握如何对每位来访者在上述领域的运作状况进行描述，对于了解他这个个体很重要。一个人如何并且为什么形成了这种行为模式而非另一种，这是我们想要以心理动力学范式进行解释的一个重要方面。我们将会对上述领域逐一加以描述，包括基础知识、通常的问题模式和了解它的一些途径，分别见于第四章到第八章。

优势和劣势

人是很复杂的，甚至在一个领域里，也既有优势又有劣势。有一些人在某一领域表现得非常好，却在另一领域举步维艰。看看下面的例子：

> H先生是一个35岁的异性恋者，却从来没有和任何一位女性维持过长久的情感关系。尽管如此，他有很多亲密的朋友，其中既有男性也有女性，他经常和他们交往并关系牢固。

> I女士是一个55岁的某大型公司的CEO。她是一个杰出的管理者和优秀的商业女性；但是，她在公开场合时会十分焦虑，并且对时间灵活、可自由支配的周末很不适应。

就亲密关系模式而言，H先生拥有建立亲密友谊的能力是一个优势，在拥有异性伴侣方面却存在障碍。对于I女士来说，她突出的工作能力是一个明显的优势，而她的人际关系和休闲方面的情况带给她了很多困扰。就像绝大部分人一样，这些人是结合体，既有某领域的优势，又有另一领域上的劣势。

有时，作为心理健康方面的从业者，我们过分关注问题却忽略了优势部分和有韧性的一面。事实上，我们需要借助来访者的优势使他们建立新的、健康心理功能模式。描述来访者的优势和劣势，便使我们得以用心理动力学个案概念化的方法对他们做出假设。

有意识和无意识的模式

人们对自己思想、感受和行为的某些内容有意识，对某些内容则意识不到。想想 J 女士和 K 女士的例子：

J 女士 35 岁，她在接受治疗时说道，“我很难自我感觉良好。从小时候开始就是这样了。这方面值得我下功夫来改善。”

K 女士 35 岁，她在接受治疗时说道，“我的丈夫说，要么进行治疗，要么就离婚。他说我不听他说话。我为什么要听他说话呢？他永远都在以低沉的声音说着他工作上的事情——会计——还有什么能比这更无聊？另外，你需要换个接待员了。她脑子不太灵光，把我的名字念错两次了。

J 女士对于自己在自尊方面存在问题一事有意识，尽管她不清楚自己为什么是这样的。相反地，K 女士需要通过贬低他人来使自我感觉良好，我们可以推断 K 女士在自尊方面有她没有意识到的问题。当我们以心理动力学的方式思考时，我们对于有意识和无意识方面的状态都很感兴趣。

展　望

每一个心理功能领域都是重要的。治疗师若能了解所有的领域，对于描述来访者是十分有益的。让我们继续，接下来，转到第四章与自我有关的模式中去。

第四章

自　我

重要概念

成年后，人们就会建立起一些有关自我体验的有特点的模式。我们可以用下面几个变量来描述这些模式。

- 自我感知，包括：
  - 自我同一性
  - 自我幻想
- 自尊，包括：
  - 自尊面对威胁时的脆弱性
  - 自尊面对威胁时的内部反应
  - 利用他人来促进自尊调节

考试失利，与恋人分手，丢掉工作，疾病缠身——生活充满了这类经历，这些经历会让我们怀疑自己到底是谁并且会威胁我们对自身能力的良好感受。为什么一些人能很好地应对这些局面，同时不使自尊受损，而另一些人却会陷入彻底的混乱与不安呢？在提出假设之前，我们必须先对一个人**自我**(self)体验的独特方式做出描述[6]。

界定领域：自我

我们在生活中所做的一切，从与他人建立联系到对生活方式的选择，都与我们如何看待自己有关，即我们的**自我体验**(self-experience)。对我们能做什么和喜欢做什么有一个清醒的认识，会帮助我们做出抉择，如果选择了那些能给我们带来愉悦和满足的人际关系与活动，那么即使面临困境，这种对自身的良好感觉也能维持下去。因此，我们的自我体验对人的整体心理功能十分重要。

描述有关自我模式的变量

我们可以用两个主要的变量来描述一个人的自我体验过程：

- 自我感知
- 自尊调节

自我感知

当我们在心理治疗史一栏中记录来访者的个人信息时，我们通常会从他们的年龄、性别、职业和婚姻状况着手，写下几行对来访者的大体描述。然而，当我们用心理动力学方法来把握来访者的自我感知(self-perception)状态时，我们不仅要考虑他们的人口学资料，还要考虑他们的意识和潜意识，以及他们对自我的感觉。自我感知包括**自我同一性**(identity)与**自我幻想**(fantasies about themselves)。

自我同一性

自我同一性就是我们对于“我是谁”的感觉[7]。这其中涉及我们是否能了解自己喜欢什么、不喜欢什么，是否明确自己的长处与短处。正如我们将要在第十二章中详细研究的，自我同一性的发展贯穿人的一生，在青少年时期发展尤其迅速。自我同一性的安全感较高的成年人会依据它进行每一次选择，从人际关系到职业选择。同时，自我同一性的安全感较低的成年人时常会面对选择犹疑不决，其人生轨迹可能会更不稳定。请看下面两个案例：

A 先生是一位同性恋者，27 岁，现在正在攻读工程学硕士。在读大学时，他主修的化学专业学得很好，并且还选修了一门他很喜欢的工程学课程。现在，他希望能把自己的兴趣与专业结合起来，全力攻读化学工程学位。他说：“数学和科学我很在行，但写作就不怎么拿手了。我曾经一度想过去写小说，但最终发觉那不是我的菜——我真的十分享受我现在所做的事。”他的恋情长久而稳定，还希望以后能和他的伴侣拥有一个孩子。

B 先生是一位异性恋者，27 岁，现在在餐馆当侍者，和他的大学朋友居住在一起。他说：“我想找一些别的事去做，但我想不出做什么。或许我可以写一部小说……听起来像是一个赚钱的好法子，但我不知道我是不是一个好作家。”B 先生与一位女子有过一段短暂而热烈的爱情，他说：“我认为我从没有与我如此喜欢的人约会过。”

虽然 A 先生和 B 先生处在一个相似的人生节点上，但 A 先生的自我同一性比 B 先生的稳固得多。A 先生能更自如地对待他在工作与恋情中的好恶，能更清醒地认识他自己的优势与局限。相反，B 先生既不确定其志趣之所在，也不知晓自己的长处和短处。

自我幻想

一个学生幻想着因出色完成作业而被老师表扬，一个男孩幻想着与他喜欢的女孩约会，一位科学家幻想着获得诺贝尔奖，一位退休的老人幻想着成为一名慈爱的祖父——在人生的各个阶段，自我幻想都能为我们带来安慰，树立目标，或者提供一个避风的港湾[8,9]。同时，自我幻想也促使我们不断前行，努力奋斗取得成功。那些能使幻想贴合自身天分与缺陷的人比那些不切实际、一心紧盯目标的人对自我的感觉更好[10]。

人们总会自觉或不自觉地进行幻想。对于有意识的幻想，人们可以自觉地说出来。但对于无意识的幻想，我们必须用其他方式去了解——比如，聆听他们的梦或是观察他们的行为。

案例

C女士，44岁，至今未婚，前来咨询时表现出抑郁症状。她说她最初感到伤心是在她妹妹举行完婚礼的几周以后。当治疗师问她是否为妹妹先于她结婚而不开心时，C女士说："一点也不，我从来没想过要结婚。比起新娘，我更情愿当伴娘。我不知道我为什么会在婚礼后感到沮丧——要知道我的祝酒辞可是当晚最大的亮点啊。"

虽然C女士下意识地把自己当作一个永久的伴娘，但是她在妹妹婚礼后所经历的抑郁，还有她听起来像是想"偷走整场风头"的愿望，都暗示了她在潜意识里可能幻想着站在舞池中央成为新娘。

自尊调节

尊重就是尊敬或欣赏，因此自尊就是对自己的尊敬或欣赏。我们中的大多数人，在生命之初都会为自己的能力而激动不已——只要想想孩子们说出第一个词或是迈出人生中的第一步时脸上的惊喜，你就会明白这一点。但是，面对生命中的种种境况而始终保持那份自尊，有时就像是一场永无止境的障碍赛跑。**自尊调节**（self-esteem regulation）是一种能力，它使你在经历失望或是遭受冷遇之后还能渐渐找回自我，同时它也是人能在世界上应对自如的重要条件[11,12]。

任何能危及人对自我的良好感觉的事物都构成了**自尊威胁**（self-esteem injury），也可以叫作**自恋创伤**（narcissistic injury）[13]。由于每个人感知和应对自尊威胁的方式不同，我们可以用以下几个变量来描述个人自尊调节的模式：

- 面对自尊威胁时的脆弱性
- 面对自尊威胁时的内部反应
- 利用他人来促进自尊调节

面对自尊威胁时的脆弱性

一些人在面对重大的情感伤害时，比如面对严重疾病或是丢掉工作时，仍能保持对自我的良好感觉。而另一些人即使发现街边的人不对劲地瞧了他一眼也会崩溃。那些面对自尊威胁时不堪一击的人有时又被称为拥有**脆弱的自尊**（fragile self-esteem）。看看 D 先生和 E 女士的差异吧：

D 先生，50 岁，有一个妻子，两个孩子，背有一大笔按揭贷款要还。他在工作岗位上干了 20 年后下岗了，对此他很是震惊。在与妻子连续数晚彻夜长谈后，他们最终决定让妻子重新从事护士工作，那是她在生孩子前一直从事的职业，而他则在肩负起照顾孩子的要务的同时，努力寻找新的工作。虽然他起初对和“妈妈们”一起待在幼儿游戏班时会感到有些不好意思，但他确实很享受这种更亲近孩子们的生活，他可以花更多的时间去锻炼，并且最终找到了一份更符合自己兴趣的工作。他在日记中写道：失业的这一年帮助他成为了一个更棒的人。

E女士是一个26岁的单亲妈妈。最近她脸上长出了一些粉刺，她开始变得心烦意乱，尽量避免社交活动，并且老是担心自己永远也得不到一份能持久的恋爱关系了。

作为一个养家糊口的人，丢掉工作足以让人丢失些许颜面。然而，除了有些焦虑以外，D先生能摆正姿态，为他自己创造出了一个使自尊损失最小化的局面。与之形成鲜明对比的是，E女士面临着一个相对浅层轻微的问题，但她的自尊竟被完全击溃了。我们可以说，比起D先生，E女士的自尊在面对威胁时更脆弱。有时候，人们在面对特定威胁时，自尊会表现得尤其脆弱。例如，一些人能很好地应对来自同事的批评，但对父母的指责却十分敏感。

我们通常能从一个人对与他人比较的反应来了解他自尊的脆弱性。有些人即使没有别人所拥有的东西，他们也能毫无困难地保持对自我的良好感觉，而另一些人则觉得这种境况无法忍受。当人们实在无法忍受这种境况而觉得需要去摧毁别人所拥有的东西时，他就是**嫉妒的**(envious)。如果人们只是觉得需要达到与别人同等的水平，他就是**羡慕的**(jealous)[14]。

案例

在派对上，F女士走了进来，她看见一个熟人穿着一件远远超出她购买能力的昂贵连衣裙，她就大声说道："某些人穿得真花哨，这可不合适哟。"当她看见那个熟人红着脸走出房间时，F女士感到十分开心。

在同一场派对上，G女士看见一位女士披着一条令人羡慕的时髦披巾，她突然意识到自己的披巾看上去有些过时了。她暗暗记下要提醒自己买条一样的披巾，这样她也可以变时髦了。第二天，G女士就跑去买了一条一模一样的披巾。

F 女士是心怀嫉妒，她需要破坏其他女人拥有那条连衣裙的喜悦。相反，G 女士是心怀羡慕，只是希望自己也拥有一条同样的新披巾，她不需要去破坏其他女人拥有披巾的喜悦。

面对自尊威胁时的内部反应

当人们经历自尊威胁时，他们会用一定的方式做出回应以此来提升自尊水平，整个过程可能是在无意识间发生的。人们用来提升自我感觉的机制从童年时期就开始发展，并在成年后趋于稳定。更具适应性的反应模式能在维持其他功能运行的同时灵活地修复我们的积极体验，而缺乏适应性的模式则更加脆弱，并且经常危及我们的其他功能与人际关系[15]。

缺乏适应性的内部反应　当自尊面对威胁时，缺乏适应性的内部反应包括自我吹捧和自我挫败两种类型。**自大**（grandiosity）是一种巨大且不恰当的过度自信，它可以使人们免受直面自我缺陷的痛苦。自我吹捧的人通常可以描述为**自恋**（narcissistic）[16]。这种类型的人倾向于把失败外为归因，变得易怒而苛刻，并且瞧不起他人。他们通常意识不到，自我吹捧虽然可以保护他们的自尊，但却是以牺牲他们的人际关系为代价的。下面看看 H 女士的例子：

> 32 岁的 H 女士靠她父母的资助过活。她想成为一名作家。她说听说写剧本能赚挺多钱，现在她有了一个好点子并且正在着手创作。虽然她从未出版过任何作品，但她仍然吹嘘说她比"大多数写手更有天赋"。此外，她说她是电视行业的重要人士，剧本的运作"仅需一个电话就可以搞定"。

相反，自我挫败会走向**自我贬低**（self-deprecation）和**受虐倾向**（masochism）[17]。面对自尊威胁时，有些人无法想出自己的其他可取之处，这种人会经常自我阻碍和否认自己的需要。

32岁的I女士靠她父母的资助过活。她想成为一名作家。她说她确信自己永远也成不了一名伟大的作家，因为她没有一点天赋。她对自己已经发表了好几篇作品这一事实轻描淡写，说“只是在些小杂志上而已”。她现在在当地一个社区大学的进修部学习一门写作课程。对她的第一项作业，她的老师这样评价道，“非常好！期待你的下一部作品。”但这被I女士解读为她的这部作品糟透了。

在失败面前，H女士和I女士不尽人意的适应机制很有可能使她们抑郁，甚至还会带来自杀的风险。

更具适应性的内部反应 有适应性反应的人在面对自尊威胁时，常会变得**热衷于竞争**或者**远离竞争**（becoming more or less competitive）。虽然这些反应对人的基本能力几乎没什么影响，但它们可能使人走入困境或产生痛苦。看看下面两个例子：

J女士在她姐姐的耀眼光环下成长，她姐姐是三所大学代表队的明星运动员。J女士一直是一个具有强烈竞争意识的网球选手。虽然她球技出色，但大家都不喜欢和她打球，因为她言语粗鲁，并且总是用不断的计分把很轻松的网球游戏变得毫无乐趣可言。

K先生经营着一家生意红火的餐饮公司。在与同行为“年度重大事件”展开竞争期间，他变得异常焦虑。现在，他竞标大单时总是“忘记”及时投标。“我更喜欢做个小人物”，他这样解释，尽管有时他也会跟妻子说他希望能赚更多的钱。

J女士通过增强竞争意识来缓解自己的不安全感，而K先生则通过置身事外来处理类似的感觉。

面对自尊威胁时，最具适应性的反应是灵活采取最合适的防御方法（详见第六章）。幽默、升华和利他能帮助人们修复对自我的良好感觉，同时能做到不伤害其他功能与人际关系。

案例

L 先生由于要照顾病入膏肓的母亲而不能进入法学院追寻自己的理想。于是，他接管了家族生意并过上了舒适的生活。现在他有能力供弟弟 M 上法学院，除了对自己破灭的理想有些许遗憾外，他很为弟弟骄傲。当 M 向他抱怨功课有多难时，L 先生大笑着搂过弟弟，说："别担心，你会顺利通过考试的，我老了还要靠你养呢。"

理想破灭这一巨大的失望情绪原本可能危及 L 先生对自我的良好感觉，但利他和升华帮助 L 先生有效地化解了这一危机。

利用他人来促进自尊调节

所有人都渴望得到所爱之人的欣赏。没有什么比出色完成任务后听到一句"干得好"更让人高兴的了。恰当的赞赏对一个人自尊的发展很关键（详见第十七章）。然而，一些人却通过不断地向他人索求关注、表扬和认可来调节自己的自尊水平。他们拐弯抹角地谋取恭维，持续不断地要求认可，并且总是设法让自己处于众人关注的中心——他们持续的索求甚至使他们众叛亲离。这类人需要从别人那里获取自尊调节的能量。他们甚至表现出别人的存在仅仅是为了增进自己自尊的姿态，这也透露出他们缺乏**共情**（empathy）（详见第五章）[18]。

案例

当 N 女士的治疗师告诉她自己要去休 3 个月产假的时候，N 女士哭着说："我简直不敢相信你会在那时休假，那正是我要进行年度总结的时候——那一定会是我这一年最艰难的时候！”

下班后，O先生会径直跑回家，迫不及待地跟妻子谈论他的一天，并问她是不是觉得他的决定再正确不过了，甚至都来不及跟她问声好。

N女士只考虑她的治疗师要帮助她维持自尊的思维方式表明她极度缺乏共情。类似的，O先生仅把妻子当成对自己做出肯定的工具。

采用更具适应性的自尊调节策略的人能够听取他人意见，吸收消化建议，并最终做出自己的决定。就算没有别人的赞扬，他们也能从自己的成绩中体验到愉悦与骄傲。

案例

下班回家的路上，P女士回想起自己今天的报告做得多么棒时，便情不自禁的笑了。回家后，她弄好了晚餐并且辅导孩子完成了家庭作业。虽然她没同任何人讨论她的一天，但直到睡觉前她心里还是美滋滋的。

无需他人多言，P女士照样能对自己的工作表现感到非常满意。

了解与自我有关的模式

要了解与自我有关的模式，我们必须积极地聆听与提问。下面的指导方针能帮助你理解这一重要的领域。

了解自我感知

有时候，直接询问来访者关于自我同一性与幻想的问题会很有效。比如：

> 你认为你对自己的优缺点有准确的认识吗？其他人是如何认为的？别人会不会觉得你总是低估自己的能力？
>
> 有没有一些你认为自己不能胜任而实际上你却完成得很好的事——或者是相反的情况？
>
> 人们会把你描述成一个了解自己的人吗？

了解自尊

了解自尊面对威胁时的脆弱性

直接询问人们有关嫉妒、羡慕和自尊脆弱性的问题会使人焦虑，变得自我防卫。所以，不妨问一些在人群中更具普遍性的情形来了解这个领域：

> 当你身处一群比你更富有/更成功/学历更高的人中，你的感觉怎么样？
>
> 跟我讲讲你的一次没得到你十分想要的东西的经历，那时你感觉怎样？
>
> 当你的朋友解决了你未能解决的事情时，你有什么感受？
>
> 所有人都会在某些方面对自己不太满意，你对自己的哪些方面不满意呢？

了解面对自尊威胁时的内部反应

聆听来访者有关失望与失败的故事并且适时提问，能帮助你了解来访者的内部反应。例如：

> 你是否觉得周围的人都很无能？
>
> 你是否常会感觉到你是整个房间中最聪明或是最不聪明的人？
>
> 你认为在别人眼中你是一个有能力的人吗？
>
> 你通常会采取什么方式来得到你想要的东西？

了解利用他人来促进自尊调节

> 你能不需要听到他人的称赞，便知道自己出色地完成了一项任务吗？
>
> 没有他人的建议你能自己做出决定吗？

描述自我感知

运用前面列出的指导方针，我们可以这样来描述Q先生的自我模式：

> 在Q先生的自我模式中，他存在明显的劣势和一些优势。他全然不顾自己糟糕的年度评估，预言自己将会被提拔为经理，从中可明显地看出他的自我感知存在严重偏差，同时还暗示了他有自大而不切实际的自我幻想。他对自己在家庭中的自我同一性则相对公允，因为他为能成为两个女儿的父亲而感到自豪。他在自尊方面的问题尤其明显，虽然Q先生能容忍像被别的车抢道这种轻微的自尊威胁，但他无法忍受更严重的自尊威胁，像是被单位上级批评这类事。这些严重的自尊威胁使Q先生脾气暴躁，不能宽容待人，包括他的妻子和孩子(面对自尊威胁时的内部反应)。他习惯于利用别人来进行自尊调节，

例如，他总是在晚餐时不停地谈论自己和自己的成就。他喜欢和比他小并且仰慕他的人交朋友，甚至偶尔也会和办公室里的年轻女孩调情（他确信自己在她们眼中很有魅力）。

正如我们在这个案例中看到的，自我感知对人际关系也有很大影响，这就是第五章的主题。

描述自我的变量

- 自我感知
  - 自我同一性
  - 自我幻想
- 自尊
  - 面对自尊威胁时的脆弱性
  - 面对自尊威胁时的内部反应
  - 利用他人来促进自尊调节

建议活动

你如何描述 A 先生的自我模式?

A 先生，43 岁，已婚，有两个孩子。这几年他从事过很多种工作——他毫无规划地从一个工作改行到另一个工作。有一次，他决心成为一名艺术家，于是辞去了工作，在附近租了一个车库，开始画画，尽管他从来没有接受过艺术方面的训练。他蔑视那些“安于”“主流”职业生涯的人，同时他又经常嫉妒他们的生活方式。“他们的工作刻板，但是他们得到了生活中的所有好东西”，他抱怨道。他的妻子和孩子跟着他，没过过一天安定的生活——当她们感到沮丧时，他就会说她们不理解他。

评价

A 先生在自我感知和自尊调节方面有困难。他的自我同一感很差，因为他的职业发展轨迹非常模糊。他在缺乏训练也不具备相关能力的情况下，想要成为画家，这表明他的自我幻想与他的实际才能和局限不一致。他通过自大和蔑视别人来调节自尊，其实他的自尊非常脆弱。他对于自己给家人带来的困扰缺乏共情，这表明他在利用家人进行自尊调节。

第五章

人际关系

重要概念

建立人际关系的能力对于人们的生活和发展是很重要的。我们可以根据以下变量来描述一个人的关系模式：

- 信任感
- 对自己和其他人的感知度
- 安全感
- 亲密性
- 相互依存度

对于我们大部分人来说，与家庭、朋友、重要他人以及同事的关系为我们提供了生命中最有益的经验。然而，人际关系也可以是令人沮丧、痛苦和迷惘的根源。例如，一个32岁的帅气的单身男士总是被自己追求不到的那类女性吸引；或者一位富有事业心的中年女性因为与自己的老板关系疏远，频频阻碍自己的晋升机会。成年后，我们会倾向于根据某些特定模式来建立人际关系，这些模式可以是具有或是缺乏适应性的。对这些模式进行清晰的描述，对于理解人们如何生活、工作是很重要的[19,20]。

界定领域：人际关系

人际关系是我们在生活中和他人的互动。我们有许多不同种类的人际关系：童年早期的亲子关系、青少年时期的同伴关系，以及成年期的浪漫两性关系。人际关系可以是短期变动的，也可以是长期持久的；可以是深刻的，也可以浅薄的。一些人与很多人建立了人际关系，而另一些人却几乎没什么人际关系。绝大部分人都有能力去拥有许多不同类型的人际关系。

描述关系模式的变量

我们可以使用如下的五个变量来描述一个人和他人的关系模式：

- 信任感
- 对自己和其他人的感知度
- 安全感
- 亲密性
- 相互依存度

信任感

信任他人的能力对于建立有意义的、彼此满意的人际关系是必不可少的。这里的人际关系可以是指和家庭成员、爱人、配偶或同事之间的关系。信任感使人们可以相互信赖，相信自己会被关照，并且对于人际关系的持久性有信心。缺乏信任感导致人们时常惧怕他人的侵犯，有被忽视的感受，以及一种永久性的孤独感。

信任感在生命的早期就已经发展起来了，并且取决于个人气质以及与幼时看护者之间的早期关系（见第十章）[21-23]。但是在我们思考一个人获得信任的能力的根源之前，我们需要对信任是否存在加以确认。下面是两位70岁老人的案例，他们分别前来进行咨询，他们的主要问题都是不知道退休后要做什么，让我们一起来看看这两个案例：

A先生说他的公司在他“辛苦工作了这么多年之后”“抛弃了他”因为“那是一个竞争激烈，适者生存的世界”。尽管已经结婚了，但他说他的妻子将大部分的时间用于和娘家人相处。“因为我想血浓于水吧。”他不再和自己的大部分朋友及熟人说话，因为“最后他们都只是希望从你身上得到钱而已。”当他的治疗师指出他处于抑郁状态但可以通过药物和心理治疗来改善时，他说：“哈，医药公司付了你多少钱让你这样说？”

B先生是一位小商人，刚刚把商店移交给自己的儿子打理。“他将会干得很出色。”他说，“我希望他能像我给予他的一样，给他自己的家庭带来同样好的生活，但是我仍希望感觉自己在做一些有意义的事。”在和一个亲密的朋友分享了自己关于退休的忧虑不安后，他在朋友的建议下前来进行咨询。“角色转换是很难对付的事情——但我认为我可以做到，不过我想仔细地梳理一下。”

A先生和B先生都面临着具有挑战性的角色转换时期，这个时期对几乎所有人来说都是很难应对的。然而A先生遇到了更多的问题，因为他不相信其他人会关心自己，这使得A先生在一生中长期处于警戒、苦涩和隔绝的状态。另一方面，B先生相信他人是在乎他的，同样是70岁，他则被友爱的人际关系围绕着。这些区别在两位老先生接受治疗的方式上也能清晰体现。

对他人过度信任也是有问题的——那些信任所有人或者信任不该信任的人的个体，在信任感方面也有麻烦。但是至少拥有一两个你真正信任的人，对于更好地适应生活、正常地工作是很重要的。

对自己和其他人的感知度

有能力从一个三维的视角思考自己和他人，对于拥有健康的人际关系是至关重要的[24,25]。当我们谈及所谓三维的时候，我们是指这个人可以把自己和他人看作具有以下特质的人：

- 同时拥有好品质和坏品质
- 有独立而独特的感觉、信仰、需要和动机
- 对于自己和他人，具有时间上从过去到现在整体化的感知

下面思考一下案例中的两个人看待上司的不同方式：

案例

C先生说他的上司D是个只关心自己晋升的“蠢货”。在他刚被聘用的时候，他很“喜欢”D。但是在他没有得到自认为足够的重视后，C先生的态度便发生了转变。当C先生的奖金不如他设想的那么多时，他就开始独占D的注意力，不断给D打电话并且整天要求面谈，全然不顾D还要管理其他50个员工。当D解释说这个部门的所有人都被扣减了一些奖金时，C先生就诽谤D软弱无能，并考虑辞职。

E先生认为他的上司F聪明而有创造力，不过有一点消极被动。当他没有得到他认为应得的奖金时，他和F预约见面，就这个问题进行讨论。F解释说本部门没有预计中表现得出色，主管人员和每位员工都被扣减了奖金。E先生很失望，甚至担心或许是F没有在高层面前为他“据理力争”来争取奖金，但是E先生也理解F本身所承担的巨大压力。整体来说，他和F的

共事还是愉快的，并且喜欢F的坦率和专业性，不过有时候也会为F不是很有闯劲的个性而烦心。

C先生和E先生对他们的上级都感到失望和沮丧。然而，C先生只看到了事情的一个方面，D的一个侧面，而E先生可以感知理解到F复杂的性情。C先生在“喜欢”D和“恨”D之间振荡，而E先生意识到了F的人格也具有多面性——他更喜欢其中的某些方面。C先生对D的思考方式叫作**分裂**（splitting）[26]——指以全盘肯定或全盘否定的态度看待别人（见第六章和第十章）。用分裂的思维方式看待他人在儿童身上是普遍存在的，但是如果这种情况持续下去就会使诸如C先生的这类人难以适应生活，因为它阻碍了他们以三维全面的视角去看待他人。另外，C先生很难把D看作和他自己彼此独立的个体，因为在他看来，D的唯一工作就是照顾他。因此，对于C来说，和D建立起具有发展性的、有意义的关系变得很困难。而E先生尽管也感到沮丧，却可以和F保持长久的共事关系。分裂的思维方式也会损害一个人以一种更加精细的方式思考自身的能力，久而久之就会使人产生枯竭的或过分自大的自我感知（见第四章）。

E先生这种设身处地从别人的角度出发思考问题的能力也帮助他以三维的方式来认识自身和他人。这种能力叫作**心理化**（见第六章、第十章和第十八章），即指能认识到他人具有和自己不同的想法和感受[27,18]。

安全感

安全感（security）这个词是指处于一种安全的状态；人际关系中的安全感是指和另一个人在一起时感到安全[29,30]。这是指即使遇到以下情况，仍相信关系能持续下去：

- 物理上的分离
- 分歧

- 其他消极情绪

在人的发展过程中，这种人通常被称为拥有**安全型依恋**（secure attachment）的人（见第十章和第十八章）[31]。通常来讲，拥有更多的安全关系的人具有以下能力：

- 容忍有关他人的一系列矛盾的情绪
- 拥有广泛持久的人际关系
- 慢慢地建立人际关系，肯花费时间去互相了解[32]

想想下面的例子：

G女士，29岁，是一位无法完成论文的学生。最近她和男朋友分手了，因为她认为他在一个晚会上和自己最好的朋友调情。她的男朋友否认她的指责，并且说他也经常看到G和其他男人调情。G十分生气，拒绝再见她的男朋友和这位最好的朋友。她说，上个星期遇到了一个新家伙，“我觉得我又恋爱了，他是完美的！”G已经把她所有的物品搬到了这个新男友的公寓。

H女士，29岁，是一位将要完成论文的学生。她和自己的男朋友在一起生活两年了；他们讨论说再过一年左右等她找到新工作后就结婚。H的男朋友最亲近的朋友是一个女性同事。尽管H女士一开始对这件事十分担忧，但她现在已经和那位女同事建立了亲密的友谊。她还时不时地调侃说她那时的担心是多么的傻。

H女士和G女士相比，在与男朋友的关系中有更多的安全感，所以对于男友身边另一女性的出现，她比G感受到的威胁要小很多。这使得她可以排解自己的焦虑，保持自己和男朋友的正常关系。

亲密性

亲密性是指亲近性和熟悉性。当人们和他人分享自己的事情，诸如感觉、经历、愿望和失望时，彼此之间就比较亲密了。人们和他人之间的亲密度是他们关系模式的一个重要侧面[33]。依据关系的种类，亲密度以不同的方式得以加强。在爱人之间，性或许是保持亲密的一个重要方式；在朋友之间，分享故事、希望和担忧或许可以促进亲密性。如果一点亲密性都没有，关系就是很浅薄的。然而，因为亲密性涉及分享私人的想法和感受，这就使得许多人感到焦虑和受挫。

有些人走了两个极端，或者分享过多，或者分享过少，而另一些人就能够更好地协调与他人亲密的程度：

案例

I 先生，34 岁，在酒吧里碰到了一位女士，一杯酒下肚就开始跟她诉说自己曾经的三段恋情。

J 先生，34 岁，跟男友同居了三年之后，才告诉男友他有一位患有精神分裂症的兄弟。

I 先生和 J 先生在和同伴保持亲密这一事情上都存在焦虑情绪，但是他们以两种完全不同的方式加以处理：I 先生说得太多太快，J 先生却藏藏掖掖。

来访者在谈及做爱时，经常使用“亲热”这个词，比如“我和我女朋友昨晚亲热了一下。”然而，两个人做爱这件事并不代表他们真的关系亲密。在我们想下结论说两个人的关系亲密时，判断他们是否和自己的性伴侣分享了私人的感受和想法是十分重要的。

相互依存度

想想下面三种情形：在两个朋友之间，总是一个人在不断地谈论自己的事而另一人始终在聆听；一对均全职工作的夫妻，总是由其中某个人承担所有的家务；一个棒球迷父亲总是强迫儿子去参加每年的小联盟比赛，但他儿子并不情愿。这些情形都是不公平的，因为看上去一个人总是在给予，而另一个人总是在享受。享受者的共情能力很有限（见第四章）并且不考虑别人的需要。没有共情，关系就不平衡并且难以相互依存。给予者或许会更加懂得共情，但是他们也忽视了一些使关系得以平衡的东西。当双方都可以既给予也收获时，关系就是相互依存的[34,35]。这是一个双向的过程。看看K女士和L女士的案例：

> K女士对她16岁的女儿一直感到很生气，因为女儿和朋友在一起的时间比和家人在一起的时间更长。K女士不让她的女儿参加学校的舞会，因为在那天有一个远房表兄妹家要开派对。

> L女士，一个全职家庭主妇，每天忙于接送自己的孩子们参加不同的活动。她几乎没有任何属于自己的时间。她的孩子们一回到家，就会回到自己的房间打电玩，而L女士却忙于各种家务。她偶尔觉得孩子们自私、被宠坏了，同时又为有这种想法而自责。

L女士给予得太多而K女士享受得太多，这都导致了缺乏相互依存的关系。

关系模式中的变异性

就诸多功能领域而言，每个人都是在某些方面有所长，在某些方面有所短。比如，一个人或许在情感上可以和朋友很亲密，但却和性伴侣达不到这一亲密程度。另一个人或许和伴侣有着非常稳定的关系，却缺乏性的亲密度。总而言之，人们或许在他们人际关系的某些方面做得不错，但在其他方面遭遇了困难。例如，同居并互相照顾的两人可能拥有稳定、相互依存但是缺乏亲密度的关系，因为他们不愿和对方分享自己的任何隐私。清楚关系模式中的这种变异性对于理解人际关系这一至关重要的功能领域是关键的。

了解人际关系的模式

了解信任感的情况

你可以以一个很直接的方式来询问人们什么是信任。在你起初的询问中，可尝试着问以下的问题：

这世界上有没有你真正信任的人呢?
你在生活中最信任的人是谁?
你认为那个人在你遇到了紧急情况的时候会帮你吗?
你认为那个人真的关心你吗?
你整体上感觉人们会注意并寻找你吗?
你觉得我有帮助你的可能性吗?

了解一个人对于自己和他人的感知度

你可以以询问这个问题作为开始：

告诉我对你来说重要的某个人。他/她是怎样的一个人呢?

如果这个问题得到了一个十分两极化的回答，接下来问这个问题：

他/她总是这样吗？他/她听上去很棒/很糟糕，但是他/她有什么缺点/优点吗？

问人们如何看待自己是很需要技巧的；不要满足于听到“我不知道”这样的回答。如下的问题会很有用：

你觉得别人是怎么看待你的呢？

你觉得他人是一直以最初的眼光看待你呢，还是以发展变化的眼光？

你也可以通过诸如以下这种问题来了解一个人分析自己的能力：

告诉我你亲近的某个人和你的观点不一致的情况。你觉得他/她为什么会那样认为呢？

了解安全感

以下问题将会帮助你描绘出来访者的关系模式中安全感的情况：

当你一个人的时候你感觉如何？这是否使你感到紧张或恐惧呢？

当你的爱人没有和你在一起时，你对你们的关系仍保持信心吗？

你经常担心会被抛弃吗？

你有亲密的朋友吗？有多少，并且关系持续了多久？

你善于和老朋友保持联系吗？

你在约会吗（和男性、女性或者两性都有）？如果有，你的恋情通常来讲会持续多久呢？

你是倾向于快速建立一段关系还是慢慢来？

当你沮丧的时候，别人会安慰你吗？

了解亲密度

从情感方面考察亲密度的问题：

你觉得你的朋友/同伴会以怎样的方式描述你们之间的相处？

你会将自己描述成为情感相对开放的人吗？

当你和别人谈论自己不觉得体面的事情时，你觉得自在吗？

有没有在你看来可以和其无话不谈的人？

当你感到和别人的关系变得亲密时，你有将与他/她的距离再拉远的倾向吗？

关于两性亲密度：

在同一时间内你有多少个性伴侣？

你是否会只要愿意就发生性关系呢？频率是怎样的？

当你的性伴侣想要发生性关系时，你有能力/意愿去与之发生性关系吗？

总的来说，你是在一段关系的早期对发生性关系更感兴趣？还是在后期更感兴趣？

在发生性关系时，你感觉你和对方有多亲密？

和你的性伴侣发生性关系是否让你感到和他/她更加亲密或更加疏远？

了解人际关系的相互依存度

因为相互依存度涉及付出和给予，你可以询问类似以下的问题：

你觉得你的伴侣/朋友/父母给了你需要的吗？

你认为你的伴侣/朋友/父母从你身上得到了他们的所需了吗？

描述人际关系

若要描述一个人的关系模式，这里有一个可以用做参考的例子：

尽管M先生和自己离异的父母双方都保持着安全可靠的关系，并且每周都会和他们双方说说话，但他在对待和其他人的关系上有很大困难。尤其是他和朋友以及性伴侣之间的关系难以达到亲密的程度。大学之后，他成了一个独来独往的人，当下只有一个亲近的朋友。他在中学阶段和一些女孩约会过，但是在之后的很长一段时间内，他没有再建立任何恋爱关系。M先生说他之前一直是处男，直到几年前和一个妓女做了爱。这件事可以进一步说明他建立亲密关系方面的障碍。他对于独自一人待公寓里，弹弹吉他看看书地度过周末，感到很沮丧。他起初会对女朋友怀着强烈的迷恋，但之后就很快地对女友的"需要"感到厌倦，这一关系模式表明了他对自己和他人的感知很肤浅，并且缺乏相互依存度。早些时候，他对于治疗师在缺失的咨询期的收费政策提出了质疑。这表明了他可能在信任感方面也有障碍。

尽管M先生和他的父母有相对安全可靠的关系，但是他在情感和两性方面难以和其他人达到亲密状态。这给他带来了明显的失落感和孤独感，并且已经明显地影响了他的正常生活。

描述关系模式的变量

信任感
对自己和其他人的感知度
安全感
亲密性
相互依存度

建议活动

这些人的关系模式中各有什么样的优势和问题呢?

1. A 先生是一个 45 岁的离婚男人，他对他的两个女儿有连带的抚养权。“当她们和我在一起时，我最高兴。”他表示，“在她们走了之后我不知道自己该做些什么。”在和妻子离婚 7 年之后，他与其他五六个女性有过关系，他说女人“一开始很好，但最后就变得有很多需要”。他有一些相距很远的男性朋友。他们之间很少交谈。

评论

优势：A 先生有能力结婚并且拥有孩子，这表明他有感觉到安全和信任他人的基本能力。他继续保持着和自己女儿的安全可靠关系。

问题：A 先生对于他前妻的评论说明了他在“对自己和他人的感知度”方面存有障碍：他称前妻“毫无优点”，但是他选择和她结婚且生孩子一定还是看到了某些积极因素。他只谈及他需要从孩子那里得到什么，这说明他的相互依存度存在问题，他这方面的问题在他谈及女朋友时再次得以验证；当女友们所要的多于他所愿意付出的时候，他们的关系就出现了问题。他的人际关系相对而言比较简单并且和自己的男性朋友离得远，所以他的人际关系中的亲密度也有些障碍。

2. C女士是一个68岁的妇女，和她在一起生活了40年的丈夫最近去世了。她把他描述为“我生命中的爱”，并且说他们每天都互相照顾，还补充道，“就好比我们是一个人”。他们没有孩子，朋友也很少。她现在很孤单。她说她不知道如何交朋友，有时候很多天都见不到一个人。

评论

优势：C女士婚姻持续的时间之长和她与丈夫40年来的亲密关系，表明了她对于这段关系拥有深深的信任感和安全感。她也将这段关系描述成是相互依存度很高的。

问题：C女士和她丈夫关系亲密尽管很积极，但对于她而言也是问题之所在。她对自己和他人的感知度逐渐泯灭了，以至于没有他，她甚至有一种迷失感。C女士在交朋友方面的障碍说明了她在亲密度方面有困难。

第六章

适　　应

重要概念

每一天，我们都不得不适应来自内部和外部的刺激。

每一个人都有自己的：

- 忍受内部和外部刺激的阈限
- 适应内部和外部刺激的方式

我们有许多适应的方式，包括：

- 防御机制
- 冲动控制
- 情绪管理
- 感觉调节

生活不是一成不变的。每一天，我们都会面对来自身体内部和外部环境的各种刺激，这些刺激会威胁我们的正常机能。其中，有些刺激对我们有好处，例如成功后的激动、爱或喜悦。有一些则对我们有伤害，例如坏消息、失去心爱之物或是焦虑。过度的刺激有时又称为**压力**

(stress)，因为它使我们的生活紧张疲惫[36]。因此，所有人都需要采取一定方式来适应或管理这些内部或外部的刺激[37-41]。

界定领域：适应（adapting）

适应(adapting)意味着调节。在日常生活中，我们要调节自己来适应来自内部或外部的不同种类的刺激：

内部刺激(internal stimulation)包括：

- 思考和幻想
- 情感和焦虑
- 疼痛和其他身体感觉

外部刺激(external stimulation)包括：

- 与他人的关系
- 经济和与工作相关的压力
- 创伤和其他环境事件

不同的人有不同的忍受刺激的阈限，有些人可以忍受高强度的情绪、焦虑和环境压力，而另一些人在相对低强度的刺激面前便举步维艰。

描述适应模式的变量

正如每个人都有自己独特的指纹，每个人也有自己独一无二的应对内外部压力的个性化方式[3,18,42-44]。我们可以用以下四个变量来描述这些方式：

- 防御机制
- 情绪管理
- 冲动控制
- 感觉调节

防御机制

当我们适应或调节压力时，我们会把过量的压力控制在一定水平以维持机体的正常运转。我们会用各种各样的方式来应对这些压力，比如封闭情感、过滤刺激、遗忘或者是转移注意力。有时，我们会有意识地做这些事，比如，有时我们会对自己说，“我现在不能想这件事，我得待会儿再来处理它。”但在大多数情况下，我们都是在无意识中做出应对压力的反应的。我们把这种在无意识状态下适应压力的方式叫作**防御机制**（defense mechanism）[45-47]。当我们站在轮船的甲板上时，我们的平衡感会帮助我们维持直立姿势，自我防御的运作方式正如平衡感一样，在不知不觉中自动而持续地做出微小的调整。就像我们的前庭系统会自动感知轮船的微小波动并调节肌肉运动从而保持身体平衡，我们的大脑则会感知我们的焦虑和其他情绪的微小变化并采取相应的防御机制，从而使我们的机体平稳地运行。

作为一个成年人，我们会经常使用一定的防御机制。我们可以从三个方面来描述一个人个性化的防御机制：

- 适应性
- 灵活性
- 对思维与情感的自知力

强或弱适应性的防御机制

防御机制可以用多种方式进行分类。由于我们重点关注防御机制的功能，所以我们可以看它们在帮助人适应压力的同时是否能较好地保护人的正常机能，并以此对它们进行分类（见表6.1）。**强适应性的防御机制**（more adaptive defenses）会保护或增强我们的机能，而**弱适应性的防御机制**（less adaptive defenses）会阻碍人体的正常运行[48-50]。例如，假设你对你的朋友很生气，那么将他的行为**合理化**（rationalizing）会维持你们的友谊，而**贬低**（devaluing）他会使你们的友谊岌岌可危。不可否认，弱适应性的防御机制确实会起到一定作用，也就是说，它们能降低你对痛苦感觉的意识，但是，这是以损害你的正常功能为代价的。另一个例子就是当你使用**分裂**（splitting）这一防御机制来应对强烈负性情绪时，你就很可能会牺牲体验富有意义的人际关系的能力，又或是用**分离**（dissociating）来逃避极端的坏情绪时，与现实脱节可能是你要付出的代价[51]。

值得注意的是，防御机制的适应性并不是绝对的，一种情形下的强适应性机制可能是另一种情形下的弱适应性机制。比如，**否认**（denial）这一防御机制能使战争时期的幸存者在紧要关头摆脱恐慌，但一个人对于病症的否认会妨碍其及时得到医疗救护。同时请记住，人在一定的情形下会尽其所能来适应压力，甚至采取弱适应性的防御机制，因为人们需要它的帮助来度过生命中的这一段困难时期。

现在，我们来看看A女士使用的防御机制对她的心理机能是有利的还是有害的：

> A女士，45岁，没有工作。她因为焦虑、孤独和感到被孤立而来到咨询室就诊。她会极为迅速地建立热情亲密的友谊，然后当她感觉朋友对这段关系不温不火时就会陷入失望，并强迫性地结束这份友谊。在初次咨询中，她就对治疗师说，“你太懂我了！我们明天能再见面吗？”

A女士习惯于使用分裂、理想化和贬低这几种防御机制。理想化能使她排除焦虑的干扰建立关系，但不切实际的期望又把友谊扼杀在摇篮之中。另外，惯用分裂的机制使得她无法保住她的工作。由此可见，A

女士的防御策略不怎么具有适应性。

灵活性

不管一个防御机制能如何有效地处理压力，它也不能适用于所有的情况。所以，人必须**灵活**(flexible)地使用一系列防御策略。不能灵活使用防御机制的人通常显得控制欲强、难以相处且暴躁，想想那些总是力求在争论中获胜的人和总是不分场合开玩笑的人就知道了。另外，一个防御机制可能在一定时期功效良好，但随着时间的推移，它也许就会变成阻碍。

案例

B女士，40岁，她患有高度焦虑。为了克服焦虑，她极力追求秩序感，尽量减少生活中的刺激。当她还单身时，这个策略确实起到了一定作用，但是，现在这已经影响到了她孩子的社交日程、家庭的假期选择和她丈夫的休闲活动。尽管她的朋友们都劝她“放轻松”，但她仍然无法改变自己的生活模式。

B女士的防御策略一方面把她的焦虑控制在了可接受的水平，另一方面又过于呆板从而影响了她与家人、朋友的关系。

表6.1 防御机制

防御机制	定义
弱适应性	
分裂	把好情感与坏情感分离，以便保护好的情感。 (A女士把她的虐待狂母亲看成完美无缺的，却把她妹妹看成一无是处的。)
投射	把自己不可接受的品质或情感当成他人的品质或情感。 (B先生担心他的朋友不喜欢他，其实是他不喜欢他的朋友。)
投射性认同	把自己的想法或感受投射到他人身上，并与其互动让他人体验这种投射的情绪。

（续表）

	（C女士没有意识到她对她的男朋友很生气，于是她在约会时迟到了一小时，从而使她男朋友对她很生气。）
病态理想化和贬低	过高评价与过低评价他人 （在首次咨询时，D先生就告诉他的治疗师，"你显然是这个城市最好的治疗师了，比我上个治疗师好多了，他简直就是一个笨蛋。）
否认	不承认不可接受的情感或想法 （E女士一戒酒就有频繁的癫痫发作，但她拒不承认自己有严重的酒精依赖。）
分离	把不可接受的想法和情感从现实中剥离出去 （F先生对自己朝上司大吼大叫这件事完全没记忆。）
行动化	把不可接受的想法和情感付诸行动 （在一次痛苦的咨询后，G女士吃了整整4.5升的冰淇淋。）
退行	使用生命历程早期阶段的应对策略来处理压力事件与情绪。 （在考试周，H先生就不再洗澡和整理房间了。）
强适应性	
情感剥离	忘记情绪但保留相关想法 （I女士说她对丈夫抛弃她没有任何感觉。）
理智化	用大量的思考来取代痛苦难受的感觉 （J先生埋头于大量的关于癌症的研究，来应对他的癌症诊断结果。）
替代	把情绪和冲动指向其他的人或事物 （L先生没有意识到自己对妻子的愤怒，而把自己的怒火撒向了儿子。）
躯体化	把不舒服的感受和想法通过身体症状表现出来 （有一次，在痛苦地回顾了自己的生活之后，M女士觉得头痛并请了一天的病假。）
抵消	通过相反的行为来弥补不可接受的想法、情感和行为 （N女士平时对她的闺蜜态度很恶劣，在闺蜜过生日时给闺蜜买了一件非常棒的生日礼物。）
反向形成	采取相反的反应形式来扭转不可接受的情感 （O先生被他蹒跚学步的孩子激怒后，又变得过度保护孩子。）
过度情绪化	忘记想法但仍沉浸在相关情绪中 （P女士不清楚自己对于婚姻的矛盾情绪，她在准备婚礼的过程中变得焦虑不安和容易被激怒。）

（续表）

认同	为了处理嫉妒和竞争的情绪，努力地变得与那个人相似 （B先生的穿衣风格越来越像他那受人欢迎的室友了。）
外部化	把内部的冲突和感受归因于外部的环境 （R先生把自己的自卑归咎于自己在工作中没有受重视。）
性欲化	把不舒服的想法或感受通过轻浮的举止或过度的性行为表现出来 （S女士穿着过于暴露的衣服来表达对一次工作面试的焦虑。）
压抑	把令人不舒服的想法、情感和幻想压制到潜意识中 （在一次不愉快的咨询后，T女士忘记了她预约的下一次咨询。）
指向自我	宁愿责备自己而不愿感受对他人的难以接受的情感 （每当易怒的母亲不再对他说话时，U先生都认为是自己的错。）
最具适应性	
幽默	用开玩笑的方式表达不舒服的想法或情感 （在婚礼圣坛上被未婚夫抛弃后，V女士开玩笑说："我就知道我们应该选另一个宴席承办商的。"）
利他	把痛苦的情绪转变成帮助他人 （在父亲死于癌症后，W先生就建立了一个为癌症患者和家属提供支持的基金，并从中得到了安慰。）
升华	把不可接受的冲动转化成更有用的形式 （悲伤时，X女士会画出令人惊艳而伤感的画作。）
抑制	持续地不去关注艰难的想法和情感 （工作的截止日期即将来临，Y先生决定把与家人的胶着冲突放在一边。）

改编自Gabbard[47]

防御机制如何应对想法和情感

防御机制是如何起作用的呢？有些通过把有压力的**情感**排除到意识之外，有些是通过把有压力的**想法**压制到潜意识中。看看下面案例中的两位先生是如何处理他们最近离婚的压力的：

C先生认为这是一个离婚的好时机，因为现在不动产的价格很高，很容易把他们的房子给卖掉。

离婚三周后，D 先生对他腿上长的痣感到很焦虑，他开始四处寻医问药，征询各方建议。

C 先生使用了合理化的防御机制，这使得他把情感压抑到意识之外，但仍保留了他的有关想法。D 先生则使用了**躯体化**（somatization）这一防御机制，这让他的焦虑情绪一直延续，但他把有关离婚的问题排除到了意识之外。一部分人喜欢用一些防御机制使得他们的情感不被意识到，可以称这部分人具有**神经症性**防御风格。而另一部分人则喜欢用防御机制使得他们的想法不被意识到，可以称这部分人具有**癔症性**防御风格[52]。

情绪管理

迈出人生第一步时的激动之情、大学毕业时的自豪之情、看着自己孩子出生时的愉悦之情——没有这些情绪，生命将是一片灰色。经历更为痛苦的情绪，例如悲伤、失去和失望，也是十分重要的，因为这些情绪能帮助我们理解自己与他人。没有这些情绪，我们将无法从经验中学习，将无法共情，也难以与他人建立关系。同时，情绪也激励着我们，给我们以生活的“热情”。在生活中，有些人比其他人更能够体验、容忍、表达多种多样的情绪。就像下面这两个例子中描述的：

E 先生：我很享受和孙儿呆在一起的时光。他们是如此的生机勃勃！仅仅看着他们在秋千上荡来荡去就让我激动不已。我迫不及待地想再次见到他们！

F 先生：我和孙儿们在一起度过了一天。我们一起吃了午饭，我的女儿忙个不停。我相信我们几周后会再次见面。

两个爷爷，两种经历。E 先生感情丰富——你几乎可以听见他言语之间的激动。F 先生听上去语气平平，没有那么多情感外露。一个人是否有丰富多彩的情绪十分重要——情绪不可能全是好情绪或者全是坏情绪。

感受情绪很重要，情绪管理的重要性也同样不可忽视。情绪失控——不管是积极情绪还是消极情绪——都是令人难以应对和充满压力的。每一个人对情绪（包括焦虑）的容忍能力都是不同的。例如，G 女士和 H 女士：

> G 女士听到男友要跟她分手时，感到一切都陷入了混乱。她开始不能自控地尖叫，并冲进厨房开始摔盘子。

> H 女士听到男友要跟她分手时，她内心百感交集。她安静地坐着等待男友说完。她知道她无法不带悲伤地马上回复，于是她告诉男友，她需要离开，回家洗个热水澡。当晚的晚些时候，她哭着把这件事告诉了室友。然后她们一起做了晚饭，看了一部电影。

这两位女士都很伤心，但 H 女士能管理好自己的情绪并保持相对平静，而 G 女士却无法做到这一点。

冲动控制

冲动能以多种形式出现。不能较好地控制冲动的人在以下几方面会有困难：

- 嗜好管理（物质、食物、性）
- 赌博
- 攻击／暴力控制
- 偷窃

下面的案例中呈现了两个冲动的人：

> I 先生喜欢吃。他十分肥胖并且胆固醇很高。每天早晨醒

来时，他都会对自己说：“我今天要节食。”但到了晚上7点，他就会扯开橱柜和冰箱的门，寻找饼干和冰淇淋。他经常偷偷吃东西，这样他的家人就不知道他到底吃了多少。每天晚上睡觉时，他都感觉很挫败。

J小姐就是无法忍受上课时不说话。她总是觉得她有很多十分有趣的东西不得不说，并且说得手舞足蹈。在期末评估中，她的教授建议她“给她的同学们一些清静的时间”，但即使她努力想保持沉默，话语还是会自动“蹦出来”。

冲动不一定是件坏事，有时，太过于控制情绪可能是有问题的。不能随心所欲自发地做事情的人（从买一双新鞋到参与下班后的临时聚会），通常在与他人建立关系上有困难。类似的，处在冲动控制的另一端，无法控制冲动的冒险者，既可能在大规模商业行动中取胜，也可能走向自我毁灭。对一些人来说，有风险的活动（例如，蹦极和深水潜水）是让人愉快的，对其他人则不是这样认为的。

人们会用多种方式来控制冲动。他们会学着慢下来，延迟满足，或者是数数，数到10。有一些人可以靠自控力来控制冲动，还有一些人不得不借助12步骤程序或是宗教信仰。理解和描述来访者成功的自控策略和记录下他／她控制冲动的努力同样重要。再强调一遍，不但要记住来访者的问题是什么，还要记住他们的优势之所在。

感觉调节

噪音、气味、质感——这些刺激无处不在，我们需要学会适应它们。正如我们前面讨论过的其他刺激一样，不同的人在适应这些刺激时的容忍度和适应力也是有显著区别的。有些人很容易被电话铃声惊吓到，或者是在闻到难闻的气味时恶心想吐，但另一些人则不为所动。有些人很享受刺激丰富的环境，像是摇滚音乐会或是新年夜的时代广场，而另一些人在公园散步时听到小孩的玩闹声也会感到困扰。不能良好地适应感官的刺激会阻碍人体机能的正常运转。思考一下K女士的例子：

K女士不能乘坐任何形式的公共交通工具，就连飞机也无法搭乘，因为她无法忍受其他人身上的气味，哪怕是一丁点香水味也不行。这给她的工作和生活都带来了极大的不便，因为她无法去参加任何在镇外举行的会议或是和家人一起外出旅行。

K女士对气味刺激的适应力较差，这已经严重影响了她的工作和家庭关系，因此这是她适应力的一个重要方面，需要给予重视。

了解他人是怎样适应的

了解防御机制

下面这些问题可以帮助你了解来访者的防御风格：

你认为你是如何应对焦虑和其他强烈情绪的？其他人赞同你的做法吗？你是习惯于用同一种方式来应对，还是会根据情境采用不同的策略？

你可以问问自己以下问题，这能帮助你回答上面的问题：

该来访者是习惯把分裂作为主要的防御机制吗？

这个人的防御风格是否妨碍了他/她的人际关系？

跟你谈话时，这个人用了很多表达情绪的词句吗？

这个人的话语是不是干巴巴的，毫无情感？就算是在谈论痛苦或是激动的事？

当谈到一些令人痛苦的事情时，这个人表达了他/她的感受吗？他/她有没有给这些感受找理由或是借口？

你有没有感觉到对来访者的戏剧性的故事感同身受？或是对他／她的话感到无聊和无动于衷？

了解冲动控制

许多治疗师会询问病人的物质使用情况和饮食失调问题，但所应了解的来访者的冲动控制的内容远不止于此。我们不仅想要描述出来访者控制冲动方面的问题，还想了解他们控制冲动的个人风格。问问下面这类问题可以助你一臂之力：

你认为别人会把你描述成一个冒险者吗？

你认为你太过于冲动了吗？

有人说你是暴脾气吗？

你是喜欢兜圈子还是喜欢直入主题？

你认为控制自己不做那些你认为不该做的事情很难吗？

你曾经饮酒或饮食过量吗？如果有，喝／吃了多少？

你会做些什么来控制自己的冲动？

了解情绪管理

当你愤怒或焦虑时会发生什么？你是会泰然处之，还是会被驱动着去做某些事情？如果会做，你会做什么？

人们会把你描述成一个平静温和的人吗？或者是反复无常的人？

你和别人发生过激烈的肢体冲突吗？当时发生了什么？

了解感觉调节

你觉得你对诸如噪音和气味之类的刺激特别敏感吗？

你有没有用一种你认为别人都没体验过的方式去感受环境？

描 述 适 应

接下来，我们会用上面列举的变量来描述一个人的适应力：

适应力是L女士的一大优势。L女士从小患有风湿性关节炎，由于长期受病痛的折磨，她能运用适应力非常强的防御机制来对抗压力。例如，她管理着一个为小儿风湿性关节炎筹款的基金会，每年资金流量上百万美元，这个基金会给了她很大的满足感（升华），当有人在街上碰到她并评论她这么小年纪就用手杖时，她总是以幽默的方式化解冲突。在面临高度压力时，她会哭泣并变得情绪化，运用强调情绪的防御机制。她能相当灵活地运用多种防御机制。如果说有什么美中不足的话，那就是她的冲动控制得太好了，以至于在面对机会时太小心谨慎，从而让她与一些机遇擦身而过。

这段描述不仅考虑了L女士运用的防御机制和它们的灵活性，而且还讨论了她是如何处理想法和情感的。

从这里开始，我们会转向对认知的讨论，也就是我们谈到的第四个心理功能领域。

描述适应的变量

防御机制
- 强适应性/弱适应性
- 灵活性
- 想法与情感的联系

冲动控制

情绪管理

感觉调节

建议活动

你会如何描述A先生的适应模式?

A先生，65岁，不久前刚被告知患有前列腺癌。他开始频繁地向他的医生和牙医抱怨头疼和牙痛。他变得容易发脾气，并且告诉他认识的每一个人他是多么的害怕。他连续不断地打电话，他的朋友都开始回避他。他的妻子为了转移他的注意力，就尝试着让他帮忙翻新家里的餐桌，A先生好多年前就想做这件事了，但它现在已无法重新引起A先生的兴趣了。渐渐地，妻子也觉得A先生令人难以忍受了，她说他表现得就像儿子多年前染上了毒瘾一样。

评价

A先生的基本防御机制是躯体化。这种防御策略使他过度寻求医生和牙医的治疗，并且威胁到他跟朋友之间的关系，是不适应的防御策略。他在当前的危机状态下，无法调整应对策略，还跟很多年前一样，使用同样的防御机制，这说明他应对压力的模式很不灵活。他在管理情绪方面也存在困难，控制冲动的能力差，表现为他不能克制自己，反复给朋友打电话。最后，他被生理上的一点点痛苦所困扰，反映了他的刺激调节功能受损。

第七章

认　　知

重要概念

人们的思维方式对他们生活、心理功能至关重要。我们可以使用以下变量来描述认知功能：

- 整体认知能力
- 决策制订和问题解决
- 自省和事实检验力
- 心理化
- 判断力

界定领域：认知

“我思故我在”——笛卡尔这一著名的宣言道出了一个事实，即我们的思维是我们存在的证明[53]。我们的思维方式几乎反映在我们所做的任何事上，包括解决问题、组织思维、记忆事物和集中注意力。一些人在认知功能的某些领域能力正常，但在另外的领域却有障碍——例如，有一些粗心大意的教授虽然是十分有才华的学者，在生活中却过得非常混乱，在赴约时总是迟到。我们希望描述出人们的各种思维方式，而不是看重某个方面而看轻另一方面，并且进一步确定它们的适应性。

出于各种原因，能够去描述某人的认知功能对于心理动力学个案概念化的过程是十分基础的并且是必要的。第一，我们的思维方式对于人的心理功能的正常发挥十分关键，因此，我们需要对认知过程做出预测。第二，我们的思维方式会影响成长过程中的其他方面。例如，当孩子在注意力或组织方面有障碍时，这或许会影响他们感知自己的方式（自尊）以及他们在学校时被老师和同伴对待的方式（与他人的关系）。最后，因为认知功能在人一生的各个阶段中都在持续发展和变化（见第三部分），当个体在成长过程中遇到问题时，我们可以通过严谨地观察和描述认知这一领域来获得一些启示和线索。

描述认知的变量

全面回顾认知功能超出了本书的范围。然而，我们可以想到一系列值得一提的认知功能的基本要素。他们是：

- 整体认知能力
- 决策制订和问题解决
- 自我反省和事实检验力
- 心理化
- 判断力

整体认知能力

他有多聪明？为什么她总是忘记事情？为什么他不能自己完成作

业？作为治疗师，有关来访者的这些问题，是我们每天都要问自己的。这些问题和来访者的整体认知能力有关（见表7.1）。尽管评估这些领域的功能有时需要正式的测验（例如，智力、记忆、注意力方面的测验）[54]，但我们可以并且也应该就这些方面的整体功能做出评价，尤其是当来访者在这些方面呈现出了明显的优势或问题时：

表7.1 整体认知能力

整体认知能力
智力
记忆
注意力
讲话和语言能力

案例

A女士从三年级时就开始在各种科学竞赛中获奖。大学时她有了自己的第一个专利，并在28岁时被麻省理工学院授予了终身教职。

工作时，B先生在保持注意力方面表现出了障碍。他说自己从来不能集中注意力写作业并且不得不上了两次二年级。

C女士是她自己公司的CEO，每次开会的时候她都会忘记带一些东西——钥匙、支票、雨伞等。“这把我丈夫逼疯了。”她说，“我记得工作上的每件事，但至于我的个人生活——就会忘东忘西！”

D先生在他的祖国是一位教授，他在60岁的时候移民来到了美国。他在使用英语交流时始终觉得不舒服。

这些个体的认知功能将会影响他们的其他领域——他们看待自己的方式、和他人的关系、适应压力的方式，以及他们的工作娱乐。这对我们每个人来说都是适用的。当认知功能表现出了明显的优势或障碍时，这种影响就显得尤为重要了。

决策制订和问题解决

人们会以十分不同的方式做出决策和解决问题。想想在选择一辆新车时，人们所使用的各种方法：

E 先生买了一辆别克，因为那是他父亲经常开的品牌。

F 先生选择了第一家店并从一堆车中挑选购买了一辆。

G 先生因为一辆车的颜色而选择了它。

H 先生阅读了三年来有关汽车的消费者报告文章，试驾了五辆样车，创造出了一个评分系统，并且最终买下了那辆根据他的标准得分最高的汽车。

这些人都有做出决策的能力，但是他们的决策制订过程很不相同。人们做出决定的方式存在很大的差异。一些人是细节导向的，而另一些人更注重整体印象感；一些人基于调查做出决策，而另一些人更容易被“第六感”引导。一些人是事先规划者，而另一些人则顺其自然做出选择。还有一些人拥有相当高的创造天赋，这不仅能帮助他们解决问题，还能帮助他们处理各种事情，从发明一道新菜到获得科学发现等。看看 I 女士和 J 女士在规划她们的聚会时的情景：

I 女士打算办一次聚会。她列出了一个事项清单，做完一项就勾掉一项。聚会的一周之前，餐饮供应商打电话告诉她，因为自己摔断了腿，所以将无法为她们提供送餐服务了。I 女士取出她事先计划好的备选餐饮店的清单，并且开始给他们打电话直到她找到了一家可用的餐饮店。

J女士打算开一次聚会。她已经就聚会主题和聚会食物改变5次思路了。她在餐巾纸的背面信手写下了“要做的事”，然后就再也没看过了。在聚会前一天晚上，她去面包房时，发现她想要的点心已经全部卖光了。她就花了整整一晚上时间，一边听着自己喜欢的音乐，一边亲自烘焙面包。

I女士有条理，以细节为导向，会提前规划，并且可以冷静地解决问题。相反，J女士更加随意，频繁地改变主意，以一种更情绪化的方式解决问题。最终，两个聚会都可以大获成功，但是就计划筹备它们的思路和过程而言，是相当不同的。我们的任务不是去评判哪个方式更好，而是描述我们的来访者解决问题的风格，同时去思考这些风格是如何积极或消极地影响他们的生活的。

解决问题需要组织思维、提前计划和创造性思维的能力（见表7.2）。与整体认知能力一样，这些能力对其他功能的发展也有重要影响。

表7.2　问题解决能力

决策制订
问题解决
组织思维
规划
创造性思维

案例

K女士，一个18岁的大学二年级学生，前来进行心理咨询，她说她所有的朋友都“恨”她。“他们让我负责抽签选择校园宿舍的事情，而我把所有的事都拧在一起搞糟了。这事情太混乱了！我知道截止时间就要到了，但我没法找齐所有的文件、看房子——我就是应付不了。我该怎么办呢？”

就组织这个项目和灵活地处理相关问题而言，K女士的能力不足，这已经严重地影响了她的人际关系，而且类似的事情或许已经不是第一次发生在她身上了。

自省

思维能力的另一个重要侧面就是评估自身想法和行为的能力，这被称为**自省**[55]。一些人很自然地就会去自省，问自己类似这样的问题，"我在想为什么我会那么说/做？"而另一些人更倾向于说，"它就是它本身的样子"，并且不再深究了。自省是回溯的能力，有时候仅仅是一点点基于个人经历的回溯，就能够让人更好地理解这段经历。**心理感受性**(psychological mindedness)[55]是和自省力有所关联的，它指的是思考某人产生思维、感觉和行为时的可能有的无意识动机的能力。自省的能力帮助人们认识和改善他们对自己和与他人关系的感知。例如，L先生的案例：

> 情人节的前一周，L先生和他交往了一年的女朋友M路过了一家花店。当他们走过时，他的女朋友说"黄玫瑰是我的最爱。"在情人节那天，L先生给了M女士一张贺卡。那天晚上，M哭着说，"我以为你会给我买玫瑰花！"L先生迷惑不解并且说，"你为什么会这样想？"两个月后，M过生日时，他又给M买了一张贺卡，M和他分手了。L先生觉得很不解，并告诉自己的治疗师说，"女人的心，你永远猜不透。"

无自省力的L先生从未问过自己对造成这种局面应负多大的责任。自省的能力也和**事实检验力**(reality testing)相关[55]。事实检验力是指区分现实和幻想的能力。不用说，这对于生活的方方面面，从人际关系到工作，都是十分基本的能力。一些人在经历了一段时间的压力后，一时丧失了明辨现实的能力。另外一些人则能够区分现实，但有时会怀疑自己的结论。

案例

N 女士确信她的老板将会炒她鱿鱼，因为“他发现我有特殊能力并感到很害怕。”

O 女士说：“我知道我的丈夫是忠诚的，但是当我不理智的时候，我总觉得他有外遇。在那种时刻，我就难以保持客观清醒了。”

不同于 N 女士明显地不能区分现实，O 女士是间断性地在这方面有障碍。这两种情况都很重要，需要记录并描述。

心理化

心理化（见第五章和第十章）是指理解其他人可能有和自己不同的想法和感受的能力[56]。心理化的能力对于共情能力的发展是很重要的。想想 P 女士和 Q 女士的区别：

P 女士的治疗师并非故意地在某次治疗时迟到了 10 分钟。P 女士说：“你怎么能这么对我！你知道我明天就要参加法学院入学考试了，我现在已经被焦虑逼疯了！你到底在想什么？”

Q 女士的治疗师并非故意地在某次治疗时迟到了 10 分钟。Q 女士说：“你好——你迟到这件事太奇怪了——你从未这样过。我希望一切都好，没什么事发生。我在想你是不是有什么急事。当一个治疗师到底不是一件容易的事。”

P 女士无法想象与自己无关的、她的治疗师有什么样的心理以及生活方面的事情，而 Q 女士可以。描述来访者心理化的能力，对于理解认知功能是重要的。

判断力

考虑行为后果的能力，通常被称为**判断力**（judgment）[55]，这是另一种认知功能。判断力不仅涉及对某件计划好的行为的合适性以及可能后果的清醒意识，也涉及以一种可以反映这种意识状态的方式做出行为表现。用心理动力学术语来说，明辨是非是**超我的功能**（superego function）[55]之一。和许多其他罗列出的认知功能相比，判断力不是"全或无"的性质，而是可以在不同环境下增大或衰减的。

案例

R先生通常是一个非常负责任的父亲，但是当他喝醉的时候，他经常会忘记从学校接孩子。

S女士知道她应该在和新的性伴侣做爱时使用安全套，但又说她有时会"在那一刻被束缚"。

这些人"知道"应该要做的正确事情是什么，并且已经对他们行为的后果有所感知，但是有时候却不会按此行事。人们的判断力对他们生活工作的方方面面都有巨大的影响，因此描述它十分重要。

了解认知力

了解整体认知能力

我们可以从与对方直接接触的经验中得到有关他们整体认知能力如何的信息。你可以关注这些事情：

他们是以一种有内在联系的方式来讲述自己的故事的吗？

他们有能力记得约会并且规划新约会吗?

他们能准时赴约和结账吗?

他们有一个相当可观的知识储备吗?

你也可以进行直接询问，比如

在通常情况下，你是准时的人还是常常迟到的人?

在学习或工作上，你通常可以集中注意力并且完成自己的工作吗?

你整体上有条理、有组织性吗?还是处于无序状态?

如果你的评估表明他在整体认知能力上有显著问题，你或许可以考虑进行一次简短的认知筛查测验，比如用简易心理状态检查表（Mini-Mental Status Examination, MMSE）[54]，或者建议来访者进行一次神经心理检测。当认知问题伴随着其他心理紊乱（如沮丧或焦虑）出现时，你就需要考虑这些心理紊乱对认知能力的潜在影响了。

了解决策制订和问题解决

你时常能从来访者的主诉中，或是从来访者匀出时间来会面或决定开始接受治疗的方式中，了解到关于这方面的信息。你也可以直接询问诸如此类的问题：

你觉得做出决定容易 / 困难吗?

告诉我，你近期做出的一个决定，你是怎样做出这个决定的?

你在一般情况下是会考察各种备选方案，还是更倾向于相信自己的直觉?

当你有很多事情要做时，你会列出清单吗?

了解自省力

评估自省力的一个好方式是尝试解释。看看发生在T女士和她的治疗师之间的对话：

T女士：我不相信我因为睡过了，而错过了我外甥的降生礼！我真的太累了。我觉得我的闹钟一定是运转不正常了。

治疗师：嗯，上一次你告诉我你妹妹生孩子时，你和你男朋友的感情刚结束。你有没有想过或许是因为你不想去参加这个降生礼？

T女士：哦，你是说我是故意睡过头的？这听上去有点像我的作风。我真的不想去。她甚至没问问我最近心情好点没有。

心理感受性不是指能立即理解每件事。尽管T女士没有当即考虑到她或许对于自己妹妹有着矛盾的感情，但在治疗师要求她想想可能的无意识动机时，她变得有接受力且有想法了，因此可以合理地认为T女士是有良好的心理感受性和自省能力的。一个缺乏心理感受性的人或许会这样回复自己的治疗师，“不可能！我当然为她感到高兴。治疗师总是觉得任何事情都有双重含义。”

了解心理化

一个评估心理化水平的好方式是引导来访者思考另一个人是怎么考虑问题和感受的，就如这个例子所述：

U女士：我对我的朋友珍妮太生气了——她没有回复我的上一个电话，而且我确信这是因为她生我的气了。

治疗师：你什么时候给她打了电话？

U女士：大概20分钟之前

治疗师：你觉得就她现在还没有给你回电话这件事，可能有其他原因吗？

U女士：不会的—如果人们喜欢你，他们会立刻给你回复的。

U女士无法理解她朋友的行为还存在另外可能的原因，说明了她在心理化方面存在问题。问问人们类似下面这样的问题可以帮助你衡量人们心理化的水平。

你觉得他/她对事情会有不同的看法吗？

对于我的感受，你是怎么想的呢？

了解判断力

为了评估判断力，不妨询问类似下面的问题：

你是一个倾向于遵守规则的人吗？

你有过违反规则的时候吗？你当时是如何做出那样的决定的？

认识你的人会认为你是很有判断力的人吗？

聆听故事对于了解这方面的信息总是有用的。像错误的投资、束缚于规则、使用安全套和其他节育手段的失误、酒驾等故事，为你了解一个人的判断力提供了很多信息。如果你认为某个故事清楚地说明了来访者的判断力受损，就要弄清这个人是否认为他/她自己的行为是明智的，这可以帮助你区分问题在于判断力还是冲动控制力。例如，看看下面的对话：

1号来访者：我就在酒吧认识了这个家伙，然后我们回到他家并且发生了性关系。

治疗师：你们使用安全套了吗？

1号来访者：没有

治疗师：　　这是你的本意吗?

1号来访者：是啊，这样感觉挺好。另外，坏家伙们不喜欢安全套的。

这个来访者明显地做出了错误的判断。另一方面，看看对于同样的问题，另一个来访者的应答：

2号来访者：不，你在开玩笑吗？这太危险了，但是在当时，我就是停不下来问问自己这样是否安全，我就是那样做了。

这个来访者知道正确的做法但是表现出了较差的冲动控制能力。尽管都是判断力受损，但是就治疗而言，是应该区别对待的。

描述认知的有关模式

下面的一则例子是关于如何用心理动力学方式描述认知模式的：

V女士看上去有良好的整体认知能力。她准时地在她的治疗时段到来，并且立即开始以一种流畅连贯的方式讲述她的人生故事。她有能力进行决策制订、问题解决，并且表现出了良好的判断力，这一点从她近期选择并购买她的公寓一事中可以看出来，尽管在成交的最后时刻出现了一些问题。她的自省能力看起来也不错。当治疗师指出她描述自己的童年生活是“愉快幸福”的，但这和她所述的自己母亲酗酒且脾气暴躁的情况不完全匹配时，她说，“这是一个有趣的评论，我从来没有那样想过。”尽管有这些优势，但她看上去在心理化方面还是有障碍，因为她无法理解她近期的出轨行为可能是促使她丈夫离开她的原因。

在第二部分的最后，我们将会阐述最后一个功能领域——工作和娱乐——见第八章。

描述认知的变量

整体认知能力
决策制订和问题解决
自省和事实检验力
心理化
判断力

建议活动

你是如何描述这些来访者的认知能力的呢？

A先生，一个有天赋的室内设计者，在工作中一直表现得非常好，因此，他被晋升成为管理者。他现在会不时地感觉生气或焦虑，他不知道他的团队当下都在做什么事情。他在分配工作方面存在困难，而且最终让大家重复做了很多事情。他害怕每周举行的向上级汇报情况的会议——第一次开会时，他携带着10张列表走进领导办公室，结果把它们全部散落在了地上。

B女士说她受够了自己的丈夫，因为他把大部分时间都花在工作上了。他在银行有份高层管理者的工作，且足以支付他们的奢华生活。这点B女士也很享受。“我们的婚姻问题都源于他是工作狂这件事。”她说，“对于他来说，解决问题的唯一方法就是下次当他的上司让他加班时，说不！”

评论

A 先生看上去很有创造力；然而，他缺乏组织能力，在决策制订方面也存在障碍，尤其是涉及管理他的团队时。B 女士缺乏心理化的能力和自省力。

第八章

工作和娱乐

重要概念

人们把他们的大多数时间花在了各种工作和娱乐中。描述人的工作和娱乐是否：

- 很好地与他们的发展水平、天赋、局限性相匹配
- 使他们舒服或愉悦
- 足以照顾他们自己和家人
- 与文化相融

这能帮助我们理解人们在工作与娱乐时的心理功能。

人一生中会做无数的事情。他们会工作和学习，他们也会休息和社交。作为心理健康专家，我们对人们应该用他们的一生做什么没有先入为主的观念，但我们确实对一点感兴趣，那就是作为一个个体和社会中的成员，人们选择去做的是否真正适合他们。为了探究这一点，我们必须学会描述人们用他们的时间做了什么。弗洛伊德曾说过，人必须拥有"爱与工作"的能力[57]，许多人还把"娱乐"[58,59]加了进去。既然我们在

第五章谈过了“爱”（或人际关系），现在就来谈谈工作和娱乐吧。

界定领域：工作和娱乐

工作

《韦氏词典》对工作的定义是“付出身体或是精神努力去做某事；有目的性的活动”[60]。除非人完全地丧失了精神或身体上的能力，否则大多数人都会参与一定的工作。通常情况下，我们把工作当成赚钱的手段，但其实工作也有很多种类。工作可以分为：

- **有偿或无偿**——一个2年级学生的工作是去上学，一位待在家的家长的工作是照顾孩子。人们自愿无偿地提供服务也是一种工作。
- **连续的或间断的**——两个女孩或许都是保姆，但其中一个每周末都有固定的工作，另一个只是时不时打打零工，那她们的工作模式是非常不一样的。
- **家里或家外**——再次强调，请记住有很多工作是在家里进行的，包括打扫、烹饪、教育小孩、照顾老人。
- **有技术或无技术**——有些工作只需要少量指导就能上岗，而有些工作就需要大量的培训。请注意，培训可以有很多方式，包括上技术学校、研究所和学徒。

娱乐

到沙滩上放松、看电视、读小说、社交、玩橄榄球、旅游、烹饪——每个人都有自己独特的娱乐方式。会娱乐的人可能拥有更健康的情绪生活并且成长得更顺利[61,62]。作为心理健康专家，我们经常会忘记询问人们通过什么方式来放松，其实娱乐的模式对一个人的心理机能运转是十分重要的。当你想到娱乐时，可以考虑以下这些方面：

- **它占一个人生命中的多少时间**——或许有两个人都说他们享受阅读，但其中一个人一个月会读几本杂志，另一个人一周会参加两次读书俱乐部，那么他们的娱乐模式是不同的。
- **他们是独自娱乐还是与大家一起娱乐**——有些人喜欢独自娱乐，例如在地下室里搭建模型，有些人则喜欢参加大型摇滚音乐会或者是每周举办一次晚餐派对。
- **他们的卷入深度和广度**——有些人对一种娱乐方式情有独钟，而其他人会尝试许多不同的方式。比如，有人把航海作为她唯一的休闲方式，会频繁热情地投身其中；与之相反，另一个人可能有很多消遣，但都只是浅尝辄止。
- **性作为一种娱乐方式**——性可以作为人们放松和享受的一个重要方面，同时性活动对一个成年人的精神和情绪健康也是很重要的[63]。询问来访者性生活方面的问题很关键，包括他们是否有规律的性生活，是否感到满足，他们面对谁会有性冲动，还有他们是否处于恋爱关系中。
- **娱乐的缺失**——如果来访者没有提起他们的休闲活动，请一定要问问他们。找出一个人是否有享受的事情是很关键的——就算只是看看电视，读读报。然而，一些人确实没有休闲活动，这暗示他们在放松和享受方面有巨大问题。

描述工作和娱乐的变量

除了描述人们做些什么来工作和娱乐外，我们还想知道，做为一个个体和社会成员，这些方式是如何适应一个人的生活的。因此，我们可以考虑人的工作和娱乐是否：

- 很好地与他们的发展水平、天赋、局限性相匹配

- 使他们舒服或愉悦
- 足以照顾他们自己和家人
- 文化相融性

工作和娱乐很好地与人的发展水平、天赋、局限性相匹配吗?

一个16岁的中学生在快餐店打工赚零用钱可能会干劲十足，但是把一个45岁的化学博士放到同样的岗位就显得大材小用了。一个12岁的男孩在周末和朋友打电子游戏能享受到适合他成长阶段的快乐，但一个55岁的人在上班时整天玩电子游戏可能会工作不保。当考虑工作与生活时，我们不仅应考虑人们做了些什么，还应考虑它是否很好地与人的发展水平、天赋、局限性相匹配。

案例

A女士，35岁，花了7年的时间获得了英语博士学位。她的论文获了奖，附近的大学还给她提供了一个终身教职。她接受了这个职位，但在6个月后就离开了。她说她不喜欢学术界的压力。在过去的5年，她一直为一家小杂志社当文字校对员。

考虑到A女士所受的教育，我们可以说她的工作与她的受教育水平极不匹配。

工作和娱乐令人舒服和愉悦吗?

乐趣不仅仅是孩子们的专属——每个人都需要去做自己喜爱的事。有些人热爱自己的工作，但工作对另一些人而言只是为了谋生而不得不做的事。工作可以是令人满意的，但不一定是令人愉悦的。有趣的是，有些人发现他们的休闲活动也不那么令人愉快——想想那些不喜欢野营的孩子却被父母不断地拖进树林里野营，或是讨厌高尔夫球的儿子每周末都被迫与父亲打高尔夫球。

案例

B先生今年40岁。他每天跑步30公里，这给他带来了无数的伤痛。每天跑步前他都感到很抵触。B先生曾经是大学田径队的明星队员，而现在他感觉不得不坚持这种养生方式来对抗衰老。

尽管B先生曾经享受过这种强度的锻炼所带来的愉悦，但现在这变成了一种被迫性活动并且不再使他愉快了。

工作和娱乐对于照顾自己和家人足够吗?

人们或许热爱他们的工作，但收入却不足以支付他们的账单。比如一个很喜爱创作小说的作家可能付不起他的健康保险。对有些人来说，赚许多钱并不是他们首要的目标，但他们仍然需要赚足够的钱来养家糊口，为他们自己和家人的食物、健康保险等付账。有时，人们会依靠配偶和其他亲人的资助，在这种情况下，判断这种资助是否是双方同意的以及是否能使个人满意是很重要的。这里有两个不同的案例：

C先生从来没喜欢过自己的工作，他的妻子却对自己的工作很满意。当他们有了孩子后，他们决定让C先生留在家里照顾孩子，而妻子继续在外赚钱养家。

在这种情形中，C先生在家带孩子是不足以照顾他自己的，但这种妻子外出赚钱的家庭财政状况是双方同意的。

D女士是一个35岁的研究生，她每个月从父亲那里拿钱来支付房租。这使得他们的父女关系很紧张，她认为这让她感觉自己像个“小孩”。

在这种情形中，D 女士不能照顾自己的状况导致她在看待自己和与他人的关系时出现了问题。

另外，由于有规律的身体锻炼能有效促进生理和心理健康，所以娱乐与自我照顾也有密切关系[64]。如果一个人不能进行锻炼，比如她必须做三份工来养家，那么她的娱乐模式显然是不足以支持其自我照顾的。

工作和娱乐与文化相融吗？

为了彻底地理解一个人的工作和娱乐模式，看他们是否能良好地融入生活环境是十分重要的。例如，如果人们通过非法活动谋生，或是他们的消遣方式涉及伤害他人和不恰当的物质使用，那就很难说他们的工作娱乐模式较好地适应了他们的环境。

案例

E 女士是位老师，29 岁。她每天晚上下班回家后都要灌下几乎一整瓶酒，她说这是她在辛苦工作了一天后唯一的放松方式。

虽然 E 女士对自己的消遣方式很享受，但这种方式实际上是有问题的，因为它涉及物质滥用。

除去那些涉及物质滥用和赤裸裸的违法活动的工作娱乐方式，要想判断一种方式是不是文化所接纳的，很需要火眼金睛，尤其是在跨文化环境里。看看下面这个例子：

F 先生移居美国，在他原先居住的国家，男人们需要长时间地工作，这使爸爸们无缘参加儿子的每一次运动比赛。在美国，当 F 先生连续两年缺席儿子的篮球赛以后，教练打电话来询问他们家是否存在问题。

在这个案例里，F 先生的工作日程在一种环境中是典型的，但在另一种环境中似乎是有问题的。

> G女士告诉她的治疗师，她和丈夫会和她的父母共度每一个周末。当治疗师问到这是否让她感到不自由时，G女士解释说，她在“老街区”的所有朋友都是这样的。

再次可见，要理解G女士的休闲方式，需要对她的文化背景保持敏感。

了解工作和娱乐

了解工作和娱乐是否很好地与人的发展水平、天赋、缺陷相匹配

对于有工作的人：

> 你从事这个工作多久了？
> 这个工作需要培训吗？如果需要，是哪种类型的培训？
> 如果一个人被培训从事一种工作，却最后从事了另一种工作，你认为原因会是什么？

对于学生：

> 你是如何选择学什么和在哪儿学习的？
> 你学习的课程与你的智力水平相匹配吗？
> 你在朝某个方向努力学习吗，比如某个职业？

关于娱乐：

> 你是什么时候开始进行这种休闲活动的？
> 你和同龄人一起玩吗？
> 这在你生活中占据了多少时间？

这个活动是如何与你生活中的其他事情相协调的？

了解工作和娱乐是否令人舒服和愉悦

你喜欢你的工作吗？早上起床去工作对你来说艰难吗？

你认为你的工作令人满意吗？你有没有从中发现什么让你比别人更享受或更不享受的地方？

你期待去做什么事吗？

你感觉到有乐趣吗？如果有，是在做什么的时候？

了解工作和娱乐对于照顾自己和家人是否足够

你能使你的收支保持平衡吗？对你自己来说呢？对你的家庭来说呢？

你对获得收入来源的方式满意吗？

你从其他人那（包括政府）接受经济援助吗？你对此感觉怎么样？你背负了债务吗？

你能进行有规律的身体锻炼吗？如果不能，为什么？

了解工作和娱乐是否与文化相融

你在法律上有过纠纷吗？是因为什么样的事情？

你的消遣活动是否曾涉及物质滥用？

你是否考虑过你正在做的某件事可能是违法的？

描述工作和娱乐模式

运用我们在前面列出来的变量，想想我们该如何描述H女士的工作娱乐模式：

H女士，45岁，她的工作娱乐模式有很多优点。H女士曾经学习法律，但18年前当她有了第一个孩子后，她就在家照顾两个女儿。虽然她的工作与她的受教育水平并不相称，但这是与她丈夫共同商量后的结果，她对此感到满意并从中找到了很多乐趣。她对自己的孩子很上心，会带她们参加各种活动，她还在学校当志愿者。H女士有很多休闲和放松的方式，这让她心情愉悦并保持健康。在大学生时代，她曾领导许多不同的团体；现在她一周打几次网球，来保持身体健康，同时，她也是一个读书俱乐部的成员，俱乐部每月聚会一次。

描述工作和娱乐的变量

很好地与他们的发展水平、天赋、局限性相匹配

使他们舒服或愉悦

足以照顾他们自己和家人

与文化相融

建议活动

你会如何描述下面这些人的工作娱乐模式?

A先生，55岁，结婚30年了，有两个成年的儿子。他从22岁开始就一直是一位环境工程师。A先生很为一件事而自豪，那就是虽然他连中学都没毕业，但他拥有一个自己的家，按他的话说，这是一个家人在周日、感恩节和圣诞节共进晚餐的“聚点”。他和妻子都很喜欢看电视，每天晚餐后他们都要看大约两三个小时的电视。作为一个热心的渔夫，他每月至少在他的垂钓小屋钓一次鱼，有时是和兄弟一起，有时是和最好的朋友一起。

B女士，42岁，在一所颇有名望的大学攻读博士学位已经10年了。6年前，她就完成了她的课堂作业和口语考试，从那以后一直在写她的毕业论文。她的大多数同学都毕业了，有些甚至拿到了系里的教职。B女士是一个很棒的老师，当她是硕士研究生时还拿过优秀教师的奖项。现在，她仍然靠父母的资助生活，尽管她父母也几乎处于入不敷出的状况。她对自己的学术进展很不满意，在论文写作上也是力不从心。

C先生，42岁，是名律师，已经结婚8年了，有两个小孩。他在他父亲的公司上班，在那儿他得努力才能追赶上同事的步伐。他总是寅吃卯粮，金钱上的压力不断。在大学，C先生是个不起眼的学生，在他父亲朋友的帮助下，他被一所有名的法学院录取。他瞒着妻子，在周末通过吸食大麻来放松。

评论

A 先生的工作和娱乐能力都很强。他有一份稳定的工作，使得他能照顾自己和家人，对此他感到很满足。他从与家人共享时光和钓鱼中感受到了极大的喜悦。

B 女士虽然有一份与她学历相符的工作，但这份工作令她很不舒服，同时她也没能力照顾好自己。

C 先生的工作与他的能力似乎也不是良好匹配的，因为他现在所处的层次是依靠他的家庭关系所达到的。虽然他的工作使得他有能力照顾好自己和家庭，但他的焦虑显示，他对这份工作感到不舒服。他选择的消遣方式也是文化所不允许的。

总　结

对于问题和模式的描述

在首个“总结”部分，我们将会说明如何描述我们在第二部分学习到的心理功能的五个领域。请记住，在第三部分和第四部分的最后都将有“总结”部分——在这本书中，随着内容的展开，我们将持续不断地构建个案“假设”（个案概念化）。注意，总结部分将介绍一个新的治疗案例。我们总是首先呈现案例，就像你最初接触一个案例时那样。

描述一个人的问题和行为模式是进行个案概念化的第一步。我们已经说明过的五个领域——自我、人际关系、适应、认知以及工作和娱乐——给了你描述一个人一生中各方面功能情况的框架。

案例呈现

A先生是一个64岁的同性恋者，在他的母亲过世4个月后前来接受咨询治疗。A先生的母亲90岁了且患有老年痴呆症。在她去世的几年前，她为了离儿子近些，就搬到了A先生所在小镇的治疗中心。这些年以来，A先生几乎每天都去探望她。自从母亲去世，A先生变得没有目标感了，“我觉得自己仅仅是在随波逐流”。A先生说：“我知道她已经度过了长寿圆满的一生。我现在也有了爱人。我认为我应该把这件事处理得更好。”

A先生和他的伴侣在一起已经15年了。A先生和B先生彼此相爱，而且互相忠诚，不过他们过着相对独立的个人生活。A先生大多数时候在家从事电脑咨询工作，而B先生作为银行经理生活繁忙。B先生比A先生小10岁，因为会议或是因为与工作有关的饭局，经常很晚才下班回家。B先生还会因工作出差，有时候每隔一两周就要出差一次。A先生说这样的生活模式在绝大部分时间是很宜人的，因为他更喜欢独处，而B更社会化并且享受各种活动。当法律开始允许同性结婚时，A先生和B先生迅速举办了一场婚礼，并邀请了他们的50位亲朋好友。A先生说，尽管大家挺支持他们，但是来客大多数都是B先生的朋友，他因此感觉有些被边缘化了。尽管如此，A先生那天还是控制好了自己的情绪并表现得自然享受。A先生的母亲那天在场。虽然A先生的父亲，已经去世20年了，且不赞成他的同性生活，但他的母亲更加包容这一点，而且也很喜欢B。自从婚礼过后，A先生就说他感到更孤独了。他说他的工作速度变慢了，而B的工作反而更忙了。另外，A先生说他开始嫉妒B和同事在一起的时间，甚至有时候会为B对自己的承诺感到害怕。A先生说，“B总是向我做出承诺……但是我不知道他为什么觉得我优秀。他更聪明，更成功，而且每个人都喜欢他。有时候，我觉得我就是在扯他的后腿。我很幸运，他这段日子以来都愿意和我在一起。”A先生说他希望退休，但是他不确定在那之后他将做什么，并补充道，“我从来没有其他的兴趣爱好。”

描　　述

问题

在母亲去世之后，A先生在情绪调整方面出现了问题。他感到孤独，没有目标感，并且感觉自己应该更快地从母亲去世这一事件中恢复过来。

模式

自我

A先生的自我同一性没有完全建立起来。他将自己定义为一个好的照顾者（对他的母亲和B而言），而且在他的电脑咨询事业方面有着相当不错的成绩。然而，在面对退休时，他感到一片迷茫，而且无法确定除了工作，自己到底想做什么。A先生看上去感到自尊受威胁，尤其是在他和B的关系这一问题上。他害怕B会欺骗他，尽管他没有理由这么怀疑。A先生面对B时的自我贬低，表明了在他的自尊受威胁时，其内部反应机制的适应性比较差。

人际关系

A先生在这方面既有优势又有不足。他和B保持了15年的关系是一个优势。然而，他担心B会离开他并受这一情绪折磨，从这一点可以看出A先生在信任方面存在障碍。信任困难似乎只是A先生单方面的心理问题，因为所有的证据都表明，

B对待关系是忠诚的。尽管A先生具备非常棒的对自己和他人的感知力以维持这段关系，但他在处理关系方面还存在一些问题。他将B理想化了，这就造成了他无法以更全面的方式看待自己和B。A先生在和B的关系中总是感觉不够安全，尽管事实上他们彼此之间拥有牢固的忠诚和长久的关系。他缺乏亲密友谊的情况进一步验证了他在这一领域的障碍。然而，A先生能够忍受一定程度的亲密性，因此他能和B共同生活，并且和他母亲有着非常紧密的关系。在相互依存度方面，A先生似乎付出的比得到的要多（就对母亲的照顾和对B的态度而言）。

适应性

总体上，A先生适应压力的能力相当不错。他能管理自己的情绪并且在感觉调节方面没有发现问题。他使用种类广泛的防御机制，在其中某些方面，他的防御机制比别人的有更好的适应性。例如，他合理化地认为B经常因工作而出差，这正好满足了他的独处需要。当面临压力时，他也会运用理想化和投射的方法——“B将要离开他”，这一显然没有根据的担忧说明了这一点。他使用利他的防御策略（照顾自己的母亲），说明他是一个关心他人的人，尽管他可能以一种不是很具有适应性的方式使用了这一机制，因为他在接受他人的关心和情感方面存在障碍。他是一个相当情绪化的人，当面临较小的压力时，他可以适应得不错；然而，面对他母亲去世和他即将退休时，他的防御机制就显得缺乏弹性了。没有迹象表明他在冲动控制方面存在问题。

认知

这部分可以说是A先生的强项。他能成功地经营自己的生意说明他拥有相对强大的整体认知能力。他看上去相当聪慧，并且他有技巧和能力去胜任工作本身以及处理生意上的财务问题。他的思路很清晰，而且记忆力完好。他的自省能力仅仅处于一般水平；他觉得自己可能对于母亲的去世反应过度了，但是他不太能意识到自己对于B是有嫉妒情绪的。这或许也表明他在心理化方面也存在障碍，因为还不清楚他是否可以真正地理解B的立场(对于B来说，如果感觉到A先生没有真正感受自己的爱一定是件沮丧的事)。A先生没有表现出判断力方面的问题。

工作和娱乐

A先生在工作方面比娱乐方面表现得更好。他的工作和自己的才能以及所受训练之间很匹配，并且给予了他满足感。他有能力养活自己。他对自己退休的忧虑表明了他除工作外不能很好地享受其他活动——在这一层面上，他的娱乐和放松能力看上去很有限。他所有的工作和娱乐生活看上去都在文化认可的范围内。

建议活动

既然你现在已经了解了描述的方法，那么尝试写下你对一位来访者的描述。如果你是一个自主学习者，不妨跟你的督导或同伴分享这些内容。如果你是一位督导或老师，可以把这作为一项课堂练习。让课堂上的所有学习者看看彼此写在纸上的描述，以了解别人对于不同的来访者会形成怎样的描述。不一定要描述一位接受心理动力学治疗的来访者；描述对于所有来访者都很重要，你可以把心理动力学个案概念化的方法用在多种不同的临床情境下。将问题和模式都包含进去。对于模式，运用我们已讲过的那五个领域——自我、人际关系、适应、认知、工作和娱乐——并且想想每个领域下的变量。你写下的描述不需要很长——不必超过一页纸。记着，不要只是重复事实，而是要不断强化完善你对于问题和模式的思考与看法。

第二部分参考文献

1. Arikha N. *Passions and Tempers.* HarperCollins: New York, 2007.
2. Freud S. Three essays on the theory of sexuality. In: Strachey J (ed.). *The Standard Edition of the Complete Psychological Works of Sigmund Freud, Volume VII (1901-1905): A Case of Hysteria, Three Essays on Sexuality and Other Works.* Hogarth Press: London, 1905:123-246.
3. American Psychiatric Association. *Diagnostic and Statistical Manual of Mental Disorders: DSM-IV-R.* American Psychiatric Association: Washington, DC, 2000.
4. Cloninger CR. Biology of personality dimensions. *Current Opinion in Psychiatry* 2000; 13 (6): 611-616.
5. Widiger TA. Five factor model of personality disorder: Integrating science and practice. *Journal of Research in Personality* 2005; 39 (1): 67-83.
6. Kohut H. *The Restoration of the Self.* International Universities Press, Inc.: New York, 1977.
7. Erikson E. *Identity: Youth and Crisis.* W.W. Norton & Co.: New York, 1968.
8. Freud S. On narcissism. In: Strachey J (ed.). *The Standard Edition of the Complete Psychological Works of Sigmund Freud, Volume XIV (1914-1916): On the History of the Psycho-Analytic Movement, Papers on Metapsychology and Other Works.* Hogarth Press: London, 1914: 67-102.
9. Bios P. The function of the ego ideal in adolescence. *Psychoanalytic Study of the Child* 1972; 27: 93-97.
10. Kohut H, Wolff ES. The disorders of the self and their treatment, an outline. *International Journal of Psychoanalysis* 1978; 59: 413-414.
11. Reich A. Pathologic forms of self-esteem regulation. *Psychoanalytic Study of the Child XV* 1960; 15: 215-232.
12. Sandler J, Holder A, Meers D. The ego ideal and the ideal self. *Psychoanalytic Study of the Child* 1963; 18:139-158.
13. Kohut H. Thoughts on narcissism and narcissistic rage. *Psychoanalytic Study of the Child* 1972; 27: 360-400.
14. Neubauer PB. Rivalry, envy, and jealousy. *Psychoanalytic Study of the Child* 1982; 37: 121-142.
15. Stolorow RD, Harrison AM. The contribution of narcissistic vulnerability to frustration- aggression: A theory and partial research model. *Psychoanalysis and Contemporary Science* 1975; 4:145-158.
16. Kernberg OF. Factors in the psychoanalytic treatment of narcissistic personalities. *Journal of the American Psychoanalytic Association* 1970; 18: 51-85.

17. Cooper A. The narcissistic-masochistic character. In: Glick RA, Meyers DI (eds.). *Masochism: Current Psychoanalytic Perspectives.* Analytic Press: Hillsdale, NJ, 1988:117-138.
18. MacKinnon RA, Michels R, Buckley P. *The Psychiatric Interview in Clinical Practice,* 2nd edn. American Psychiatric Publishing, Inc.: Arlington, 2006.
19. Fairbaim WRD. Object-relations theory of personality. In: *Psychoanalytic Studies of the Personality.* Tavistock Publications Limited: London, 1952:152-161.
20. Mitchell SA. *Relational Concepts in Psychoanalysis.* Harvard University Press: Cambridge, MA, 1988.
21. Benedek T. Parenthood as a developmental phase - a contribution to the libido theory. *Journal of the American Psychoanalytic Association* 1959; 7: 389-417.
22. Erikson E. *Childhood and Society.* Basic Books: New York, 1993.
23. Winnicott DW. The capacity to be alone. *International Journal of Psychoanalysis* 1958; 39: 411-420.
24. Klein M. Notes on some schizoid mechanism. *International Journal of Psychoanalysis* 1946; 27: 99-110.
25. Greenberg JR, Mitchell SA. *Object Relations in Psychoanalytic Theory.* Harvard University Press: Cambridge, MA, 1983.
26. Moore BE, Fine BD. *Psychoanalytic Terms and Concepts.* Yale University Press: New Haven, 1990:133-135.
27. Fonagy P. Thinking about thinking: Some clinical and theoretical considerations. *International Journal of Psychoanalysis* 1991; 72: 639-656.
28. Fonagy P. *Attachment Theory and Psychoanalysis.* Other Press: New York, 2001.
29. Bowlby J. The nature of the child's tie to his mother. *International Journal of Psychoanalysis* 1958; 39: 350-373.
30. Mahler MS. On the first three subphases of the separation-individuation process. *International Journal of Psychoanalysis* 1972; 53: 333-338.
31. Slade A. The development and organization of attachment: Implications for psychoanalysis. *Journal of the American Psychoanalytic Association* 2000; 48:1147-1174.
32. Slade A. Attachment theory and research: Implications for the theory and practice of individual psychotherapy with adults. In: Cassidy J, Shaver PR (eds.). *Handbook of Attachment: Theory, Research and Clinical Applications.* Guilford Press: New York, 2008: 762-782.
33. Stem DN. *The Interpersonal World of the Infant.* Basic Books: New York, 1985.
34. Winnicott W. The mother-infant experience of mutuality. In: Winnicott DW, Winnicott C, Shepherd R *et al.* (eds.). *Psychoanalytic Explorations.* Harvard University Press: Cambridge, MA, 1989: 251-261.

35. Beebe B, Lachman FM. The contribution of mother-infant mutual influence to the origins of self and object representation. *Psychoanalytic Psychology* 1988; 5: 305-337.
36. Koolhass JM, Martolomucci A, Buwanda B *et al.* Stress revisited: A critical evaluation of the stress concept. *Neuroscience and Biobehavioral Reviews* 2011; 35:1291-1301.
37. Vaillant GE. *Adaptation to Life How the Best and the Brightest Came of Age,* 1st edn. Little, Brown and Co.: Boston, 1977.
38. Beliak L, Goldsmith LA (eds.). *The Broad Scope of Ego Function Assessment.* Wiley: New York, 1984.
39. Beliak L, Meyers B. Ego function assessment and analyzability. *Journal of the American Psychoanalytic Association* 1975; 2:413-427.
40. Beliak L. *Ego Function Assessment (EFA): A Manual.* C.P.S., Inc.: Larchmont, 1975.
41. Vaillant GE. *Ego Mechanisms of Defense: A Guide for Clinicians and Researchers,* 1st edn. American Psychiatric Publishing, Inc.: Washington, DC, 1992.
42. Pine F. *Drive, Ego, Object, and Self: A Synthesis for Clinical Work.* Basic Books: New York, 1990.
43. Perry CJ, Beck SM, Constantinide P *et al.* Studying change in defensive functioning in psychotherapy using the defense mechanism rating scales: Four hypotheses, four cases. In: Levy RA, Ablon SJ (eds.). *The Handbook of Evidence-Based Psychodynamic Psychotherapy.* Humana Press: New York, 2009:121-153.
44. Freud S. The neuro-psychoses of defense. In: Strachey J (ed.). *The Standard Edition of the Complete Psychological Works of Sigmund Freud, Volume III (1893-1899), Early Psycho- Analytic Publications.* Hogarth Press: London, 1894: 41-61.
45. Vaillant, GE. *Adaptation to Life: How the Best and the Brightest Came of Age.* Little, Brown and Co.: Boston, 1977.
46. Kernberg OF. *Object-Relations Theory and Clinical Psychoanalysis.* Aronson: New York, 1976.
47. Gabbard GO. *Psychodynamic Psychiatry in Clinical Practice,* 4th edn. American Psychiatric Publishing, Inc.: Washington, DC, 2005.
48. Perry C, Bond M. Defensive functioning. In: Oldham J, Skodol AE, Bender DS (eds.). *The American Psychiatric Publishing Textbook of Personality Disorders.* American Psychiatric Publishing, Inc.: Washington, DC, 2005: 523-540.
49. Caligor E, Kernberg OF, Clarkin JF. *Handbook of Dynamic Psychotherapy for Higher Level Personality Pathology.* American Psychiatric Publishing, Inc.: Washington, DC, 2007.
50. Kernberg OF, Selzer MA, Koenigsberg H *et al.* *Psychodynamic Psychotherapy of Borderline Patients.* Basic Books: New York, 1989.

51. Herman JL. *Trauma and Recovery*. Basic Books: New York, 1992.
52. Shapiro D. *Neurotic Styles*. Basic Books: New York, 1973.
53. Descartes R. *Discourse cm Method and Meditations on First Philosophy*. Hackett Publishing: Indianapolis, 1998.
54. Cournos F, Lowenthal DA, Cabaniss DL. Clinical evaluation and treatment: A multimodal approach. In: Tasman A, Kay J, Lieberman JA *et al*. (eds.). *Psychiatry*, 3rd edn. Wiley- Blackwell: Oxford, 2008: 525-545.
55. Cabaniss DL, Cherry S, Douglas CJ *et al*. *Psychodynamic Psychotherapy: A Clinical Manual*. Wiley-Blackwell: Oxford, 2011.
56. Spezzano C. Intersubjectivity. In: Gabbard GO, Litowitz BE, Williams P (eds.). *Textbook of Psychoanalysis*, 2nd edn. American Psychiatric Publishing, Inc.: Washington, DC, 2012: 112.
57. Masson JM (ed). *The Complete Letters of Sigmund Freud and Wilhelm Fliess 1887-1904*. Belknap Press: Cambridge, 1985.
58. Brown S. *Play: How it Shapes the Brain, Opens the Imagination, and Invigorates the Soul*. Penguin Books: New York, 2009.
59. Benveniste D. The importance of play in adulthood: A dialogue with Joan Erikson. *The Psychoanalytic Study of the Child* 1998; 53: 51-64.
60. *Webster's New World Dictionary, 2nd College Edition*. Collins-World: Cleveland, 1970:1638.
61. Terr L. *Beyond Love and Work: Why Adults Need to Play*. Touchstone: New York, 1999.
62. Vaillant GE. *Aging Well: Surprising Guideposts to a Happier Life from the Landmark Harvard Study of Adult Development*. Little, Brown and Co.: New York, 2002.
63. DeLamater J. Sexual expression in later life: A review and synthesis. *Journal of Sex Research* 2012; 49 (2-3): 125-141.
64. Paluska SA, Schwenk TL. Physical activity and mental health. *Sports Medicine* 2000; 29 (3): 167-180.

第三部分

回　顾

引　言

重要概念

从心理动力学角度进行个案概念化时，我们要对于人们如何发展出其独特的思考、感受和行事方式提出假设。

因此，一旦我们清晰地知晓了问题和模式，进行心理动力学个案概念化的第二步就是回顾成长历程。

成长历程包括人一生中经历的一切，这些经历塑造着人们主要的功能模式，包括他们看待自身、和其他人建立关系、面对压力、思考以及工作和娱乐的方式。

当我们回顾成长历程的时候，我们遵循如下原则：

- 考虑自然因素和环境因素
- 关系的关键性
- 心理创伤的决定性

- 事件发生年龄的相关性
- 人的毕生发展

虽然了解人的早年经历在治疗中很重要，但是这一工作不必在一次面谈中就完成；相反地，我们对于来访者经历的理解会随着我们与其合作的深入而变化。

回顾成长历程

一旦我们描述了一个人的主要问题和模式，进行心理动力学个案概念化的第二步就是考虑这些是何时发展出来的。通过**回顾成长历程**，我们能够清晰知晓其人生每一阶段都发生了什么。从成长历程角度进行思考不同于从其他历史角度进行考量。例如，当我们回顾现有疾病史时，我们会聚焦于这个人最近经历压力的过程；或者当我们回顾过去的精神疾病史时，我们会回顾这个人出现精神病性症状和患精神障碍的历史。相反地，成长历程聚焦于塑造这个人——也就是说塑造他 / 她的主要行为模式——的事物。

回顾成长历程的指导原则

回顾成长历程时，我们当依据以下指导原则：

考虑遗传和环境因素

正如我们在第一章所讲过的，人们的个性形成受到两方面因素影响，即天赋或遗传因素与环境的交互作用。当谈到心理动力学时，有时我们只考虑环境影响，特别是个体与他人的关系。这是错误的。过去有个笑话是这样讲的，精神分析师并不考虑基因在发展中的作用，直到他们有了自己的第二个孩子。这证明了同一对父母所生的两个孩子也可能表现出不同的行为方式——这大概就是由于他们的天赋不同。因此，当我们回顾成长历程的时候，我们需要就这方面进行提问，以便理解一个人的天赋是如何影响其发展的(见第九章)。

关系是关键

除了天赋，我们也在很大程度上受到与他人关系的影响。正如我们在第五章中所讨论的，我们一生都在与不同的人打交道——家庭成员、朋友、同事、熟人——而且每一种关系都是不同的。特别是我们小时候的思考、感受和行事方式，依赖于我们如何回应他人以及他人如何回应我们。这种影响不仅在我们小时候作用巨大，而且会持续一生，我们随后建立的关系对我们的发展也有深远影响。了解一个人的人际关系不仅仅要记住重要人物的名字，也要知道这些人是怎样的，并且真正理解他们与来访者关系的本质。我们将会在第十章探索早期童年关系，并在第十一章、第十二章探索其后的关系。

心理创伤具有决定性

与普通人群相比，来找心理治疗师进行治疗的人更多拥有不幸的童年经历，例如遭受身体伤害、性虐待和忽视。这些经历可能使其在成年后更易遭受困扰，例如抑郁、焦虑、物质滥用、进食紊乱和边缘性人格障碍[1-7]。因此，心理创伤对个人发展有主要影响。然而，受多种原因影响，当我们与来访者谈话时，我们容易羞于提起创伤史。听到来访者所遭受的苦难，将会使我们感到痛苦和无法抗拒。我们可能担心来访者会因我们的询问而不高兴或再度受伤，有时我们不知道该说什么。

尽管如此，我们要试图去理解这些创伤对来访者有什么意义，这与询问在成长过程中遇到过的创伤同等重要。下面给出了一些例子，为了获得这些信息我们可以问这些类型的问题：

你能告诉我在你身上发生的事情吗?

那时你有什么感觉?

当时你是怎么理解发生的事情的？现在你怎么想?

当事情发生时或在此之后，你有没有告诉过任何人？

你认为那个经历（创伤）有没有对你造成持续的影响？如果有，是什么影响?

你是否认为那个经历塑造了今天的你？如果是，怎样塑造的?

那个经历是否造就了你看待他人的一般方式和你对生活的态度?

聆听来访者的心理创伤时，对于发生的事情，我们要小心地区分我们的和他们的感受。大声地喊“哦，我的天啊！”来回应这个创伤事件，能够把来访者从自己的情感中拉出来。另一方面，温和地表达出同情，例如，“这的确很难”，可以让来访者感受到你在聆听而且在试图理解他们。

同样，我们要让来访者感到，讲出他们的故事是安全的，而且我们不会对他们所陈述的事情存有偏见。例如，以一种感兴趣的、带有同情心的方式，而不是按个人道德评判标准，去听一位女性讲出她被强暴的经历可能会更容易一些。让来访者了解，大多数人在讲述类似的事情时都没那么容易，也有助于他们讲出自己的故事。

事件发生的年龄是有重大意义的

在发展历程中，事情何时发生常常和发生什么一样重要。一件事情发生在生命早期，与发生在后期所产生的影响非常不同。一般来说，早期的干扰比后来的干扰更可能导致普遍性问题。例如，在一岁时跟主要看护者分开几个月，很可能会造成多方面的整体影响，而七岁时同样时长的分离就不太可能产生这样的影响。如果一个问题影响到了个体心理功能的很多方面，我们就称之为整体的问题；如果只影响几个方面，那么就是有限的问题。例如，一个人不能形成任何亲密关系，那么他/她的问题比一个拥有许多亲密的朋友但在恋爱关系方面有困难的人更具整体性。

一旦你了解了一个人的问题和行为模式，你就会知道这些问题在多大程度上是整体性的。这有助于引导你探索来访者的成长历程。因为事件发生的年龄非常重要，我们建议按照时间顺序来构建对来访者成长历程的概念，我们将在第九章到第十二章讨论按照年龄划分的发展阶段。

发展是终生的

对很多人来说，成长历程是指儿童早期的发展里程碑。虽然这些里程碑事件是重要的，但要记住，发展是持续一生的，因此成长历程必须包括童年后期以及成年期的经历。人在成年后以各种方式成长和改变着，例如，在接受心理治疗！成功、丧失、疾病，以及后期的人际关系持续影响着人们的思考、感受和行事方式。我们将在第十二章探讨这个问题。

成长历程

在最初评价一位来访者时，你应该尽力去关注成长历程的主要方面，包括产前接触的环境、发展里程碑、与主要看护者的关系、主要创伤、之后的关系模式以及来访者受教育和工作的经历。这有助于你构建起对来访者最初的个案假设，来指导治疗工作。然而，最初你不能了解所有的事情。这不仅仅是因为这个过程需要很长的时间，也是因为随着治疗的展开，来访者会逐渐展示出成长过程中的一些新的方面。基本的原则是，你不能在初次见面时问及来访者成长经历的每一个方面，但需要注意在你工作的过程中，不断加深对来访者成长历程的理解。

成长历程包含的范围有多广?

从第九章到第十二章全部是有关成长的信息，涉及从基因到衰老的所有方面。我们容纳了如此全面的内容，出于以下四个原因：

- 让读者了解我们可以从来访者那里获得的成长信息所包含的范围。
- 心理健康方面的专家在受训时学习到的有关发展的知识量有所不同
- 为读者提供有关这方面材料的综述
- 强调成长经历中能够影响无意识想法和感受的方面

本部分包含了很多信息，不过你可能并不会了解你的每一位来访者的所有方面。在一些临床情境下，如精神药物治疗或急诊处置的情境下(参照第五部分)，你甚至根本没有时间去获得任何信息。无论你是自学者还是教师，都可以参考这些章节的内容。在你阅读时，试着重温每一个发展阶段的重点。然后，当你在阅读中遇到困难的时候，你可以参考之前的相关章节获得更多的细节信息。第三部分结尾的“总结”给出了一个案例，展示了治疗师在深入了解来访者之后，可以记录下什么形式的个案成长史。另一方面，你还可以在第四部分和第五部分发现一些简要的成长史。在一个特定的临床情境下，你所获得的成长史类型取决于你跟来访者相处的时间和治疗的目标。处理临床方面的知识，你还需要了解人的发展历程，以便用心理动力学的方法来进行个案概念化。

接下来，让我们一起进入第九章，学习个体发展的开端。

第九章

我们生来拥有什么

——基因和产前发展

重要概念

回顾成长历程的第一件事就是考虑个体从受精卵到出生所经历的事情。

在这一阶段，发展受以下因素影响：

- 遗传
- 胎儿期发育
- 分娩时发生的事件

成年期的问题和行为模式可能在以下方面起源于胎儿期：

- 精神疾病，特别是有家族病史的精神疾病
- 童年期所形成的稳定气质类型
- 与产前接触不良环境因素有关的认知和情感障碍

要考查这一阶段的发展史应当询问来访者如下几点：

- 家族精神病史和气质特点
- 从受精卵到出生时的负性事件
- 母亲在怀孕期间的健康状况与习惯

进行心理动力学个案概念化时，我们一般要考虑一个人的人际关系和生平经历如何引发了其独特的问题和行为模式。但是，我们越来越发现人们生来就有的**独特天赋**（unique endowment）也会造成同样的影响。因此，我们在探讨心理动力个案概念化时，应当考虑到这种天赋的影响。我们生来所拥有的一切都可被看作天赋。它分为：

- 基因和遗传
- 产前发育，包括产妇在怀孕期的身体和情感状况
- 分娩期发生的事件

这一章概述了产前期和分娩期如何影响成年发展，这样，在进行心理动力学个案概念化时，你就可以把这些内容考虑进去。

基因和遗传

我们知道人类能够遗传生理特征，例如身高和眼睛的颜色，但是我们能够遗传我们的思考、感受和行为方式吗？对于这些复杂的问题，目前我们还没有完全搞清楚，但是越来越多的研究表明，我们成年后的问题和行为模式的许多方面都明显受到遗传影响。

精神疾病

双胞胎、收养和家庭研究等均肯定了遗传在精神疾病中的作用，包括情绪和焦虑障碍、精神病、注意缺陷/多动障碍(ADHD)和自闭症[8]。基因分子研究为此提供了强有力的证据[9-13]。虽然一个受到家长的这种遗传基因影响的孩子未必会得病，但是治疗师也应该了解家族精神病史，考虑可能的基因原因。

案例

A女士，35岁，离婚后患有抑郁症。这是她第一次寻求心理治疗师的帮助，A女士说自己“一直都是一个悲观的人”。“我家里人叫我屹耳*。”她说，“他们永远无法理解我为什么就是不能从中摆脱出来。”她感觉家里唯一真正理解她的人就是她慈爱的奶奶，而她奶奶曾经在每一次产后都患有严重的抑郁症。

虽然A女士当下的抑郁症是在离婚期间发生的，但她的家族病史和其个人疾病史都表明这与基因有关系。

气质

“我一直都很害羞。”B女士说，“我爸妈说我从刚刚会走路开始就总是躲在妈妈身后。”这些个人特质是从他们能够记事起就表现出来的，是我们所感兴趣的与气质有关的特征。我们将气质定义为可遗传的，有生物学基础的反应和行为模式，并且具有如下特征：

- 在婴儿早期就表现出来
- 具有跨情景的一致性
- 具有跨时间的相对稳定性[14]

* Eeyore：动画片《小熊维尼》中，一只悲观的小驴的名字。——译者注

科学家认为，大约50%的气质变异都是由基因决定的[14,15]。研究发现，几种气质类型在人的成长历程中表现出了显著的一贯性。例如，Kagan发现，4个月大时，与那些能平静对待陌生刺激的**非抑制性**儿童相比，对此表现出消极反应的**抑制性**儿童更可能在7岁之前发展出焦虑症状。研究发现，这些气质的差别能够预测青少年期的行为，使用磁共振成像技术所进行的研究也发现，这些气质与成年早期杏仁核的活动情况有关[16-18]。

在另一些研究中，Thomas等人[19]发现了**容易型**、**困难型**和**慢热型**的气质分类，这些类型在儿童七八岁以前都是非常稳定的。**感觉寻求**和**感觉回避**是另外一种能够遗传并且与生物基因标记有关的气质特征[20-22]。最后，神经生物学研究发现，**冲动性攻击**可能根植于调节情感的遗传机制[23-25]。这些研究表明，许多被看作"不适应的防御机制"的特质，可能源于基因导致的脑功能失调，使得人们难以做出健康的行为反应[26]。

案例

C先生，21岁，在接到超速驾驶的第三张交通罚单之后，被其父母要求接受心理治疗。他告诉治疗师，他总是很享受乘滑雪板沿山坡急速滑雪、蹦极和独自登山的刺激。他也期待在性行为中采取一些冒险的方式。他陈述道，他妈妈总是像这样抱怨他说，"我不明白！你妹妹这么安分随和，你怎么就这么不守规矩呢！"

从很小的时候起，C先生就一直有感觉寻求行为，这反映出他的气质特征。这些早期的对客观事物的反应方式能够预测我们成年期的人格吗？未必。虽然一些气质类型具有跨时间的稳定性，但是一些环境因素，包括和看护者的早期互动或者其他生活经验，都能够带来气质上的显著改变。例如，如果看护者逐渐把抑制性的婴幼儿暴露在新情境和新挑战中，则可以帮助他们克服逃避陌生环境的倾向[27,28]。虽然对世界做出反应的这些早期方式未必能够预测成年期行为，但当一个来访者描述其从幼儿期开始稳定表现出来的行为特征模式时，就要考虑这些是否属于气质特征。

产 前 发 展

基因不是决定我们天赋的唯一事物。在胎儿期的9个月的时间里，胎儿的大脑都会受到许多其他因素的影响，包括母亲吃的、喝的东西，而且可能也包括母亲的情绪因素。下文所述是许许多多影响胎儿脑发育的因素中最普遍的一些：

母亲的习惯

人们一直认为受酒精和吸烟影响的胎儿可能会出现多种认知和情感障碍[29-32]。在怀孕期吸烟的妇女所生的孩子患多动症的可能性是普通孩子的2~4倍，患其他疑似的和确定的精神病症的可能性也更高[32]。

产前接触酒精是导致心理发育迟滞的最常见的原因，它也可能引发更多隐形的及明显的认知和学习问题，而且，一旦与胎儿酒精综合征产生关联，就可能引发各种精神疾病[35-38]。

案例

42岁的D女士最近离婚了，离婚时她已经怀上了她的第一个孩子。她的产科医生转介来这个个案是因为，自从离婚后，D女士一直感觉心情抑郁而且在怀孕期持续饮酒。D女士是在出生后被别人收养的，她最近才了解到其生母是个酒鬼。D女士成长于一个环境稳定的家庭，养父母精干友爱，但她在学校中却一直存在注意力不能集中的困扰。即使接受了对多动症的治疗，她的成绩仍然不好，最终在10年级的时候退学了。

虽然许多因素都可能影响D女士的问题的发展，但是她在胎儿期接触到的酒精应当被视作一个潜在的原因。

母亲的身心健康

研究者越来越多地发现，怀孕妇女的身体健康可能会影响其子女未来的心理问题和行为模式。病毒和寄生虫引起的疾病，还有怀孕母亲营养不良，都与子女成年期多种认知和情感问题有关[39-48,60]。自闭症虽然是由多重原因造成的，但先天的病毒影响也会发挥一定作用[40,41]。我们发现，产前携带艾滋病病毒的儿童和青少年，患有焦虑症、多动症、行为障碍和对立违抗性障碍的比例较高。

我们习惯上认为父母的心理健康会影响其子女后来的发展，但是我们逐渐认识到，应当把母亲在怀孕期的心理健康状况也考虑在内。近期研究表明，怀孕期高度焦虑和紧张的母亲其子女精神问题的发病率更高，包括患多动症、焦虑症、抑郁症、自闭症和精神分裂症[50-56]。出现这种现象的原因还有待探究，但压力状态下产生的较高水平的激素，很可能影响胎盘的血液流动和胎儿大脑发育[57,58]。孕妇的营养不良也是一个影响因素[60]。母亲自身的精神症状同样会产生影响，产前抑郁和焦虑与其子女早产和出生时体重偏低有关[59]。

案例

E女士，28岁，已婚，感觉最近缺乏斗志而且难以专注于组织工作，感到不能胜任工作。她说："我不能准时完成报告，而且如果要操作多个任务，就更难以应付了。"她说，在学校里，她的老师说她"散漫"，而且她很难安静地坐在座位上。她不知道自己的家族精神病史，但E女士回忆说，曾有人告诉她，她妈妈在怀孕时情绪敏感，由于"肠胃紧张"而不能进食，而且很长时间卧病在床。

虽然E女士的问题可能有非常多的影响因素，但她母亲怀孕期的抑郁症也可能是原因之一。

早产和分娩期脑损伤

现在，我们需要了解，在一个人出生过程中所发生的事件同样可以影响其发展。早产和低出生体重增加了大脑麻痹、自闭症、心理发育迟滞以及多动症、痉挛和强迫症等方面的患病风险[61-67]。由于出生时缺氧导致的脑损伤、出生过程中的机械损伤或者分娩期并发症，也同样可能影响后期心理健康的发展[68-72]。

案例

F先生在治疗室中说他感觉“总是很紧张”，而且不得不“做些事情”以冷静下来。比如说，睡觉之前要在卧室墙上某个固定的地方敲八拍，或者每天从垃圾箱内捡回《纽约时报》“以确信‘上帝’这一字眼没有出现在第一版上”。他说，自从小学开始，他就有其中一些症状了。他认为，他父母忽视了许多这样的问题，因为“儿子能活着他们就已经太高兴了——我是一个早产儿，出生的时候只有大约1.8公斤重。”

因为有早产的历史，很值得考虑其出生经历是否影响到了F先生目前的问题。

遗传和环境——一条双行道

虽然我们仍然无法得知成长过程中出现的认知和情感障碍的确切原因，但是现有的研究结果表明，这是由“遗传”和“环境”相互作用所决定的，多种基因和环境因素之间存在着复杂的交互作用。这些通常被称作**环境互动基因**（gene by environment interactions）的作用[73]。很早以前，人们便意识到，我们的天赋能够影响我们和早年看护者之间的互动质量，而且个人也可能被这些关系和其他环境因素改变。例如，一个容易受到惊吓、经常啼哭且很难哄好的婴儿，可能使一位已经缺乏安全感和感到抑郁的妈妈受不了，随后这位母亲就会远离婴儿，而这又加剧了婴儿的痛苦感。父母早期照料的质量甚至会改变调节婴儿行为发展和对压力的神经内分泌反应的基因表达[74,75]。

复 原 力

受到基因和产前环境影响的不仅仅是我们对成长过程中遇到的障碍的易感性，研究者发现，我们的**复原力**（resilience）也是可遗传的。不同基因是不同蛋白质的代码，这些蛋白质控制突触间的5-羟色胺的运动（5-羟色胺递质是许多抗抑郁物质的靶子），这可以解释为什么只有特定的人在经历了压力生活事件后会患上严重的抑郁症[76-78]。而控制神经递质新陈代谢的基因的不同表达，解释了为什么一些吸食大麻的青少年会患上精神病，而成年人和其他人则没有[79]。天生的基因差异也可能影响一个人对童年早期受虐待和伤害经历的回应[80-85]。

案例

G女士，18岁，大学新生，在学校心理健康中心抱怨说，她的第一轮考试实在是让人焦虑得快疯掉了。她说，上大学对她来说是一件“了不得的大事”，因为她的堂兄弟姐妹没有一个人从高中毕业。“我的家庭很混乱——我大哥在蹲监狱，我父亲吸毒成瘾。我不知道怎么回事，但是总觉得自己获得了‘强大的’基因。”几次治疗过后，她表现得很好，而且能够继续读完这一学期的课了，当然，最终也会读完大学。

源于基因和产前状况的成年期问题和行为模式

几种类型的成年期问题和行为模式都与基因和产前状况有关。下面将讨论其中的一些。

精神障碍，特别是从童年开始的或者有家族史

案例

H先生52岁，是一个已经离婚的电脑程序员，因为“社交孤独”来寻求帮助。他报告说，他过去常常把妻子逼疯，因为他总是持续不断地高谈阔论那些只有他自己感兴趣的深奥话题。而且在工作之外，他基本上没有朋友。当他还是个小孩的时候，人们认为他是一个极其聪明但是“古怪的”、与绝大多数同学“不能交流的”孩子。在操场上，当他一边说着“7乘7等于49”一边走近同伴们的时候，他会被无情地嘲笑。H先生补充道，“我妈妈像我一样。我们甚至在16号染色体上有同样的平衡易位。”

H先生长期缺乏社交技巧，在交流上存在障碍，会死板地专注于特定话题，再加上他母亲在相似问题上的家族病史，都表明他的社交孤独可能与自闭症谱系障碍的基因有关。

稳定的气质特征，例如抑制性、感觉寻求或回避以及冲动性攻击，起源于儿童期

案例

I女士是一个毕业不久的24岁的大学生，因为“面试恐惧症”而寻求帮助。她最近应聘了一些她感到“大材小用”的工作岗位，却受到了拒绝，因为在面试中她“僵住了”。I女士记得她一直很安静很胆小。妈妈告诉她，在她还是个小婴儿时，只要把她放到不熟悉的地方，她就会哭；到2岁时，一有陌生人走进房门，她就会哭。

I女士的“面试恐惧症”可能是抑制性气质的人的长期模式的一个具体表现。

产前接触不良物质与认知和行为问题

案例

J先生，25岁，因为在工作上遇到了困难来到治疗室。“我在整个上学期间常常犯各种错，但是现在这关系到我的工作，我真的不能再犯这些粗心的错误了。”他说，自幼儿园起，他就有明显的学习和行为问题，而且曾有一段时间被诊断为多动症。交谈中的某一刻，他拿出一包烟然后问，“你介意我抽烟吗？我知道……这不是个好习惯，但是自从高中开始，我就每天抽两包烟。我就是在烟雾弥漫中长大的——我妈妈完全是个烟鬼。她去年因为肺癌死了。”

J 先生的多动症可能与其他风险因素有关，但是他在胎儿期接触到的烟也可能是原因之一。

获得产前阶段的发展史

你如何才能了解一个人出生之前的事情呢？在治疗儿童的时候，家长们会参与介绍儿童的成长史；但是在治疗成人的时候，我们一般要依赖于他们自己所知道的内容。

精神障碍和气质特征的家族史

请注意，家族史是针对整个家族来说的——但来访者通常只谈论他们的核心家庭。

你的家族中是否有谁有过消沉、焦虑或精神障碍？

整个家族中是否有谁曾因精神问题被送入医院治疗？

整个家族中是否有谁曾实施或企图自杀？

你的家庭中有谁吸过或正在吸毒？

如果来访者看起来有特定的气质，例如抑制性或感觉寻求特征，你可以问：

你家中的其他成员是否有这些特征？

你的家庭成员认为你使他们想起了另一位家庭成员吗？

早产和出生

你是早产儿吗？如果是，那么是什么时候出生的？在早产儿恒温箱里待过吗？待了多长时间？你知道你妈妈在怀你的时候患过什么病吗？

你在出生之后立即接受过什么外科手术吗？你知道为什么手术吗？

你出生时有没有患什么疾病？

你的家中有没有什么遗传疾病？

母亲的习惯和健康

即使你的成年来访者不知道当他们在子宫内的时候是否接触过有毒物质，问一问母亲的习惯能够让你了解这是不是可能的原因。

你妈妈在你小时候吸烟、喝酒或者吸毒吗？现在呢？

你妈妈有没有可能在怀你的时候吃得不太好或者生病了？

你听没听说过你妈妈在怀你的时候抑郁或压力很大？当时情况如何？

从不知道亲生父母是谁的成年人身上获得发展史

在允许代孕的时代，越来越多的来访者将会不知道他们的亲生父母是谁。以前只有被收养者是这样的，但是现在捐卵和捐精以及请代孕母亲已经让这种情况相当普遍了。一些人可能了解一些捐赠者的基因背景信息，或者是代孕妈妈的情况，但是还有一些人并不了解相关情况。一些人可能只知道父母中一方的信息而对另一方的信息并不知晓。虽然如此，了解来访者的出生条件永远都是重要的。下述问题可以帮助你获得这些信息：

你的亲生父母养育过你吗？

如果没有，你愿意讲讲为什么会这样吗？

在第十章，谈论一个人早年的生活时，我们的重点将从遗传天性转到养育环境上，聚焦于早年关系是如何塑造人未来的发展和成年关系的。

建议活动

在下面的案例中，考虑基因或产前环境对于来访者呈现出的问题和行为模式有多大的影响：

案例

A先生，32岁，他说最近开始感到恐慌。他告诉你，他是通过代孕出生的，用了他父亲的精子和捐赠的卵子。代孕者在怀孕期间不抽烟也不喝酒，营养状况良好。据他妈妈说，在代孕、工作和分娩过程中，一切都没有问题。但是，他妈妈说，“在整个代孕过程中，你爸爸的身心状况非常糟糕！他无法接受我们会依赖别人替我们怀孕。他坚持认为会出些差错。他有好几个月睡不着觉。”在他父亲的家族里，没有人曾经出现过精神障碍。

评价

在A先生父母的家族中没有人出现过精神障碍，在产前期和分娩过程中也没有出现任何可能导致A先生的焦虑症状的问题。但是，A先生的父亲可能有焦虑症，因此，A先生可能遗传了对焦虑易感的基因。这种情绪困扰也有可能来源于卵子的提供者——不过，在这个案例中很难查明这一点。

第十章

婴幼儿期

重要概念

婴幼儿时期(0—3岁),儿童发展了一些基本能力,成为他们感知自我及日后与环境互动的基础。这些能力包括:

- 信任他人
- 形成安全依恋
- 发展并维持对自己和他人的稳定意识
- 理解并调节情绪
- 发展语言和其他认知技能

儿童与主要看护者的早期关系对这些能力的发展具有深远的影响。

可以追溯到这一时期的成年期问题和行为模式通常是整体性的,包括以下方面的障碍:

- 自尊管理以及维持稳定的自我意识
- 信任他人并与他人维持稳定关系

- 自我调节

要了解婴幼儿时期的成长史需要涉及以下方面:

- 儿童的出生环境
- 主要看护者的特征
- 与主要看护者早期关系的质量
- 分离和心理创伤史

建房子的时候，你要做的第一件事是建一个好地基。它不仅需要很坚固而且还要足够有韧性以抵挡将来的风吹雨打。这个道理对人的成长也是适用的，从出生到大约三岁就是筑造内在**基础**的时期。这是**婴幼儿期**，在这个时期，儿童要学习去信任他人和形成安全依恋，建立对自己和他人的稳定的认识，发展了解和管理自己的情感和内在状态的能力，并且获得重要的认知能力。

与主要看护者的联系

所有这些发展均源于儿童最早的人际关系。许多研究人员猜测，婴儿生来就注定要形成某些关系，包括身体关系和情感关系，因为他们的生存有赖于此[86-88]。对于婴儿来说，早期的触觉刺激，哪怕仅仅是被抱着，都是攸关生死的事情[88-92]。人们发现，缺少早期触觉刺激或者与主要看护者不够亲近，会导致多种问题，包括身体发育缓慢和神经发育的迟滞[93,94]，压力下的激素反应水平降低[90,91,95,96]，免疫功能衰弱[96,97]，甚至死亡[98,99]。而日后的一些行为问题，包括攻击、暴力行为、物质滥用以及抑郁症[100-105]，也与幼年时缺少这种碰触有关。

在生命最初的几年间，婴儿必须至少跟一个人形成一种可靠的、始终如一的养育关系，他们能够感受被无条件地爱和关心着。这种关系可以是和母亲形成的，也可以是和其他人，考虑到这个情况，我们把这个人称为**主要看护者**。由于这是一对一的关系，又经常被称作**二人关系**。

建立了牢固的二人关系的儿童确实是幸运的，他们有了有利于未来生涯的内在基础。他们通常会感到自己拥有被爱的能力，感到人们会关怀他们，理解他们，并且认为就算生气也不会摧毁对他们的爱。相反地，没有建立牢固二人关系的儿童则很可能会在上述一个或多个方面遇到困难。

“足够好”的父母

二人关系不一定要完美，但要像温尼科特所说的“足够好”。“足够好”的看护者是“给予宝宝平凡的爱和奉献的妈妈”[102]。足够好的养育能够保证给予儿童的关心和爱不会过度，也不会缺失。在足够好的教养下，儿童应该能够发展出本章所讨论的至少一种能力[102]。

婴幼儿期会发展出什么能力？

学会信任

一旦跟周围的人建立联系，儿童便开始培育**信任**。信任对于关系的形成很重要。如果没有信任，人们会以为自己本来就是孤独的，并且也不会依赖他人。缺乏信任，也无从谈及相互依赖和亲密感（见第五章）。信任形成于婴幼儿期的最初的二人关系中。婴儿的需求若能得到主要看护者正确有效的反馈，就会逐渐发展**基本信任感**——其核心的积极预期是他 / 她的生理和情感的需求将得到满足，并且可以依赖他人获得舒适与安全的环境[106,107]。相反的，如果儿童在这个时期的生理和情感需要不是总能得到满足或者经常体验到挫败感，他 / 她则可能形成这样一种根深蒂固的观念：这个世界不安全，他人是不可信的。

案例

A小姐，42岁，想要通过心理治疗来帮助她下决心"最终把自己托付"给交往了10年的男朋友。她表示，虽然自己也想结婚，却担心他会离开她。结果，她每天晚上都会查看男朋友的通话信息并且持续不断地想要得到他的邮箱密码。她还表示自己几乎没有朋友，在工作中也被视为一个"不合群的人"，"最终，只有自己才会真正关心自己。"A小姐描述，她生命中最初的四年是在孤儿院度过的，之后被现在"极好的"父母收养。

虽然A小姐认为在4岁之后获得了很好的照顾，但依然不能弥补婴幼儿时期缺少牢固的二人关系造成的信任困难。如果成人在信任他人方面存在普遍问题，我们应当考虑他们可能在这一年龄阶段的发展遇到过阻碍。

形成安全依恋

形成**安全依恋**的能力同样源于最初的二人关系。**依恋**(attachment)是在时空上联结一个人和某一特殊他人的持久深厚的情感纽带（见第五章、第十八章）[88]。根据心理学家玛丽·爱因斯沃斯(Mary Ainsworth)的著作，我们通常认为大约在一岁时，儿童逐渐展现出其特定的**依恋类型**。爱因斯沃斯设计了一个**陌生情境**的实验来观察一岁的儿童在短暂离开母亲后再与其重聚所做出的反应。在观察了数百个美国儿童在这种实验情境中的反应后，爱因斯沃斯概括出了四种不同的依恋类型[89]：

1. **安全型**——大约有50%的美国儿童属于这种类型。当母亲离开房间时，起初他们会哭闹反抗，然后很快就平静下来。当母亲回来时，他们会愉悦地欢迎她，并且经过母亲的安抚，很容易缓解不安，继续去做游戏。

2. **不安全型**——不安全型依恋有三种子类型：

(a) **回避型**——大约有 25% 的美国儿童属于这种类型。母亲离开时，他们似乎没有注意到，也不表示反抗。当母亲回来时，他们也往往不予理会，自己玩自己的。

(b) **矛盾型**——母亲的短暂离开会引起他们的大喊大叫、极度反抗，并且在分离期间会持续为此而苦恼。但是当母亲回来时，他们既寻求与母亲的接触，但同时又反抗与母亲的接触，比如抱他时，他会生气，也不容易被哄好。大约有 10%~15% 的美国儿童表现出了这种依恋模式。

(c) **混乱型**——母亲离开时，大约有 10% ~15% 的美国儿童表示反抗，但是当母亲回来时又表现得很古怪。例如，在其与母亲的接触过程中突然变得冷淡、退缩；或是坐着，摇晃，转而凝视半空。

形成安全型依恋的婴儿所发出的哭泣和想要吃东西的信号能被主要看护者敏感地捕捉到并正确地理解，继而做出恰当的反应 [108-111]。与此相反，看护者若是远不能理解婴儿的心理状态，对其反应不够敏感，或者对其需要给予不一致的反馈、没有反应或者拒绝，婴儿就会形成不安全型依恋。这并不奇怪，这类看护者往往承受着更大的社会压力（更少得到家庭帮助、更多的孩子、经济困难或是不理想的伴侣），拥有更多的心理疾病，并且在他们的孩提时期有过更多不良的情感经历 [111-114]。尽管在依恋的形成过程中，这些环境因素起着关键作用，但我们同时也要认识到遗传基因的影响 [115]。

未能形成安全依恋会对随后的发展连同成人后的人际关系产生重大影响。例如，四岁时，安全型依恋的儿童很可能会比被划分为回避型的儿童表现得更独立自主；被划分为混乱型的儿童则很可能具有攻击性，童年后期会有反社会倾向，长至成人时发展出混乱纷杂的关系 [112,116,117]。

案例

B先生，28岁，表现出“人际关系问题”。他自述讨厌孤单，但同任何人都不能一起生活。小时候，他父母常常“在外忙于工作”，所以他相继被多位保姆养育长大。八岁时第一次露营在外，B先生很想家，乞求父母把他接走。结果父母批评他不能“坚持到底”，但最后指导老师还是说服了他的父母将其接回去。父母到达之前，B先生整夜都待在湖中央的独木舟中。最终，父母把他带走了。

B先生成年时在人际关系中显露出的情感问题很可能源于父母在他童年时期常年不能满足他的需要，从而形成了不安全型（回避型）依恋。

依恋的早期研究者鲍尔比（Bowlby）[118]主张，早期的依恋经历对社会功能的影响是“终其一生”的。与他人相处的模式是可以改变的，无论是往好的方向还是更糟糕的方向。例如，社会压力源及童年早期发生的负性生活事件，如疾病、丧亲、父母离异都会导致依恋的类型由安全型转变为不安全型[119]。研究表明，即便依旧存在争论，早期人际经历至少为成年时的关系模式“定了基调”[120,121]；而婴儿期若是形成了较好的安全型依恋，似乎确实有利于成年期发展出更好的社会功能[120,121]。

发展对他人的认识

婴儿也会利用与主要看护者相处的经历来强化对于他人的情感和意象。在关爱和具有一贯性的养育条件下，随着前额叶的成熟，儿童开始在内心刻画对给予他们帮助的主要看护者的印象，认识到即使看不到主要看护者，他们也没有消失，而是独立地、永久地存在着。这种能力被称作**客体恒常性**（object permanence）[123]。

但是即使到了儿童能够认识到，他们的主要看护者不会消失的时候，他们对他人依然持有不成熟的观念。例如，他们不一定明白一个人是可以兼具优点和缺点的，而且无论是他们自己还是他人都是如此。如果儿童感到愉快，则认为这是一个好的看护者；如果儿童感到心情不好，则认为这是一个坏的看护者。这样一直到大约两三岁的时候，儿童对主要看护者才会形成稳定持久的印象，即使当他们的需求没有得到满足时也会保持这种印象。这就促使儿童理解了人可以既有好的一面又有坏的一面[124]，这被称作**客体恒定性**（object constancy）[125]。只有当在与主要看护者的相处中积极经验占主导时，这种能力才能得到发展。倘若不是这种情况，比如说被溺爱或者被忽视，儿童就会为了维持对看护者的积极情感而继续将好坏明确分离开来[126]。这就阻碍了儿童发展出对自我和他人形成更细微、更立体的观点的能力。

在这个时期，婴儿的**心理化**能力也得到了发展，即充分意识到了别人可以有和自己不一样的信念、情感、需求和动机（见第五章、第七章）[127-131]。高信号敏感度的看护者会密切观察儿童的内在状态，将他们看作有独立思维的个体（即便儿童自己都没有意识到），通过这种方式促进儿童心理化的发展[130]。这有利于儿童明晰自身的内心状态，也有利于随后认识到别人也拥有他们自己的思想情感。因此，没有做到这些行为的看护者将会阻碍儿童**共情**的发展：

案例

C小姐是一位29岁的已婚妇女，为了“理顺与丈夫之间的关系”前来接受治疗。当被要求描述丈夫时，C小姐转动着眼珠回应：“从第一天开始我就过得很痛苦。他就是想要折磨我，整天待在办公室，每逢周末就去打高尔夫球，不着家。我一次一次地告诉他我不能再忍受这种把戏！”问及其家庭背景时，C小姐表示她在尽力避免与父母在一起：“我母亲从来不知道该怎样对待我。小时候我突然大哭时，她只是站在那里盯着我看，仿佛我是来自另一个星球的生物。她对我也完全不了解。我告诉她很多次，我是一个素食主义者，但每次我们一起吃饭时，她总是想要我尝尝她的牛排。”

虽然C小姐只是在描述她早期的二人关系，但是从她提供的细节来看，母亲的确没能理解过她，没有给她正确且恰当的回应。到了成年期，C小姐也遇到了相似的问题，难以从丈夫的视角看事情，难以理解他可能有自己的情感和行为动机，难以对他的需求产生共鸣。

自我体验与自尊调节

婴幼儿期不仅是了解他人的时期，也是发展一贯的自我意识和形成自尊调节能力的关键期。当婴儿从早期看护者那里获得的是一致的鼓励和信任的体验，以下信念就会得到强化：他们可以安全地探索世界，可以勇敢地迎接生活中的种种挑战。而如果在这段时期，看护者给儿童留下的印象是行为常常不一致，且不可预测，儿童留下了心理创伤、感觉被忽视或者情感退缩，他们则往往缺少一种重要的自我意识：他们在与世界的相互作用中是安全的、有影响力的、重要的。

在这段时期，儿童开始形成对于自身天赋与局限的初始观念，这将促使他们进行自尊调节。父母应恰当地给予孩子反馈，会为孩子所能做到的事情感到激动，既不会过度夸张也不会不予重视（见第十七章）[132-134]。看护者若是对儿童的需求不敏感，没有给予相应的反应，或是缺少对他们的情绪反馈，就会使儿童一次又一次地失望，他们往往在此后的生活中会遇到更多自尊调节方面的极端问题。到了成年时，他们极度依赖别人的意见来显露他们的自尊，他们会常常徘徊于对自己能力的过度自信与根深蒂固的自卑感之间[135-136]。

案例

D先生现年53岁，离过两次婚，是一位成功的投资顾问。初次诊断时，他把脚搭在治疗师的桌子上，说道，“我来这儿是因为女友觉得我太喜怒无常了。她知道什么？她只是一个27岁的夜店舞女。”他停顿了一下，观察着治疗师的反应。“当她跟我说不能来参加我们公司的年度晚宴时，我真的生气了——那样的话，我看起来就和傻瓜一样。”在描述他的背景时，D先生讲到他的父亲是一个“7×24小时的工作狂”，母亲是一位“专业的社交名流”几乎很少在家。“如果他们有其他事情要做的话，就会让保姆去开家长会，他们就是这样的父母。”

没有适当的反馈，D先生对自我的意识没有充分发展。当他的女友不能和他在一起时，他就不安了，就会贬低治疗师，贬低他的女友，来支撑脆弱的自我意识。

思维与自我调节

与看护者的关系有利于婴儿发展许多其他的能力，包括认知和自我调节功能。

学会调节情绪

虽然婴儿从出生起就在体验着情绪，但他们不知道这些情绪是什么，又该如何调节[134,137,138]。通过与主要看护者的互动，他们明白了这两个问题。婴儿通过无语言的交流传达着想要被抚慰、被喂食或者睡觉的需要，这通常会引起主要看护者一系列无意识的协调而合拍的回应[132,133,139]。这被称作**共情响应**（empathic responsiveness）或**情感协调**（affective attunement）。仅仅模仿婴儿的行为是不够的。看护者要通过婴儿的行为“读出”其情感状态，然后表现出一些协调的行为与之“匹配”。例如，如果婴儿哭了，看护者可能会微蹙眉头。反过来讲，婴儿必须要“读懂”看护者的反应，这与他们自身最初的情感经验有关[134]。这种无语言的交流能够帮助儿童逐渐了解、整理和调节他们的内在状态，不会过度情绪化，并且对焦虑和情感包容的发展至关重要[139-141]：

案例

30岁的E小姐将要在两周后结婚。她担心自己会在圣坛上“由于焦虑昏厥”，因此前来找她的治疗师（一位精神科医生）开一些安定药。她说自己从记事起就很容易沉浸在自己的情感中并受到伤害。问及她的出身背景时，她声称观看自己的家庭录像时感觉很“痛苦”，录像中的她还是个婴儿，正坐在母亲的膝盖上。“我几乎能感受到‘婴儿时的我’变得越来越焦虑，但是我的母亲却似乎没有注意到。她看上去完全没有集中注意。”

从上述信息来看，我们有理由认为E小姐的母亲没有恰当地帮助她认识和调节早期的情感状态。这也成为影响她现在情感调节问题的部分原因。

思考

许多研究者指出，早期二人关系的质量在多个方面影响着婴幼儿期的认知发展。婴儿期与看护者的依恋关系对婴儿一般认知能力的发展并无明显作用，但会影响言语获得和抽象化的能力[131]。在第20个月时，与不安全型依恋的儿童相比，安全型依恋的儿童往往能更快地学习语言，掌握更多词汇[128,131]。

源于婴幼儿期的成年期问题和行为模式

从出生到3岁，在这一关键时期发生的所有阻碍发展的事情，包括不敏感的教养方式、溺爱、忽视、社会压力和负性生活事件，往往会普遍影响人们多个领域的发展，在其成年后会带来广泛问题。下面列举的这些成人问题和行为模式的例子可能来自于这个阶段发展遇到的阻碍：

自尊调节与维持稳定自我意识的问题

案例

F先生是一位40岁的已婚男子，在妻子的极力要求下前来解决习惯性地在工作上“出格”的问题。F先生聪明机智且具有语言天赋，但总是不能很好地安排自己的时间以及按时完成工作。他想成为“非常聪明且有独到见解”的人，如果他努力工作的结果“仅仅”是处于平均水平，就会陷入“抑郁恐慌”的漩涡中。F先生称自己一直生活在哥哥的阴影下，他是一名非常成功的律师。F先生在学业上非常努力，而他父亲却在其一年级时训斥他阅读慢且“愚蠢”。他的母亲是“亲切”的，但是在F先生的整个童年期都处于长期抑郁状态，喝很多的酒。

情感缺失的母亲和要求严格的父亲，谁都没有为F先生真正的天赋与能力提供准确的“反馈”。生活在这样的环境下，F先生始终没有形成对自我价值的稳固观念，对于解决任务和追求人生目标也缺乏不懈努力。他有着深深的不安全感，过度放大自己的能力，急切地梦想着成功，来维持他的自尊。

信任他人和维持稳固关系的问题

案例

50岁的G先生依然同父母生活在一起，因为未婚妻的缘故而前来咨询。在他求婚后不久，他就严重地感觉到了恐慌。他说未婚妻是“他一直等待着的那个女人”，他也不明白自己为什么会感到如此心神不宁。虽然G先生和许多女人约会过，但母亲总是无一例外地挑剔她们，因为“她认为他们只是奔着我们的钱来的。”G先生坚持认为自己同父母之间的关系是“最深情”的，但是他却几乎不能想起童年时期开心的事情，也不能回忆起被任何人抱过的经历。他总是害怕“做错事情”或者惹母亲不高兴：“她对所有的一切都有强烈的看法。在她看来，没有一个人，甚至包括我父亲，是足够好的。”

在G先生很小的时候，母亲就给他逐渐灌输这样一种观念——世界是危险的，人们(尤其是女人)并不是像他们看上去那样。这阻碍了他成功地分离出自我并且与女性建立恰当的成人关系的能力。这可能是他感到恐慌的重要心理诱因。

自我调节的问题

案例

30岁的H小姐前来寻求帮助，因为男友每次出差离开城镇都会让她“精神崩溃”。她感到被彻底的抛弃了，变得很疯狂，生气地要求在乡下住的父亲开两个小时的车来陪她。她从来没有一个人睡过觉——“从来没有，哪怕只是一个晚上。”H小姐的母亲在分娩时去世了，她后来才知道父亲在她婴幼儿期花了几年的时间才从极度的悲痛忧愁和酗酒中走出来。在此期间，他将H小姐托付给了他同父异母的姐姐照料，而那时，这个看护者自己已经有三个孩子了，因而很讨厌这个“负担”。

H小姐早年丧亲，婴幼儿时期又经历了不恰当的教养（不仅指她抑郁的父亲，也包括她不堪重负的姑姑），导致她不能忍受分离，一旦有分开的迹象就会焦虑，情感容易受到伤害。因为没有一个可以信赖的、给予爱的早期看护者，她似乎永远不会发展出抚慰自己、让自己平静下来的能力。因此，为了避免独自一人，她会做出疯狂的举动[124]。

婴幼儿期的成长历程

人们不知道也永远不可能说出他们生命中的前三年发生了什么。这是记忆的性质决定的。大脑中调节语言和自传体记忆的区域不“在线”，直到18~36个月时才能充分发挥其作用[142]。三岁之后，人们有了对于经历过的事件的**陈述性记忆**，或称**外显记忆**，他们也许能够回忆起并说出上幼儿园的第一天的情景。但若要猜测在生命中“丢失的”最初几年间经历的事件，我们只能通过来访者的**程序性记忆**或者**内隐记忆**来指导我们，如情感反应、行为模式，以及没有语言和意识参与的技能。虽然来访者不能告诉我们这些事，但是他们通过每天与周围世界的互动，以及与他人（包括治疗师）的关系，将这些展示出来。这种“处在关系中”的无意识或是程序性记忆被称作**内隐关系认知**[143,144]。

作为一名治疗师，我们应该如何将关于来访者早期关系的合理假设组合在一起？事实证明，婴幼儿期发生在婴儿与看护者间的非言语互动跟成人期他 / 她与他人（包括治疗师）的可观察的互动行为存在高度一致性[142,144,145]。通过密切注意来访者平常与我们互动和引发我们的情绪的行为方式，及聆听他们如何描述现在的关系，我们能够获得重要的线索，来理解来访者最初形成的关系的本质[142,145]。

下面是一些补充的关于把握这一时期成长史的指导纲要：

早期环境

你出生后生活在哪里？在哪种类型的住所？你怎么会住在那里？你和谁在一起生活？

和你生活的那个人的经济状况如何？

你是和亲生父母一起生活的吗？如果不是，具体是什么情况？（例如，收养、代孕、在孤儿院生活或者大家庭的生活状况）

你是被领养的吗？如果是，是在多大的时候？领养的环境如何？

你认为，当你出生时，你父母想要孩子吗？

你在家里排行第几？你怎样看待这对你早年生活产生的影响？

你能告诉我你所记得的最早的事情吗？

主要看护者的抚养质量

事实上，成年人不一定会记得这些，但可能曾听说过关于他们的看护者的一些故事。

你的主要看护者是谁？

你的主要看护者是什么样的？你还记得婴幼儿期他们的样子吗？如果你的主要看护者不是你的亲生父母，能告诉我具体情况吗？

总体来讲，你的主要看护者对他们的生活满意吗？他们是否承受着这样或那样的压力？

在童年早期，你的主要看护者是否有情绪或身体上的不适？他们是否酗酒或吸毒？

你的主要看护者与他们父母的关系如何？

与主要看护者早期关系的质量

你认为在你人生的这段时期，你是被爱着的并且得到了很好的照顾吗？你能回想起你被抱被亲的经历吗？被叫过昵称吗？有没有人曾把你的图画贴在冰箱上？

是否有早期家庭的照片或录像？它们展现出了什么？

你认为你的主要看护者对于有孩子感到高兴吗？

你有当你伤心时曾被抚慰的记忆吗？通常都是谁让你平静下来的？

这个时期分离或者心理创伤的历史

在这个时期，你有过特别难过或者不开心的经历吗？

在这个时期，你是否有过身体疾病或者曾住院治疗过？如果是，你的主要看护者陪着你吗？

在你人生的这个时期，你的主要看护者是否缺席了，或是教养态度前后不一致？

在这个时期，你是否有身体或心理创伤，是否遭受过性虐待？

需要注意的是，当问及虐待，尤其是发生在婴幼儿期的虐待时，这样问可能会得到更多的信息：

在这个时期，你有没有过身体或者性方面的让你感到不舒服的经历？

在第十一章，我们将要介绍随着儿童开始探索更广阔的世界，迈向更多的社会领域，又将会发生些什么。

建议活动

看看下面的案例，并思考 A 先生在他婴幼儿时期遇到了什么样的问题。

A 先生，25 岁，他前来咨询是因为一天晚上他独自在家时自残。“小时候我尝试过这样做，但是中途停止了。”他说，“但是每当夜深人静，我身边没有其他人时，这种念头就会回来。”他说他在大学里还好，因为“宿舍里总是有人”，但是他现在自己一个人住在公寓里，很难“平静下来”。“我甚至不知道我的感受是怎样的。”他说，“就像一团乱麻。”他告诉治疗师，他在孤儿院长大，因为他的母亲反复被送进戒毒所，而他从来不知道父亲是谁。

评价

A 先生在孤儿院长大，单亲，还只是能断断续续见到母亲，他的依恋类型很可能是不安全的混乱型依恋。这一点妨碍了他获得客体恒常性和恒定性，也损害了他的情绪和焦虑调节能力。正是因为这些原因，他始终需要人陪伴，不能理解自己的感受，并且会用自伤的方式来调节情绪。

第十一章

童年中期

重要概念

在3—6岁时，儿童对于环境中的人际关系变得更为敏感。儿童会识到，他／她的多个看护者之间存在各种关系，进而产生竞争或嫉妒情绪，这会影响儿童看待自己和他人的方式。

在这一阶段，儿童持续发展他们的：

- 自我感觉，特别是与他们的身体和性别方面有关
- 与他人的关系，特别是与容忍竞争和嫉妒相关的能力
- 道德感

起源于童年中期的成人问题和行为模式包括

- 人际关系承诺问题
- 性压抑
- 竞争恐惧
- 抱负压抑

回顾这一阶段的成长经历，包括询问来访者儿童时期与其主要看护者和兄弟姐妹之间的关系的质量，特别是要询问以下两点：

- 看护者回应儿童萌芽的性观念的方式
- 家庭成员之间的嫉妒或竞争

从二人关系到三人关系

正如我们在第十章所讨论的，婴幼儿发展的第一步就是与一个人建立一个稳定的关系。这就是我们所说的二元关系，或二人关系。这种二人关系的建立使得儿童在做其他事情时实现了如下能力：

- 信任他人
- 形成安全依恋
- 保持对自己和他人的稳定认识

然而，有着坚固二人关系基础的儿童很快便脱离了婴幼儿阶段，变成了一个蹒跚学步、咿呀讲话的小孩子。现在，世界更广阔了，超出了儿童和主要看护者之间的距离。现在一般（至少）有三个人出现在儿童的世界里——儿童自己、主要看护者和另一个看护者。在二人关系阶段，安全型依恋的儿童相信主要看护者完全属于自己甚至可能就是自己的一部分，但是现在他们已经认识到他们不得不与世界上的另一个人分享他们十分重要的看护者。处于三元关系中的这三个人处理这种新的而且可能不牢靠的关系的方式，对于成长中的儿童的内在世界的发展极其重要。

三 人 关 系

随着儿童的成长，他们对于生活中其他人的感觉变得更为复杂了[146]。除依恋之外，儿童现在也渴望爱、亲密行为和身体接触。此外，他们更加在意其生活中的中心人物之间的相互喜爱；因此，他们在二人关系中所感受到的一对一的关系发生了变化。他们开始萌发出被排斥的感觉，这增加了他们对爱的渴望，因为现在有一个情感竞争者。这些童年的渴望，虽然与成年经验不同，但是相伴随的身体感觉与成年后的性感受是相似的[146]。因为儿童一般会将精力集中于核心家庭（通常来说由父母和兄弟姐妹组成，但并不总是如此），看护者会成为这些感觉的对象。弗洛伊德[147]第一个宣称童年是一段频繁萌生性别感受的时期，而且这些感受一般是以父母为对象表达出来的。他将这一现象以俄狄浦斯的名字命名，这来源于小说中底比斯王娶了他的母亲并且杀了他的父亲的故事，弗洛伊德将此称作**俄狄浦斯情结**（Oedipus complex）[148,149]。在有多个人组成的许多群体中，三人关系很常见，例如朋友或老师。即使这样，对我们大多数人来说，家庭成员是我们生活中最核心的人物；对儿童来说，这些人就是父母或看护者。因此，与家庭成员的关系在心理发展中对于儿童是最有塑造性的。

现代家庭的三人关系

很明显，现代家庭中的差异性是很常见的，并不让人觉得稀奇。一些儿童是在由一个父亲和一个母亲构成的家庭中长大的，而其他儿童是由祖父母、单亲父母或者两位同性家长抚养长大的。然而，无论我们讨论的是何种群体，在这一阶段，对儿童来说有一个普遍的趋势，那就是开始思考三人群体中的关系。这些“三人组”根据所包含的人可以有所不同，但是基本概念仍然保持不变：有一个儿童，一个被儿童渴望的看护者，还有一个与儿童有竞争的看护者。虽然儿童自发地选择了一个家庭成员成为他们“渴望的看护者”，但是这其中仍然存在以儿童性别为基础的可预测的模式。对于在未来成为异性恋的儿童而言，其所渴望的看护者通常是一个性别相反的人；而对于在未来将自己视作同性恋的儿童，渴望的看护者一般是一个同性的人[150]。

三人关系中的冲突

对于儿童来说，这一发展阶段是很有挑战性的。他们面临着新的而且是里程碑式的改变；在这一阶段之前，他们满足于和每一个看护者之间的一对一的关系，并且这些关系在其头脑中是分离的。这种对每一个看护者与另一个看护者关系的意识和由此而产生的被排斥的感觉是新的而且复杂的。现在，儿童希望其渴望的看护者完全属于自己，但却害怕那些竞争的看护者由于被抛弃可能做出愤怒而且有伤害性的反应。他们可能挣扎于想要拥有渴望的看护者和放弃他 / 她以对竞争者做出让步的冲突之中；他们可能通过在这两方面都做一点点妥协来解决冲突。有冲突的地方就有焦虑，有焦虑的地方就有防御（见第十五章）：

冲突→焦虑→防御

在这里，对儿童有用的主要防御机制就是**认同**（identification）——对竞争看护者的认同，认识到他们自己某一天也可能变得像竞争者一样，而且最终会像竞争者一样有他们自己的亲密关系。在这种情况下，就是：

冲突→焦虑→认同

所以说，无论是男孩还是女孩，无论未来是异性恋者还是同性恋者，儿童从跟一个主要看护者形成安全依恋，沉浸在二人关系的狂喜中，逐渐过渡到了处于三人关系的混乱和潜在的危险中。这会是真正的危险吗？儿童真的需要害怕嫉妒的竞争对手吗？当然，在一些混乱的、暴力的家庭中，是这样的；但是，成功度过生命前几年的儿童不会面临此类情况。当我们谈论安全型依恋儿童的家庭时，我们所讨论的大多是臆想的或幻想的危险，家庭中重要的成人的行为可能会使这种幻想放大或缩小。

童年期三人关系的变化

当这一阶段良好发展的时候，主要看护者会以一种安全的和支持的方式满足儿童的要求和情感。被渴望的看护者允许儿童建立适当而不过分的特别亲近感，竞争的看护者也会允许儿童分得被渴望的看护者的注意力，但是会设立适当的限制。在一段时间之后（通常是几个月），儿童重新获得和竞争的看护者之间的亲近感，并且可能在心中为被渴望的看护者保留了一个特殊的位置。这一现象有时被称作成功度过俄狄浦斯期。

然而，三人关系中也有许多发生问题的地方。这些问题可能会影响儿童解决这一时期冲突的能力，进而经常引发能够影响未来发展的持续幻想。在接下来的例子中，让我们从这些成人对儿童期关系的描述中，寻找他们如何探索三人关系的线索。

被渴望的看护者可能会回避儿童

案例

A女士，28岁的异性恋者，她说自己小时候很爱慕她的父亲。她保留着他们彼此拥抱的照片，“从来没有别的事情能使我像那张照片里一样高兴。”她记得大约5岁的时候，她父亲失去了工作而且变得很消沉沮丧。A女士说他也同样变得愈发挑剔，特别是对于任何与她的外表和女性特质有关的事情。A女士说：“可能那是我的错吧；我总是去烦他，而他的状态也不太好。我可能使事情变得更糟了吧。”

B女士，一位50岁的同性恋者，她说：“我妈妈对我简直太严格了。她总是试图让我变得更加'女孩儿'一些。事实上，我是一个超级好的学生，特别是在科学方面，而她是一个科学家！我其实真的很仰慕她，但是她就是一次又一次地把我推开。"

在第一个例子中，A女士的父亲由于自身的抑郁情绪而在情感上疏远她。然而，由于她担心她的爱和渴望不是太多了就是太不合适了，所以A女士将父亲的疏远归结为自身的问题。在第二个例子中，B女士的母亲可能是因为不喜欢B女士的性征而变得十分挑剔的。

被渴望的看护者可能被儿童过度接受

案例

C先生，一位25岁的同性恋者，陈述说他父亲曾经过度关注他的吸引力和男性气质，特别是在运动方面。他说："从我很小的时候，我爸爸就想把我调教成为一个运动明星。他会和我一起做所有的运动练习。他真的太投入了！而且他总拿我在朋友面前炫耀吹嘘，却从来不提我妹妹，这让我感到非常不舒服。"

案例

D先生，一位40岁的异性恋者，说在他成长的过程中，父母亲的关系一直不是很好。虽然他小时候没太注意过他父亲的私事，不过现在回头看，"我觉得母亲在我成长的过程中过得挺难的。她很多年来都抱着我睡觉，让我感觉很不舒服。就像是她需要来自男性的爱情而从我这里寻找一样。"

虽然也有潜在的令人兴奋的地方，和被渴望的看护者走得太近一般让人感觉太刺激或者说太恐惧了。人们有时把这种情境中的儿童称为"恋母情结的胜利者"[151]。在没有竞争者的单亲家庭中，这可能会成为一个特殊问题。虽然在幻想中渴望，不过与被渴望的看护者的这种关系却让人感觉是乱伦的。当这种关系太过亲密的时候，它就会在儿童心中引发焦虑。此外，现实中与被渴望的看护者的关系越近，儿童就越害怕竞争者的愤怒。

竞争者不是太令人恐惧就是太拒人于千里之外了

案例

E先生，一位30岁的异性恋者，报告说他记得大约在4岁的时候，他把自己的二头肌展示给父亲看，而他的父亲说，“你把这玩意叫作肌肉？”

F女士，一位38岁的异性恋者，由其祖母抚养长大，她记得祖母曾因她试穿自己的高跟鞋而惩罚了她，并且说，“它们可不是给小女孩儿穿的。”

为了解决这一时期的冲突，儿童不得不使自己的能力变得跟竞争者一样。但是如果来自竞争者的威胁感太真实，或者竞争者阻止自我认同，甚至嘲弄和贬低儿童表现得像他/她的话，儿童的认同和能力发展将很难实现。如果一个竞争者是易怒的或嫉妒的，那么认同他/她就是件可怕的事，和被渴望的看护者的依恋关系也会变成危险的。E先生的父亲使他儿子对于成为伟大的父亲的幻想变成了一个不可能实现的梦。F女士的祖母让她的孙女感觉试图成为一个“成熟女性”的想法十分可笑。这些拒绝导致的羞愧感使认同的尝试变得危险，而且这种情况会重复发生。

三人关系中的困难可能导致性压抑

所有这些情况都可能导致儿童压抑这一时期的一些典型的幻想：

我想让被渴望的看护者完全属于我自己。

我想让被渴望的看护者完全属于我自己的愿望是危险的。

> 我想像竞争者一样，这样终有一天，我也能够拥有属于自己的爱情。

这些被压抑的幻想在儿童长大的过程中会被埋葬，只有日后当他们可以拥有自己的亲密关系时才能够被激活。这叫作延迟行动[152]——童年期压抑的幻想在日后的生活中发挥作用，而且可能引发一些症状。它们也可能导致特定的问题、模式和防御机制。由所有这些情感和冲突导致的与三人关系有关的被压抑的幻想，经常被简称为“俄狄浦斯式幻想或冲突”[153]。

童年中期会发展出什么能力？

伴随着儿童在童年中期对自我和世界的觉察的提升，他们发展出了关于我是谁和他们如何与他人建立关系的更复杂的感觉。如果早年间发展顺利的话，儿童到了童年中期就会在安全依恋的基础上初步形成自我意识和与他人建立关系的能力。但是现在，他们正在成长的身体和心理允许他们以新的方式发展这些能力。

自我感知和自尊调节

在童年中期，儿童会继续发展其自我感知。这一过程有许多刺激因素。其中的一些因素来源于他们对自己身体的新想法和新感觉。大多数儿童在这几年中巩固了他们对肠道和膀胱功能的控制能力，这种对自己身体的新的掌控能力会给他们带来一种成长的独立感。随着儿童开始变得对别人和自己的身体产生好奇，性别觉察发展起来[146]。固化一个人的性别认同意味着认识到自己所拥有的和没有的——这不仅有助于强化一个人的自我意识，也有助于区分现实与幻想。在这一发展过程中，关系又一次成为核心——对自己的身体感觉良好和他们对男性或女性身份的感觉在很大程度上取决于他们的主要看护者如何回应他们。正如前面所讲的例子，一个女孩想要试试母亲的口红，却被告知“这不是给小孩儿的”，她就可能对自己的女性身份感到不安全；相反的，被父亲说“你太强壮了”的男孩很有可能对自己正在发育的男性身体特征感到自豪。

与他人的关系

在童年中期，儿童有能力去思考与其建立关系的人们以及所建立的关系。这使他们感觉自己是家庭或者是其他团体的一部分（例如，一个日托中心或幼儿园）。这提升了儿童的安全感。同时，当儿童在竭力想要某人完全归属于自己和与他人分享这一矛盾之间挣扎时，也体验到了嫉妒和竞争。学会容忍嫉妒和竞争是这一阶段重要的发展目标。

这种发展有时也会发生在和兄弟姐妹的关系中。兄弟姊妹可以是同伴和对手，可以是玩伴和室友，也可以是帮助者和妨碍者。兄弟姐妹的出现意味着其他人正在竞争源自主要看护者的爱和关注，但是它也提供了可以选择不同形式的爱的可能性。当一个家长在情感或身体上都没有参与儿童的成长时，一个兄弟姐妹就可能在儿童的三人关系中扮演重要角色。很多时候，当我们考虑童年中期的竞争关系时，我们会忘记兄弟姐妹，但是他们对这一阶段甚至人的整个一生都至关重要。

道德发展

虽然儿童在很早的时候就开始分辨正确和错误，然而他们的道德感在童年中期才经历了巨大的发展[146]。依据心理动力学理论，道德感一般被认为由大脑中叫作超我的部分调节[153]。我们一般认为超我由两部分构成：良心和自我理想（即我们如何看待自己）[153]。童年中期的儿童化解三人冲突的方式之一是通过认同看护者和内化他们的规则和理想。这些成为了发展中的超我的一部分。对看护者规则的内化被认为能帮助儿童长远地发展自己的一套内在行为准则。第一套内化的指导准则一般都很严格：3—6岁的儿童经常对规则极其敏感而且如果规则被打破了，他们就变得非常气愤[154]。这种对规则的过分关注被看作这一时期的一个正常的普遍的特征。

童年中期气质和精神障碍的作用

抑郁和焦虑可能加剧童年中期的幻想被压抑所带来的潜在后果。例如，当成年时期的某个刺激能够唤醒记忆中童年中期的可怕经历时，在有恐惧症或轻微强迫症的人身上，与此相关联的焦虑就会加剧。类似的，对长期精神抑郁的成年人来说，若曾被其渴望的看护者回避，其对拒绝的预期会加倍。

对童年中期之前残留问题的处理

我们已经讨论了一个已经建立起信任、安全关系的儿童在童年中期处理三人关系的方式，但是无论儿童是否形成了稳定的二人关系，他们全都进入到了童年中期。如果儿童不相信他们的看护者将会照顾他们而且没有形成安全型依恋，童年中期的关系可能看起来像三人关系一样，但是事实上是在尝试保护二人关系的稳定。

案例

G先生，35岁，就关系问题前来寻求治疗。他的谈话完全聚焦于和其女朋友H的关系。他说H是一个成功的律师，她不愿意频繁地发生性行为，而且不愿意G先生每天晚上都在她的公寓里。当治疗师要求他举例的时候，他说："嗯，前几天她说我必须回家，因为她需要做一份简报——在第二天早上要上法庭。但是我的需求怎么办？难道她就不能先和我做爱——然后再做其他的事情？”G先生说这一直是他和女人之间的一种关系模式。“我总是想在她们身边，不过她们看起来并不需要也并不想要这样亲近。”值得注意的是，G先生由单亲妈妈抚养长大，为了供养他，他母亲兼职两份工作，需要频繁地值夜班。

虽然G先生听起来好像是在谈论成人关系中固有的问题——承诺和性——但事情的细节暗示了早期的问题。例如，他缺乏对女朋友H的共情，而且他看起来渴望有一个人来照顾他，而不是与谁建立起相互的关系。G先生的成长经历表明，他曾经缺乏牢固安全的二人关系，没有发展出安全型依恋。作为一个成年人，他对于二人关系的渴望表现为成人关系的形式，但是，在内心里他仍然保持着对更为早期的依恋关系的渴望。

源于儿童中期的成年期问题和行为模式

源于儿童中期的成人问题和模式趋向于比源于儿童早期的问题和模式的影响面更有限——只影响一部分功能，而不是影响心理功能的每一个方面。然而，它们同样会给人带来强烈的痛苦。一旦人们准备好开始发展他们个人的亲密和浪漫关系，那些生命早期没有解决的童年中期的幻想就会经常出现。下文简述了几种可能的方式：

亲密关系障碍

在明确发展了良好的信任、依恋和自尊调节能力的人群中，如果存在亲密关系障碍，很可能关系到童年中期的幻想。

案例

I先生，28岁，一直以来都把其父母当成“最完美的情侣”。虽然他有过许多女朋友，但是只要认真开始交往，关系就破裂了，因为他担心自己将“永远不能像父亲那样生活”。

I先生一直持续幻想父母的关系是完美的，因此他永远不能拥有他父亲所拥有的生活，这样的幻想妨碍了他建立自己的亲密关系的能力。

性压抑

若儿童在童年中期被过度刺激，在未来人生中发展潜在的适当关系时，可能看起来和早期的三人关系太相似了，感觉像乱伦一样。无论对男人还是女人来说，这都可能导致性压抑。

案例

当J女士还是小孩子的时候，她的父亲非常喜欢她，可当她开始性成熟并像青少年一样约会时，父亲就疏远了她。在大学，J对异性有过好感，但是一旦异性也对她感兴趣，她就逃开了。

J女士从青春期父亲疏远自己的时候，就固化了一个幻想，即童年中期的她对父亲的情感在某种程度上是错误的。这种幻想在成年期又被重新激活，阻止她在未来的人生中拥有令人满意的关系。

害怕竞争，特别是和同性的竞争

当童年中期三人关系中的竞争令儿童感觉太过恐惧时，未来人生的竞争可能也会让其担忧，并带有在早期关系情境中所感受到的危险感。

案例

K女士的父亲在大学时曾是运动员，他参加了女儿的每一次运动会，甚至为此放弃参加对于孩子的妈妈来说非常重要的活动。一天，在打扫时，K女士的妈妈“意外地”扔了几个她的体操冠军奖杯。成年后，K女士曾经因为忘了向她的女上司汇报重要的成绩而错过升职。

母亲对K女士与父亲之间亲密感的反应，使得K女士在潜意识中认为与女人竞争是危险的。这导致她在成年期压抑了和女性竞争的意识。

抑制抱负，在面临成功时自我破坏

被压抑的危险的幻想，在日后也可能会以一种抑制抱负的形式出现。

案例

L女士的母亲曾是一位很有前途的学术之星，但是为了生孩子放弃了自己的事业。她虽然对L女士的成就感到骄傲，但还是看似不经意地批评了她，嘲弄她的论文议题是“自命不凡的”。当L女士获得了一个很有名望的学院的面试机会时，她母亲开始感到头痛并且担心自己患上了脑肿瘤。这阻止了L女士前去面试，并且破坏了她获得职位的机会。

和K女士一样，L女士和她母亲是“危险的”竞争对手，导致她在潜意识中认为竞争是对母亲的反击，于是压抑了自己的抱负。

了解童年中期的成长经历

成年人至少应该有对童年中期的一些记忆。这种成长经历很可能是由他们自己的回忆和听过的故事情节混合而成的。对于在核心家庭中长大的孩子来说，这一阶段的成长经历应该聚焦于主要看护者和兄弟姐妹；对于在其他环境中长大的孩子，这段成长经历需要涉及更多的人。此外，随着心理治疗的推进，你会持续不断地了解到新的成长信息。下文所述是回顾这一阶段的指导纲要：

这一时期和主要看护者关系的质量如何？

你和最早照顾你的人的关系在婴幼儿时期到童年中期之间发生变化了吗？

你是否与另一个不同的看护者（例如，父亲或保姆）建立了新的亲密感？

你的主要看护者换过人吗？

家庭环境有变化吗？

家庭环境中是否有什么具体的改变，例如社会经济地位或家庭居住地点？

家里增加了新的兄弟姐妹吗？他们比你大还是小？你和他们的关系如何？现在关系如何？

家里增加了祖父母或其他新的成年人（例如，继父母）吗？

这一阶段有任何心理创伤吗?

你在这一阶段生过什么疾病吗?有过与看护者分离的重要经历吗?有过父母离婚或其他形式的丧失经历吗?经历过身体上的或性方面的虐待吗?

超越三人关系

一旦来到学校，儿童的世界范围呈指数扩展，和同龄人的联系占据了更重要的地位。这些关系以及和童年晚期相联系的潜在问题，将在第十二章呈现。

建议活动

阅读下面的片段，思考这些问题:

1. 在三人关系中发生了什么?
2. 这一时期的哪些幻想会一直延续到成年期?
3. 这会导致成年后的人际关系中出现什么样的问题?

艾比

艾比是一个6岁的女孩，她是家里两个孩子中的老大。她的爸爸是大学教授，妈妈现在是家庭主妇，曾经做过社工。艾比有一个2岁的弟弟，他患有哮喘，常常发病——就是因为他的病，妈妈才放弃工作，全职待在家里。他需要吃药，并且需要艾比的妈妈花很多时间来看护。自从儿子出生之后，艾比的妈妈体重长了13公斤，并且会间歇性感到抑郁。艾比的爸爸妈妈仍然像过去一样每周一起去看一场电影，但是他们在孩子面前的争吵比过去多了。艾比聪明伶俐，喜欢跟爸爸一起去上班——她认识爸爸办公室里的所有职员，他们会把她带到系办公室里。艾比有个娃娃名字叫宝宝，她说宝宝患有哮喘。艾比假装自己是护士，给娃娃打了很多针。艾比最近告诉她的幼儿园老师，爸爸是世界上最聪明的人。

比利

比利是个5岁的男孩。他的父母富有并且年纪较大，非常宠爱他。他是父母做了四次试管婴儿才怀上的孩子。因为他还是个小孩子，父母都很投入地照料他，非常溺爱他，对于他的需求都精心满足。爸爸是狂热的高尔夫爱好者，加入了一个俱乐部。爸爸在打高尔夫球时总是给比利穿上小Polo衫，很骄傲地把他带到球场。比利喜欢跟爸爸在一起——他坐在球场上读书，但是对高尔夫球不感兴趣。比利的爸爸是跟他自己的爸爸学会打高尔夫球的，他对比利不感兴趣这件事很失望，于是再去打球的时候就把比利留在家里。现在，比利周六的时候通常都是跟妈妈待在一起，去日用品店买东西或者在家看书。

柯蒂斯

柯蒂斯是一个非常聪明的7岁男孩。他喜欢别人问他问题。他非常喜欢数学和地理，经常要求父母考他乘法口诀表。当他长大一点懂得更多的时候，就希望大人问更难的问题。他的父母都受过良好的教育，但是他的爸爸丢了工作，感到很受挫。有一天吃晚饭时，柯蒂斯的妈妈给他出题测验，爸爸抢先回答了。他的爸爸大笑说，“要知道你还是不能超过你的老子呀。”柯蒂斯有点泄气，不久当只有妈妈在时，他又要求妈妈给他出题测验。

评价

与渴望的看护者过度亲密的关系

由于弟弟的出生占据了妈妈大部分的精力，艾比在童年中期跟爸爸建立起了格外亲密的关系。她把爸爸理想化，但是也会认同妈妈。可她没有看到父母之间的亲密性。在潜意识中，她会保持跟父亲的亲密联系，这使她觉得无法找到一个像父亲这么完美的人。

回避竞争

虽然比利在婴幼儿时期跟父母有非常紧密的关系，但是他对高尔夫不感兴趣使他的父亲排斥他。这可能会影响他认同父亲的能力，在潜意识里认为自己不是一个强壮的男人，他不能像父亲一样吸引女性并且建立恋爱关系。

竞争太危险

跟比利一样，柯蒂斯与父母的关系也很亲密，他们对于他的才能给予了恰当的反馈。但是当柯蒂斯想展现更多技能时，他那受了挫折的爸爸因为感受到了聪明的儿子所带来竞争威胁，而嘲笑了他。柯蒂斯因此感到竞争是危险的，要避免竞争。如果这种意识持续到成年期，就会影响他的抱负和与他人建立关系的能力。

第十二章

童年晚期、青少年期和成年期

重要概念

发展是贯穿一生的；因此，进行心理动力学个案概念化必定也要涉及童年晚期、青少年期和成年期的信息。

- 童年晚期，儿童需要逐渐发展一些技能，建立家庭外的新关系。
- 青少年期，他们需要强化自我同一性。
- 成年早期，人们要学会建立亲密关系；并承担起自己在这个世界上的责任。
- 成年晚期，人们需要为自己构建一个有意义的人生，无论是对于工作还是对于生活，需要承受衰老过程中不可避免的损失。

与这些时期的发展有关的成人的行为模式和问题包括：

- 自我同一性（青少年期）；
- 亲密关系（成年早期）；
- 维持活力和意义感（成年晚期）。

童年之后的发展

当谈到个案概念化时，我们常常会考虑童年经历的影响，尤其会重视来访者童年早期和中期时的人际关系。然而，发展是贯穿一生的。直至成年早期，人们的行为模式都可能是不固定的，而且一些重要的改变也可能会在此后发生。

埃里克·埃里克森（Erik Erikson）是一位精神分析学家，他认为发展发生在人生的各个阶段。他将人生划分为八个阶段，并指出了每个阶段主要的发展任务[155]。以此来看待发展，成年人将会面临某些特定的难题，他们在这些阶段可能会遇到一个或更多的问题。之后我们将会使用埃里克森在谈及童年之后的发展时提到的许多概念。

童年晚期：6—12 岁

认知发展及自我功能的构建

若不考虑那些特殊的情况，对于大部分6—12岁的儿童来说，学校无疑是他们生活的中心。在此期间，儿童必须学习一些**技能**[155,156]。要提升自我，获得成长，他们还应该学会如何应用从写作到算术再到小提琴的所有技能。他们从中获得了兴趣爱好，并学会通过这些娱乐缓解焦虑，克制冲动，建立自尊。对于个体来说，技能培养是这个时期最大的成就领域。这些在小学期间不能正常游戏和活动的儿童，随着激素浪潮袭来和其他的改变，将会在青春期遇到阻碍。

家庭外的关系

这一时期的另一项主要任务是建立家庭外的与成人及其他儿童之间

的关系[157]。在学校对成人的认同能够对其发展产生重大影响。尽管如此，在童年晚期，父母依然是他们的中心人物，尤其是在感受到压力或者处于过渡时期的时候，儿童更需要父母陪伴。对一个被父母忽略或虐待的孩子来说，一位关心他的老师或教练，甚至是一个好朋友，都会对他产生积极的影响，能帮他振作起来。相反，如果在学校被老师或同伴凌辱将损害儿童自尊的发展。这个时期的一个中心任务便是在同龄人的世界中确立自己的地位。与同伴群体的关系在这一时期迅速发展[158]，被欺凌和同伴群体拉帮结派都会为儿童的发展带来毁灭性的影响[159]。

家庭中的变化

随着孩子的成长，家庭发生变故的可能性将会增加。到了孩子上学的年龄，他们的父母通常已经结婚一段时间了，这就意味着离婚的可能性变大了。而随着父母生活的改变，可能出现家庭经济状况或者定居地点的改变。所有这些事件都可能对发展中的儿童产生影响。当论及这些事件时，仅仅询问孩子的反应是不够的，父母的反应同样很重要，例如，祖父去世后母亲的情绪抑郁，或者父亲失去工作后加剧的饮酒行为等。

更广阔的世界

在这个时期，儿童不再深居家中与世隔绝，他们可能第一次感受到更广阔的世界带来的影响。例如，他们可能第一次感受到文化的影响[160]。想象一下，一些少数族裔的孩子童年早期可能居住在本族人聚居的地区，之后搬到混居的社区生活。当他们更多地与外界接触时，各种文化差异也就凸显出来了。不同文化的社会期待可能不尽相同——例如，女孩是否应该在学校表现优异或者男孩能否跳芭蕾舞——而对这些差异的认知将影响儿童在不同文化环境中的自我体验。

源于童年晚期的成年期问题和行为模式

对于那些未曾患过痴呆症却又表现出认知困难的成年人来说，问题有可能就出在童年晚期。小学时有意识的或者是无意识的学习能力不足，或者是发生在童年晚期的其他问题，都可能成为阻碍认知发展的原因。在童年晚期遇到困难的孩子，可能终生都在学业问题上挣扎。他们可能会认为自己始终是一个无能者，难以通过智力上的努力来缓解焦虑。在这个时期遭受心理创伤对于学习的影响类似于出现精神紊乱所产生的影响。想象一下，患有双相情感障碍或注意缺陷/多动障碍的儿童，他们在巩固认知功能的同时还要应对注意力和情绪调节的问题。我们要了解的不仅仅是这类儿童的认知发展状况如何，还要关注他/她自己和生活中的其他人是怎样回应其认知发展问题的。如果一个孩子受到周围人温和的对待，他即使在学习上表现很差其自尊发展也可能不受影响；而对一个被家长严格要求的儿童来说，成绩得B都可能是一场灾难。学校以及自我期待和他人期待都能对自尊的发展产生重大影响，也能显著地影响羞耻感的发展，甚至可以会助长一些反社会的行为趋势(例如，作弊)。

案例

A先生是一位28岁的医科大学学生，前来接受治疗时声称自己对于临床实习感到不知所措。他为自己所要完成的大量任务感到慌乱不安，他不能给这些任务排出一个优先次序，不能组织好自己的工作。治疗师通过询问A先生的个人经历发现，从小学时起，他就存在这个问题，但之前总会有导师帮助他。这次的临床实习是他第一次要完全靠自己来完成这些事情。

从童年晚期开始，A先生就难以组织自己的工作，这在他成年后也带来了麻烦。

青少年期：13—18岁

自我同一性

如果说6—12岁的一切都是有关获得技能的，那么13—18岁则是在探索**自我同一性**（identity）的问题[155]。学校依然是重要的，但青少年期是人们真正开始思考“我是谁”的时候。这是一个自我同一性急剧波动的时期。例如，某一天，简还很喜爱一位摇滚明星，第二天就开始讨厌他了；某一天她最好的朋友是苏茜，第二天就成了贝卡。每一天都会发生新的事情，这成了青少年世界的常态。但是到了青少年期即将结束时，人们就开始对自己有了一个清晰的认识，这将有助于他们厘清自己在这个世界上的位置。要想规划将来的生活，青少年必须弄清自己来自哪里。人们对自己的民族和宗教背景的兴趣逐渐增加；被收养的儿童常常对他们的原生家庭充满好奇。

身体变化

对青少年来说，身体上发生一些新变化成为了势不可挡的事情。就像加了催化剂一样，激素会导致发展特征的显著改变。在进行心理动力学个案概念化时，若涉及青少年期前期，我们往往需要考虑许多事情。例如，通常很小的孩子就知道自己的性别，但是如果之前对于自己的性别问题存有任何一丁点儿疑惑，那么在青少年时期就会引发严重的后果。对于青少年来说，性别身份也许不那么固定，进行实验探索再正常不过了；但是，如果这一过程不被生活中的重要他人所接受，就可能变为毁灭性的[161]。在青少年期，手淫变得频繁起来，然而这种行为在一些文化和宗教背景下是被禁止的。这个时期对手淫和性欲的压抑及恐惧都会是很痛苦的，因为一个正在成长的个体对性方面的事情往往是不确定的，因此更容易感受到羞耻以及受到严厉地道德评判。

认知和情绪困扰

青少年期也可能是认知问题和情感问题初次显现的时期。经常显现出的一些早期抑郁的迹象往往被忽略了，或者被简单地看成正常的“青少年忧思”[162]。饮食失调和出现自杀念头也是常见的现象，物质滥用的问题也最早出现在这一年龄阶段[163,164]。所有这些都会影响青少年对环境的初始感知，继而影响到自我感知和自尊。设想一下，一个孩子刚刚适应了自己不如大孩子那么聪明的自尊打击，又开始陷入抑郁情绪中。因此，他需要加倍努力以维护敏感的自体感。这时良好的早期发展就显得尤其重要，但也不能完全抵挡青少年期将遭受的冲击。当自我的发展受到新的经验和困难的挑战时，退行便是一个常见且正常的现象——许多人能够从中恢复过来，但还有一些人却不能。

许多因素都会造成青少年期自我同一性巩固的中断。这时我们必须考虑到创伤、家庭冲突和丧失的影响。在这个方面，一个非常常见的问题表现是物质滥用——毒品和酒精的无节制消耗[165]。利用这些能够改变情绪和自我体验的物质来尝试巩固自我同一性，就好比在搅拌机中做果冻。这是行不通的。这个道理也同样适用于其他的认知和情绪障碍，例如双相情感障碍和恐惧症。

源于青少年期的成年期问题和行为模式

没有建立良好自我同一性的成人很可能在青少年期存在一些问题。那些在30岁以后仍在“寻找自己”的人，可能在这个探索的阶段没有充分的机会以不同的方式去思考自己与世界，或是迷失了自我，从而导致了创伤或认知和情绪障碍。

案例

B小姐，现年43岁，是一位已婚的成功律师，有两个孩子

正值青春期。她自述感到自己的生活没有成就感而前来治疗。虽然她并不抑郁，但是她说自己工作的时候“仅仅是做出一系列的动作”，她梦想着能有一个不同于此的生活。她轻易就会离开家，到一个作家聚居区，或者旅行到印度学习瑜伽。她不断地改变发型和发色，还很容易对自己的那些衣服感到厌倦。她陈述母亲去世的时候她才12岁，父亲是一个酒鬼，此后她就承担起了照顾7岁的弟弟的主要责任。这就意味着她晚上和周末都不能参加与同伴们约定好的社交活动而必须与弟弟待在一起。她最初选择律师这个职业就是为了保证家庭有稳定的经济收入。

B小姐被迫提早承担起大人的责任，使她不能够尝试不同的选择来巩固自我同一性；可能是由于她自己的孩子开始他们的青春期探索，激发了B小姐对自我同一性的重新探索。

成年早期：18—23岁

亲密关系和性行为

青少年时有了早期的自我意识之后，在成年早期，他们就会同他人一起分享这种自体感[155]。常年同家人和朋友的相处奠定了恋爱关系的基础，这种恋爱关系的建立有助于强化个体的自我同一性。在这个时期，即使有些人的家庭关系并不理想，他们依然可以通过与恋人、朋友之间的良好关系强化自尊。然而，若是早期生活的创伤使人们难以建立亲密关系，则这段时期对他们而言将会是孤独的、充满失望的。

性障碍也可能成为青年在初期尝试成年人的性生活时所面临的突出问题[155]。有时，这一问题可能源于儿童中期被压抑的潜意识性幻想，导致性抑制和亲密关系适应不良（见第十一章）。例如，儿时被年轻的父亲捧在手心里的女孩也许很难找到一个“像父亲一样好”的男人，导致她不自觉地破坏了一段原本可以很美好的感情。

社会责任

不再是未成年人了，刚刚成年的人们获得了自由和责任。许多人离开家，并且第一次作为成年人承担社会责任。他们的自我意识如何呈现呢？他们能够自我管理吗？能够保持有条不紊吗？能够照顾好自己吗？对一些人来说，这一阶段意味着惊人的成长和新鲜的刺激；而对另一些人来说，这一时期却是灾难。一些人完成了博士学位，另一些人却由于不能抑制冲动而陷入债务危机。这将是一个充满无限可能的阶段，而如果能力不足以支持其抱负的话，这也会是一个让人极其压抑的阶段。以一种现实的方式协调抱负和能力之间的矛盾是这一时期的关键挑战——能够成功做到的人便会赢得瞩目，然而做得不好的人则要在脆弱的自尊心和绝望中挣扎。在这一阶段，自我同一性仍在继续巩固，伴随着人们对伴侣和职业道路的选择。对一个14岁的孩童来说，自我同一性尚不稳定是正常的，但对一个24岁的成年人来说，这便是不正常的了；此外，自我意识持续不稳定可能成为不良适应模式的先兆。

我们也应考虑到文化因素。刚刚成年的人们面临着什么样的文化问题？他们是少数民族吗？那将如何影响他们的自尊发展？他们是移民或者是第一代美国人吗？想象一下，第一代年轻的移民身处美国白人社会——他们会感觉自己有吸引力吗？还是会感觉别人总避开自己？或者是遭到了排斥？他/她能够找到伴侣吗？答案可能为“是”，也可能为“不是”，但是这一现象值得研究。在这一阶段，宗教差异同样能够影响年轻人建立关系的能力。

源于成年早期的成年期问题及行为模式

成年早期时，若难以承担起自己应负的责任将会导致人们即使到了三四十岁依然过分依赖于他们的原生家庭。结果会让他们感到不能和同龄人一样变得成熟，因而出现一些情绪或焦虑症状。

案例

大学毕业后，C先生曾有几年处于重度抑郁状态，这发生在他搬回父母家居住期间。最终在27岁的时候，他的情绪渐渐稳定下来，但此后，C先生在和女性相处时仍会感到尴尬，他的事业也发展迟缓。他依然住在家中，最后来到了他们的家族企业工作。

C先生的问题被认为是源于成年早期，亲密的恋爱关系被禁止使得他这方面的能力没能发展。这就导致了他在成年时与他人建立关系的能力大受限制。

成年期：23岁及以后

成年期的任务是繁多的。但最主要的是在工作和爱情中寻找持久的意义[155]。有的人在家庭生活中找到了自身价值，有的人则投身在事业中，还有的人在两者中都找到了自己的意义；作为一名心理治疗师，很重要的一点就是要抛开个人评判，去发现对于每一个个体来说什么才是重要的。例如，有人可能会因成为一名有造诣的常年独居的作家而心满意足，而有人即使拥有成功的事业和完整的家庭还总是感到不满足。这个时期可以说是人最具生产力、繁育力的时期，同时也是一个众多梦想支离破碎的时期。不要仅仅问人们在做什么，和谁建立了怎样的关系；还要关心他们对“世界将如何发展”的感受，这将有助于你的评估。

成年晚期可以让人品味良好的生活状态所带来的乐趣，也可以充满苦涩。老年人丧失了许多东西，包括脑力和体力、创造生产的机会、日常的工作生活和所爱之人。尽管婴幼儿期的岁月早已远去，但那段时期发展出的能力（例如，信任、自体感和安全依恋），在人们面对丧失的日子里，依然扮演着重要的角色，它们会支撑老年人度过艰难的岁月。Valliant[166] 发现，拥有一段建立在信任、依恋以及对自己和他人存在良好感知基础上的人际关系，最能够预测老年期的精神健康状态。

案例

D 先生是一位45岁时便在国际上享有盛名的外科医生，但他50岁时遭遇了严重车祸，致使他不能再拿起手术刀了。尽管拥有非凡的学术成就和支持他的家庭，D 先生还是躲进了自己的世界并且开始酗酒，他的家人因而与他渐行渐远。有好些年，他都过着几乎与世隔绝的生活。

D 先生如今丧失了工作能力，不得不放弃自己所选择的事业，他无法适应这种变化，而难以维持他的自尊感，陷入忧愁之中并沉溺于物质滥用。

了解这些阶段的成长经历

多数的成年人都会对这些阶段存有清晰的记忆，能够为这些阶段提供明确的成长史资料。可能会导致这段时期记忆缺失的主要原因是创伤、疾病或物质滥用。下面列出了一些帮助我们了解不同发展阶段的成长经历的指导大纲：

童年晚期

你的校园生活怎么样？

你是否存在学习问题？你有没有进行过学习障碍方面的测验？

在你的记忆中，那时有没有朋友？

当时你参加过什么类型的活动？

在这个阶段，你的家庭有什么变化吗？

在记忆中，你是否有过特别焦虑或者抑郁的时候？

在这个时期，你有没有患过疾病？进行过药物治疗吗？

在这个时期，你是否曾陷入严重的麻烦？

有没有发生过什么尤其令人不安的或创伤性的事件？

人们可能并不知道这些年他们是否患有明显的精神障碍，但是他们往往会回忆起遇到的普遍性的问题。例如，患者可能否认自己患有注意缺陷 / 多动障碍，但他可能会说自己在学校遭遇了挫折，总是不能够安静地坐着，也不能完整地读完一本书。要记住，你成年后诊断出的一些精神障碍约有 1/3 的可能性可以追溯至童年期。这些早期的患认知或情绪障碍的经历可以帮助你清晰地了解当前状况的问题起源。接下来的这些问题将有助于你了解成年病患的早期症状：

在你成长的过程中，你有没有看过精神科医生、心理治疗师或者校园治疗师？如果有，是为了解决什么问题？

你是否被告知曾经有过行为问题？如果有，是哪种类型的问题？

你是否曾上过特殊学校？你知道这是什么样的学校吗？

在你的童年时期，你是否曾因为行为问题而接受药物治疗？

你是否记得童年时曾很难过或者很紧张？你是否认为自己有很长的一段时间处于这种状态？持续了多久？

你是否曾经很难过或者很紧张，以致你不能去上学，不能和朋友一起玩耍，等等？

你在学校有没有遇到什么困难？如果有，是什么样的困难？

你的老师有没有向你父母报告过他们观察到的你在校表现出的特殊问题?

你是否常常在学校遇到麻烦?如果是,是由什么行为导致的?

青少年期

你是如何回忆你的青少年时期的?在你记忆中,这是一段开心的时光吗?还是充满了愤怒的时光?

在这段时期,你和父母的关系怎么样?

你能记起自己是从什么时候开始生理发育的吗?是不是与同伴大致在同一时间?如果提前了或者推后了,这对你产生了什么影响?

在这个阶段,你是否遇到了新问题,比如焦虑、抑郁?

你在青春期有没有产生物质依赖?如果有,是偶尔呢,还是会经常性地使用某种物质?是哪种物质?

在这个阶段,你有过男朋友或者女朋友吗?

这段时期,你有过什么样的性体验?

这段时期,你的家庭或者生活环境有没有发生过什么变化?

你是否得过疾病或者有过创伤性经历?

成年早期

你在校园里待了多久?你上过大学或读过研究生吗?

你依然是住在家里的吗?如果不是,那你住在哪里?和谁在一起?

在那时,你的人生抱负是什么?为了实现抱负,你做了什么样的尝试?

你如何描述这段时期?是满意的、失望的,还是沮丧的?

在你人生的这个阶段,你有没有和某人谈过恋爱?发生过性关系吗?这段恋爱关系怎么样?

跟我描述一下这段时期你的社交生活。你有朋友吗？你认为你们的关系有多近？你是愿意参加一对一的社交活动还是群体社交活动？

在这个时期你已经开始养活自己了吗？如果是，以什么方式？如果不是，谁在供养你？

如果你工作了，做的是什么类型的工作？它是你想要的工作吗？

你是否会抽时间休闲放松？如果是，这段时间你喜欢干什么？

这段时期你是否遇到过什么问题，比如焦虑、抑郁或者物质滥用？是否有过创伤性经历？

成年期

告诉我，你成年以后的工作经历。你现在／曾经对你的工作满意吗？你是否具备了供养自己（和家人，如果可能的话）的能力？

你家里都有谁？如果你已经有了自己的家庭，是什么时候的事情？你认为你的家庭生活如何？

你是怎样度过你的空闲时光的？你对此满意吗？

在你成年生活中，有没有过进行药物或者精神病治疗的困扰？有过物质滥用的经历吗？

你现在依然有活跃的性生活吗？你能跟我说说吗？

你是否失去过任何一个与你亲近的人？

回顾你的人生，你是否为你做出的选择感到满意？能具体说说吗？

回忆整个人生周期

上述纲要并没有涵盖人生的所有方面；更准确地说，这是为了帮助你回想起发生在婴幼儿时期之后的许多人生变化，这些变化能影响个体调节自尊、与他人建立关系以及适应压力环境的方式。新的问题出现，旧的问题换了新包装再次出现，还有新的经历和人际关系……这些都能引发新的心理创伤或者带来治愈的希望。当你回顾你的成年期发展时，所有这些事情都是你要思考的。

建议活动

这些人在哪个成长阶段遇到了问题？

A小姐，48岁，是三个孩子的母亲。她跟儿时青梅竹马的玩伴结了婚，并且是一位非常快乐的全职妈妈。但是当孩子们长大越来越独立的时候，她开始感到无聊了。她培养了很多爱好，例如网球、刺绣、瑜伽和自由搏击，但是每一项她都没有坚持下来。最近，她发觉她的私人教练对她很有好感。这让她感觉很兴奋也很恐惧，她不知道该怎么做。

B先生，56岁，他在一家著名博物馆的图书馆工作30年了。他的同事非常羡慕他在伊特鲁利亚考古方面的渊博知识，但是害怕他犀利的讽刺挖苦，讨厌跟他来往。虽然他以优异的成绩获得了考古学的博士学位，但是他却没有在学院或大学里获得终身教职。他没有谈恋爱，生活在非常简朴的环境中。“没有人在学术界取得新的成就。”他抱怨说，“我很庆幸我没有陷入那些鼠辈的竞争中。”

评价

A 小姐似乎存在自我同一性问题，她因为丈夫之外的另一个男人的爱慕而感到迷茫。她在青少年期所做的探索不够，过早地对未来的伴侣形成了依恋。当她忙着抚养年幼的孩子时，这不成为问题，但是当她重新进行自我探索时，发展中的障碍就显现出来了，她感到无聊、厌倦以及对性方面的不满足。

B 先生似乎是在成年早期遇上了问题。虽然他在人际关系方面的问题似乎出现得更早一些，但是他更主要的问题则是在成功地获得学位之后却没能找到一份学术圈的工作，这使得他没有很好得认识到自己的才能，孤独、痛苦地生活着。

总 结

成长经历

现在让我们回顾一下完整的成长历程。先来考虑一下我们可以怎样解决 B 小姐的问题：

案例呈现

B 小姐是一名重症监护室的护士，26岁，单身，白人，信奉天主教。近来她表现出越来越多的抑郁情绪，焦虑并有消极的自杀想法——这些症状在她青春期之后就不曾出现过。B 小姐陈述"滑落到黑洞"的感觉始于3个月之前，当时她母亲开始愈加频繁地打电话给她，恳求 B 小姐照料她患有身心障碍的父亲。在过去一两年的时间里，B 小姐计划着离开她在重症监护室的工作，去实现在第三世界国家工作的梦想，然而现在看来，她是有义务留下的。她越来越感觉到紧张、疲惫和急躁，但睡眠和食欲并未受到影响。

成长历程

基因和产前发育

B小姐是家里唯一一个出生于父母结婚之前的孩子。她不清楚在母亲怀孕期间或生产时发生过什么，但是在她出生后不久，母亲就因抑郁和酗酒被送往医院了，因此她推测母亲在怀孕期间喝了酒。在母亲一方的家庭里，有很多亲戚也都有抑郁和酗酒的经历。B小姐的父亲有很长一段时期不能控制自己的脾气，但是直到12年前被诊断为帕金森症时，他才去寻求心理治疗；现在他长期依赖于抗帕金森症的药物。

童年早期（出生—3岁）

出生后不久，B小姐就被送至祖母家照料。B小姐归其原因为母亲在住院，至于父亲为什么不照顾她，她则不清楚。祖母告诉她，她是一个健康的、无拘无束又"省心"的孩子；很少哭泣，当她和其他孩子一起玩时，一般比较慢热。B小姐可以回忆起童年早期和祖母在一起的温馨时刻，但是这几年间对父母的记忆却寥寥无几；祖母告诉她，她父母在努力工作挣钱，这样才能照顾好她。

童年中期（3—6岁）

在B小姐4岁时，她的父母结婚了，并且与她一起搬到了相邻的城镇，在那里，他的父亲就职于一家私人调查公司。因此，他的父亲有不错的收入，使他的家庭过着舒适的中产阶级生活。与此同时，在B小姐的童年记忆中，他的父亲喜怒无常，时常严厉地批评她，进出摔门，经常在B小姐面前对B小姐的母亲又打又骂；有时，还用皮带对B小姐进行抽打与恐吓。在B小姐的记忆中，年幼的她非常害怕父亲，并且会在其父母吵架的时候藏在衣橱中。她还记得，母亲后来变得易怒而且陷入深深的沮丧中，尤其是在喝酒的时候。每当喝酒的时候，B小姐的母亲就告诉她，她是意外怀上的，如果不是因为她是一个天主教徒，那么B小姐就不会降临在这个世界上。这让B小姐认为自己是父母生活不愉快的原因。在这几年中，为数不多的幸福记忆是她偶尔在周末或者假期时与祖母度过的愉快时光。

童年晚期（6—12岁）

从上幼儿园开始，B小姐的父母就将她送入了一所天主教创办的女子学校。她热爱这所学校，并且认为是“这所学校拯救了她”。她记得她在那里非常内向，表现良好并且和那里的神父和修女很亲密。她虽然朋友不多，但她仍然有一个最好的朋友，她绝大多数放学后的时光都是在这个朋友家度过的。在中学时，响应一名修女的号召，B小姐每周日独自一人开始上坚信礼课*以及进行弥撒。在她的父母拒绝支持她做这项活动时，她好朋友的父母开始代替她父母作为她的赞助人资助她进行这项活动。

* 坚信礼(Confirmation)，一种基督教仪式。根据基督教教义，孩子在一个月时受洗礼，十三岁时受坚信礼。孩子只有被施坚信礼后，才能成为教会正式教徒。——译者注

青少年期（13—18岁）

在她14岁时，她的父母说他们无法再支付她在教会学校的费用了，并将她送入一所男女同校的公立高校。她感到非常思念她在以前学校里的朋友们和修女们。她的成绩一落千丈，并且产生了自杀的念头。不仅如此，她还患上厌食症，虽然没有人发现，但在厌食症治愈之前，她的体重锐减了7公斤。在10年级时，一位篮球教练鼓励她参加篮球队选拔，并且对她说她可以“从默默无闻一举成为明星选手”。她从此变得好多了，同时开始努力养成健康的饮食习惯，因为她感到了自己“负有对球队的责任”。即使她的母亲告诉她“篮球并不适合女生”，但她仍然热爱篮球。她很少参加聚会，醉心于学业以及运动，并在这两方面取得了优异的成绩。在11年级的暑假，B小姐作为志愿者在当地的医院中做一名护士助手，而且她“就是知道”她最终会从事助人的工作。后来，B小姐认为可能是她父亲的早期帕金森症影响她做了这个决定：“他变得越残废，我反而对他的愤怒越少。他从一个令人害怕的人变成了一个穷困的、可怜的人。我同样不喜欢看到我母亲像是享受般地折磨他的样子，这时我觉得，我必须要保护他。”

成年早期（18—23岁）

在申请大学时，母亲只考虑父亲的健康问题和对经济状况的担忧，她告诉B小姐：如果想上大学，就必须自己去解决学费问题。作为一名杰出的学生和运动员，B小姐本可以从多所精英学校中挑选一所来读，但出于离家越远越好的想法，她最终选择了要横跨整个国家的一所中等艺术学校并获得了全额奖学金。她投身于学校的功课和活动中，虽然加入了女子社团，但她常常回避周末聚会，且只有为数不多的约会经历。她与很多异性有过短暂的相处，他们的共性是“不会说不”，但没有任何一段关系能够维持一年以上。B小姐最初是主修医学预科的，但由于频繁回家照顾父亲，她“没有时间去学好有机化学和物理学”，最终转为学习护理学。

成年晚期（23岁至今）

刚开始工作时，B小姐就被重症监护室那种“挑战生死时刻”的护理工作所吸引。她一路晋升为了医疗中心的领导者和教导者。近几年，她与朋友们的关系疏远了，只是偶尔约会，全神贯注于工作、家庭和她的猫。

建议活动

找一个你的来访者的案例，在做过描述之后，花点时间来回顾一下他/她的成长经历。同样，如果是在课堂上学习，同学之间可以互相看一下彼此写下的成长经历。像上面的例子一样，用发展阶段做标题——产前期、婴幼儿期、童年中期、童年晚期、青少年期、成年早期以及成年期。即使你认为自己清楚来访者的成长经历，也要让自己系统地回顾一下，这样可以使你对来访者了解得更多，并进一步明确你想要问的问题。

第三部分参考文献

1. Kessler RC, Davis CG, Kendler KS. Childhood adversity and adult psychiatric disorder in the US National Comorbidity Survey. *Psychological Medicine* 1997; 27 (5): 1101-1119.
2. Cohen P, Brown J, Smaile E. Child abuse and neglect and the development of mental disorders in the general population. *Developmental Psychopathology* 2001; 13 (4): 981-999.
3. Lansford JE, Dodge KA, Pettit GS *et al.* A 12-year prospective study of the long-term effects of early child physical maltreatment on psychological, behavioral, and academic problems in adolescence. *Archives of Pediatric Adolescent Medicine* 2002; 156 (8): 824-830.
4. Edwards VJ, Holden GW, Felitti VJ *et al.* Relationship between multiple forms of childhood maltreatment and adult mental health in community respondents: Results from the adverse childhood experiences study. *American journal of Psychiatry* 2003; 160 (8): 1453-1460.
5. Green JG, McLaughlin KA, Berglund PA *et al.* Childhood adversities and adult psychopathology in the National Comorbidity Survey Replication (NCS-R) I: Associations with first onset of DSM-IV disorders. *Archives of General Psychiatry* 2010; 67 (2): 113-125.
6. Clemmons JC, Walsh K, DiLillo D *et al.* Unique and combined contributions of multiple child abuse types and abuse severity to adult trauma symptomatology. *Child Maltreatment* 2007; 12 (2): 172-181.
7. Van der Kolk BA, Hostetler A, Herron N *et al.* Trauma and the development of borderline personality disorder. *Psychiatric Clinics of North America* 1994; 17 (4): 715-730.
8. Plomin R, Owen MJ, McGuffin P. The genetic basis of complex human behaviors. *Science* 1994; 264:1733-1739.
9. Ferreira MAR, O'Donovan MC, Meng YA. Collaborative genome-wide association analysis supports a role for ANK3 and CACNA1C in bipolar disorder. *Nature Genetics* 2008; 40 (9): 1056-1058.
10. Sullivan PF. The psychiatric GWAS consortium: Big science comes to psychiatry. *Neuron* 2010; 68 (2): 182-186.
11. Ripke S, Sanders AR, Kendler KS *et al.* Genome-wide association study identifies five new schizophrenia loci. *Nature Genetics* 2011; 43 (10): 969-976.
12. Sklar P, Ripke S, Scott LJ. Large-scale genome-wide association analysis of

bipolar disorder identifies a new susceptibility locus near ODZ4. *Nature Genetics* 2011; 43 (10): 977-983.

13. Kang HJ, Kawasawa YI, Cheng F *et al.* Spatio-temporal transcriptome of the human brain. *Nature* 2011; 478 (7370): 483-489.
14. Rothbart M. *Becoming Who We Are: Temperament and Personality in Development.* Guilford Press: New York, 2011.
15. Bouchard TJ, Lykken DT, McGue M *et al.* Sources of human psychological differences: The Minnesota study of twins reared apart. *Science* 1990; 250 (4978): 223-228.
16. Kagan J, Snidman N, Kahn V *et al.* The preservation of two infant temperaments into adolescence. *Monographs of the Society for Research in Child Development* 2007; 72 (2): 95.
17. Kagan J. *The Temperamental Thread: How Genes, Culture, Time, and Luck Make Us Who We Are.* Dana Press: New York, 2010.
18. Schwartz CE, Wright Cl, Shin LM *et al.* Inhibited and uninhibited infants "grown up": Adult amygdalar response to novelty. *Science* 2003; 300:1952-1953.
19. Thomas A, Chess S, Birch HG. *Temperament and Behavior Disorders in Children.* New York University Press: New York, 1963.
20. Zuckerman M. *Psychobiology of Personality.* Cambridge University Press: New York, 1991.
21. Zuckerman M. *Sensation Seeking and Risky Behavior.* American Psychological Association: Washington, DC, 2007.
22. Zald DH, Cowan RL, Riccardi P *et al.* Midbrain dopamine receptor availability is inversely associated with novelty-seeking traits in humans. *Journal of Neuroscience* 2008; 28 (53): 14372-14378.
23. Siever, LJ. Neurobiology of aggression and violence. *American Journal of Psychiatry* 2008; 165 (4): 429-442.
24. Frankie WG, Lombardo I, New AS *et al.* Brain serotonin transporters distribution in subjects with impulsive aggressivity: A positron emission study. *American Journal of Psychiatry* 2005; 162 (5): 915-923.
25. Coccaro EF, Siever LJ. Neurobiology. In: Oldham JM, Skodol AE, Bender DS (eds.). *The American Psychiatric Publishing Textbook of Personality Disorders.* American Psychiatric Publishing, Inc.: Washington, DC, 2007:155-171.
26. Hoermann S, Zupanick CE, Dombeck M. Biological factors related to the development of personality disorders *(Nature).* http://www.mentalhelp.net/poc/center_index.php?id=8&cn=8 (accessed 28 October 2011).
27. Partridge T. Biological and caregiver correlates of behavioral inhibition. *Infant and Child Development* 2003; 12: 71-87.
28. Cicchetti D, Ganiban J, Baamett D. Contributions from the study of high-

risk populations to understanding the development of emotion regulation. In: Garber J, Dodge KA (eds.). *The Development of Emotion Regulation and Dysregulation*. Cambridge University Press: Cambridge, 1991:15-48.

29. Nichols P, Chen T. *Minimal Brain Dysfunction: A Prospective Study*. Lawrence Erlbaum: Hillsdale, NJ, 1981.
30. Milberger S, Biederman J, Faranone S *et al*. Is maternal smoking a risk factor for attention deficit hyperactivity disorder in children? *American Journal of Psychiatry* 1996; 153:1138-1143.
31. Huizink A, Mulder E. Maternal smoking, drinking or cannabis use during pregnancy and neurobehavioral and cognitive functioning in human offspring. *Neuroscience and Biobehavioral Reviews* 2006; 30 (1): 24-41.
32. Zammit S, Horwood J, Thompson A *et al*. Maternal tobacco, cannabis and alcohol use during pregnancy and risk of adolescent psychotic symptoms in offspring. *The British Journal of Psychiatry* 2009; 195 (4): 294-300.
33. Lindblad F, Hjem A. ADHD after fetal exposure to maternal smoking. *Nicotine & Tobacco Research: Official Journal of the Society for Research on Nicotine and Tobacco* 2010; 12 (4): 408-415.
34. Obel C, Olsen J, Henriksen TB *et al*. Is maternal smoking during pregnancy a risk factor for hyperkinetic disorder? Findings from a sibling design. *International Journal of Epidemiology* 2011; 40 (2): 338-345.
35. Streissguth A, Bookstein F, Barr H *et al*. Risk factors for adverse life outcomes in fetal alcohol syndrome and fetal alcohol effects. *Developmental and Behavioral Pediatrics* 2004; 25 (4): 228-238.
36. Steinhausen H, Spohr H. Long-term outcome of children with fetal alcohol syndrome: Psychopathology, behavior, and intelligence. *Alcoholism Clinical and Experimental Research* 1998; 22: 334-338.
37. Famy C, Streissguth A, Unis A. Mental illness in adults with fetal alcohol syndrome or fetal alcohol effects. *American Journal of Psychiatry* 1998; 155: 552-555.
38. Fryer S, McGee C, Matt G *et al*. Evaluations of psychopathological conditions in children with heavy prenatal alcohol exposure. *Pediatrics* 2007; 119 (3): e733-e741.
39. Blaser S, Venita J, Becker L *et al*. Neonatal brain infection. In: Rutherford M (ed). *MRI of the Neonatal Brain*, 4th edn. W.B. Saunders Ltd.: Oxford, 2001: 201-224.
40. Yamashita Y, Fujimoto C, Nakajima E *et al*. Possible association between congenital cytomegalovirus infection and autism disorder. *Journal of Autism and Developmental Disorders* 2003; 33 (4): 455-459.
41. Libbey J, Sweeten T, McMahon W. Autistic disorders and viral infections. *Journal of Neurovirology* 2005; 11:1-10.

42. Chess S, Korn S, Fernandez P. *Psychiatric Disorders of Children with Congenital Rubella.* Brunner/Mazel: New York, 1971.
43. Lim KO, Beal DM, Harvey RL. Brain dysmorphology in adults with congenital rubella plus schizophrenia-like symptoms. *Biological Psychiatry* 1995; 37 (11): 764-776.
44. Brown AS, Cohen P, Harkkavy-Friedman J *et al.* Prenatal rubella, premorbid abnormalities, and adult schizophrenia. *Biological Psychiatry* 2001; 49 (6): 473-486.
45. Mednick SA, Machon RA, Huttunen MO *et al.* Adult schizophrenia following prenatal exposure to an influenza epidemic. *Archives of General Psychiatry* 1988; 45 (2): 189-192.
46. Brown A, Begg M, Gravenstein S. Serologic evidence for prenatal influenza in the etiology of schizophrenia. *Archives of General Psychiatry* 2004; 61: 774-780.
47. Moreno JL, Kurita M, Holloway T *et al.* Maternal influenza viral infection causes schizophrenia-like alterations of 5-HT1A and mGlul receptors in the adult offspring. *The Journal of Neuroscience: The Official Journal of the Society for Neuroscience* 2011; 31 (5): 1863-1872.
48. Brown A, Schaefer C, Quesenberry C *et al.* Maternal exposure to toxoplasmosis and risk of schizophrenia in adult offspring. *American Journal of Psychiatry* 2005; 162: 767-773.
49. Mellins CA, Brackis-Cott E, Leu CS *et al.* Rates and types of psychiatric disorders in perinatally human immunodeficiency virus-infected youth and seroreverters. *Journal of Child Psychology and Psychiatry and Allied Disciplines* 2009; 50 (9): 1131-1138.
50. Rice F, Jones I, Thapar A. The impact of gestational stress and prenatal growth on emotional problems in the offspring: A review. *Acta Psychiatrica Scandinavica* 2007; 115: 171-183.
51. Rice F, Harold GT, Boivin J *et al.* The links between prenatal stress and offspring development and psychopathology: Disentangling environmental and inherited influences. *Psychological Medicine* 2010; 40 (2): 335-345.
52. Hunter SK, Mendoza JH, D'Anna K *et al.* Antidepressants may mitigate the effects of prenatal maternal anxiety on infant auditory sensory gating. *American Journal of Psychiatry* 2012; 169 (6): 616-624.
53. Van den Bergh BR, Van Calster B, Smits T *et al.* Antenatal maternal anxiety is related to HPA-axis dysregulation and self-reported depressive symptoms in adolescence: A prospective study on the fetal origins of depressed mood. *Neuropsychopharmacology* 2008; 33: 536-554.
54. Halligan SL, Murray L, Martins C *et al.* Maternal depression and psychiatric outcomes in adolescent offspring: A 13-year longitudinal study. *Journal of*

Affective Disorders 2007; 97: 145-154.

55. Karg K, Burmesiter M, Shedden K *et al.* The serotonin transporter promoter variant (5-HTTLPR), stress and depression meta-analysis revisited: Evidence of genetic modulation. *Archives of General Psychiatry* 2011; 68 (5): 444-454.
56. Khashan AS, McNamee R, Henrikson TB *et al.* Risk of affective disorders following prenatal exposure to severe life events: A Danish population-based cohort study. *Journal of Psychiatric Research* 2011; 45: 879-885.
57. Welberg LA, Seckl JR. Prenatal stress, glucocorticoids, and the programming of the brain. *Journal of Neuroendocrinology* 2001; 13:113-128.
58. Seckl JR, Meaney MJ. Glucocorticoid programming. *Annals of the New York Academy of Sciences* 2004; 1032: 63-84.
59. Rahman A, Bunn J, Lovel H *et al.* The association between antenatal depression and low birth weight in a developing country. *Acta Psychiatrica Scandinavica* 2007; 115: 481-486.
60. Brown AS, Susser ES. Prenatal nutritional deficiency and risk of adult schizophrenia. *Schizophrenia Bulletin* 2008; 34 (6): 1054.
61. Whitaker AH, Feldman JF, Lorenz JM *et al.* Neonatal head ultrasound abnormalities in preterm infants and adolescent psychiatric disorders. *Archives of General Psychiatry* 2001; 68 (7): 742-752.
62. Whitaker AH, Van Rossem R, Feldman JF. Psychiatric outcomes in low-birth-weight children at age 6 years: Relation to neonatal cranial ultrasound abnormalities. *Archives of General Psychiatry* 1997; 54 (9): 847-856.
63. Pasamanick B, Rogers ME, Lilienfield AM. Pregnancy experience and the development of behavior disorders in children. *American Journal of Psychiatry* 1956; 112 (8): 613-618.
64. Botting N, Powls A, Cooke R *et al.* Attention deficit hyperactivity disorders and other psychiatric outcomes in very low birth weight children at 12 years. *Journal of Child Psychology and Psychiatry* 1997; 38 (8): 931-941.
65. Bhutta AT, Cleves MA, Casey PH *et al.* Cognitive and behavioral outcomes of school-aged children who were bom preterm. *Journal of the American Medical Association* 2002; 288 (6): 728-737.
66. Lindstrom K, Lindblad F, Hjern A. Preterm birth and attention-deficit/hyperactivity disorder in schoolchildren. *Pediatrics* 2011; 127 (5): 858-865.
67. Pinto-Martin JA, Levy SE, Feldman JF *et al.* Prevalence of autism spectrum disorder in adolescents born weighing <2000 grams. *Pediatrics* 2011; 128 (5): 883-891.
68. Geddes JR, Lawrie SM. Obstetric complications and schizophrenia: A meta-analysis. *The British Journal of Psychiatry* 1995; 167 (6): 786-793.
69. Dalman C. Signs of asphyxia at birth and risk of schizophrenia: Population-based case-control study. *The British Journal of Psychiatry* 2001; 179 (5): 403-

408.

70. Beauchaine TP, Hinshaw SP, Gatzke-Kopp L. Genetic and environmental influences on behavior. In: Beauchaine TP, Hinshaw SP (eds.). *Child and Adolescent Psychopathology.* John Wiley & Sons, Inc.: New Jersey, 2008: 58-92.
71. Mittal VA, Ellman LM, Cannon TD. Gene-environment interaction and covariation in schizophrenia: The role of obstetric complications. *Schizophrenia Bulletin* 2008; 34 (6): 1083-1094.
72. Rosso IM, Cannon TD. Obstetric complications and neurodevelopmental mechanisms in schizophrenia. In: Cicchetti DC, Walker EF (eds.). *Neurodevelopmental Mechanisms in Psychopathology.* Cambridge University Press: Cambridge, 2003:111-137.
73. Duncan LE, Keller MC. A critical review of the first 10 years of candidate gene-by- environment interaction research in psychiatry. *American Journal of Psychiatry* 2011; 168 (10): 1041-1049.
74. McGowan PO, Sasaki A, D'Alessio AC *et al.* Epigenetic regulation of the glucocorticoid receptor in human brain associates with childhood abuse. *Nature Neuroscience* 2009; 12 (3): 342-348.
75. Bagot RC, Meaney M. Epigenetics and the biological basis of gene x environment interactions. *Journal of the American Academy of Child and Adolescent Psychiatry* 2010; 49 (8): 752-771.
76. Caspi A, Sugden K, Moffitt TE *et al.* Influence of life stress on depression: Moderation by a polymorphism in the 5-HTT gene. *Science* 2003; 301 (5631): 386-389.
77. Caspi A, Hariri AR, Holmes A *et al.* Genetic sensitivity to the environment: The case of the serotonin transporter gene and its implications for studying complex diseases and traits. *American Journal of Psychiatry* 2010; 167 (5): 509-527.
78. Wankerl M, Wust S, Otte C. Current developments and controversies: Does the serotonin transporter gene-linked polymorphic region (5-HTTLPR) modulate the association between stress and depression? *Current Opinion in Psychiatry* 2010; 23 (6): 582-587.
79. Caspi A, Moffitt TE, Cannon M *et al.* Moderation of the effect of adolescent-onset cannabis use on adult psychosis by a functional polymorphism in the catechol-O-methyltransferase gene: Longitudinal evidence of a gene X environment interaction. *Biological Psychiatry* 2005; 57 (10): 1117-1127.
80. Caspi A, McClay J, Moffitt TE *et al.* Role of genotype in the cycle of violence in maltreated children. *Science* 2002; 297 (5582): 851-854.
81. Kim-Cohen J, Caspi A, Taylor A *et al.* MAOA, maltreatment, and gene-environment interaction predicting children's mental health: New evidence and a meta-analysis. *Molecular Psychiatry* 2006; 11 (10): 903-913.

82. Reif A, Rösier M, Freitag CM *et al.* Nature and nurture predispose to violent behavior: Serotonergic genes and adverse childhood environment. *Neuropsychopharmacology: Official Publication of the American College of Neuropsychopharmacology* 2007; 32 (11): 2375-2383.
83. Kloke V, Jansen F, Heiming RS *et al.* The winner and loser effect, serotonin transporter genotype, and the display of offensive aggression. *Physiology & Behavior* 2011; 103: 565-574.
84. Taylor SE, Way BM, Welch WT *et al.* Early family environment, current adversity, the serotonin transporter polymorphism, and depressive symptomatology. *Biological Psychiatry* 2006; 60: 671-676.
85. Belsky J, Jonassaint C, Pluess M *et al.* Vulnerability genes or plasticity genes? *Molecular Psychiatry* 2009; 14: 746-754.
86. Harlow HF, Zimmerman RR. The development of affective responsiveness in infant monkeys. *Proceedings of the American Philosophical Society* 1958; 102: 501-509.
87. Bowlby J. The nature of the child's tie to his mother. *International Journal of Psychoanalysis* 1958; 39: 350-371.
88. Bowlby J. *Attachment and Loss: Volume 1: Attachment.* Basic Books: New York, 1969.
89. Ainsworth MD, Blehar MC, Waters E *et al. Patterns of Attachment: A Psychological Study of the Strange Situation.* Lawrence Erlbaum: Hillsdale, NJ, 1978.
90. Fries ABW, Ziegler TE, Kurian JR *et al.* Early experience in humans is associated with changes in neuropeptides critical for regulating social behavior. *Proceedings of the National Academy of Sciences of the United States of America* 2005; 102 (47): 17237-17240.
91. Fries ABW, Shirtcliff EA, Poliak SD. Neuroendocrine dysregulation following early social deprivation in children. *Developmental Psychobiology* 2008; 50 (6): 588-599.
92. Jones NA, Mize KD. Touch interventions positively affect development. In: L'Abate L (ed). *Low-Cost Approaches to Promote Physical and Mental Health: Theory, Research and Practice.* Springer-Verlag: New York, 2008; 353-370.
93. Johnson DE, Aronson JE, Federici R *et al.* Profound, global growth failure afflicts residents of pediatric neuropsychiatric institutes in Romania. *Pediatric Research* 1999; 45:126A.
94. Smyke AT, Koga SF, Johnson DE *et al.* The caregiving context in institution-reared and family-reared infants and toddlers in Romania. *Journal of Child Psychology and Psychiatry, and Allied Disciplines* 2007; 48 (2): 210-218.
95. Fox NA, Hane AA. Studying the biology of human attachment. In: Cassidy J, Shaver PR (eds.). *Handbook of Attachment: Theory, Research, and Clinical*

Applications, 2nd edn. Guilford Press: New York, 2008: 217-240.

96. Feng X, Wang L, Yang S *et al.* Maternal separation produces lasting changes in cortisol and behavior in rhesus monkeys. *Proceedings of the National Academy of Sciences of the United States of America* 2011; 108 (34): 14312-14317.
97. Suomi S. Touch and the immune system in rhesus monkeys. In: Field T (ed). *Touch in Early Development.* Lawrence Erlbaum: Mahwah, NJ, 1995: 53-65.
98. Harmon K. How important is physical contact with your infant? *Scientific American.* http://www.scientificamerican.com/article.cfm?id=infant-touch (accessed 11 September 2011).
99. Albers LH, Johnson DE, Hostetter MK *et al.* Health of children adopted from the Soviet Union and Eastern Europe: Comparison with preadoptive medical records. *Journal of the American Medical Association* 1997; 278: 922-924.
100. Goldfarb W. Variations in adolescent adjustment of institutionally reared children. *American Journal of Orthopsychiatry* 1947; 17: 449-457.
101. Bos K, Zeanah CH, Fox NA *et al.* Psychiatric outcomes in young children with a history of institutionalization. *Harvard Review of Psychiatry* 2011; 19 (1): 15-24.
102. Winnicott DW. *The Child, the Family, and the Outside World.* Perseus Publishing: Cambridge, MA, 1987.
103. Prescott JW. Deprivation of physical affection as a primary process in the development of physical violence. In: Gil DG (ed). *Child Abuse and Violence.* AMS Press: New York, 1979: 66-137.
104. Prescott JW. Somatosensory affectional deprivation (SAD) theory of drug and alcohol use. In: Lettieri DJ, Sayers M, Pearson HW (eds.). *Theories on Drug Abuse: Selected Contemporary Perspectives.* National Institute on Drug Abuse, Department of Health and Human Services: Rockville, MD, 1980: 286-296.
105. Pederson CA. Biological aspects of social bonding and the roots of human violence. *Annals of the New York Academy of Sciences* 2004; 1036:106-127.
106. Erikson EH. *Childhood and Society.* W.W. Norton & Co.: New York, 1950.
107. Erikson EH. *Identity: Youth and Crisis.* W.W. Norton & Co.: New York, 1968.
108. Ainsworth MDS, Bell SM, Stayton DJ. Infant-mother attachment and social development: Socialization as a product of reciprocal responsiveness to signals. In: Richards M (ed). *The Integration of the Child into a Social World.* Cambridge University Press: London, 1974: 9-135.
109. Schaffer HR, Emerson PE. The development of social attachments in infancy. *Monographs of the Society for Research in Child Development* 1964; 29 (3): 5-75.
110. Andrea N, Kirkland J. Maternal sensitivity: A review of attachment literature definitions. *Early Child Development and Care* 1996; 120: 55-65.
111. De Wolff M, van Ijzendoom MH. Sensitivity and attachment: A meta-

analysis on parental antecedents of infant attachments. *Child Development* 1997; 68: 571-591.
112. Main M, Kaplan N, Cassidy J. Security in infancy, childhood, and adulthood: A move to the level of representation. *Monographs of the Society for Research in Child Development* 1985; 50 (1-2): 66-104.
113. Murray L. The impact of postnatal depression on infant development. *Journal of Child Psychology, Psychiatry and Allied Disciplines* 1992; 33: 543-561.
114. Crockenberg SB. Infant irritability, mother responsiveness, and social support influences on the security of infant-mother attachment. *Child Development* 1981; 52 (3): 857-886.
115. Gillath O, Shaver PR, Baek JM *et al.* Genetic correlates of adult attachment style. *Personality and Social Psychology Bulletin* 2008; 34 (10): 1396-1405.
116. Ooi YP, Ang RP, Fung DSS *et al.* The impact of parent-child attachment on aggression, social stress and self-esteem. *School Psychology International* 2006; 27 (5): 552-566.
117. Fonagy P, Target M, Gergely G. Attachment and borderline personality disorder. A theory and some evidence. *Psychiatric Clinics of North America* 2000; 23 (1): 103-122, vii-viii.
118. Bowlby J. *The Making and Breaking of Affectional Bonds.* Tavistock: London, 1979.
119. Steele H, Steele M, Fonagy P. Associations among attachment classifications of mothers, fathers, and their infants. *Child Development* 1996; 67 (2): 541-555.
120. Gallo LC, Smith TW, Ruiz JM. An interpersonal analysis of adult attachment style: Circumplex descriptions, recalled developmental experiences, self-representations, and interpersonal functioning in adulthood. *Journal of Personality* 2003; 71 (2): 141-181.
121. Grossmann K, Grossmann KE. The impact of attachment to mother and father at an early age on children's psychosocial development through young adulthood. In: Tremblay RE, Barr RG, Peters RDeV *et al.* (eds.). *Encyclopedia on Early Child Development [online].* Centre of Excellence for Early Child Development: Montreal, Quebec, 2009:1-8.
122. Priel B, Shamai D. Attachment style and perceived social support: Effects on affect regulation. *Personality and Individual Differences* 1995; 19 (2): 235-241.
123. Piaget J. *The Construction of Reality in the Child.* Basic Books: New York, 1954.
124. Akhtar S. Object constancy and adult psychopathology. *International Journal of Psychoanalysis* 1994; 75: 441-455.
125. Mahler MS. On the significance of the normal separation-individuation phase: With reference to research in symbiotic child psychosis. In: Schur M (ed). *Drives, Affects and Behavior,* Vol. II. International Universities Press, Inc.: New York, 1965:161-169.

126. Burland JA. Splitting as a consequence of severe abuse in childhood. *Psychiatric Clinics of North America* 1994; 17 (4): 731-734.
127. Aschersleben G, Hofer T, Jovanovic B. The link between infant attention to goal-directed action and later theory of mind abilities. *Developmental Science* 2008; 11 (6): 862-868.
128. Meins E. The effects of security of attachment and material attribution of meaning on children's linguistic acquisitional style. *Infant Behavior and Development* 1998; 21 (2): 237-252.
129. Fonagy P, Target M. Attachment and reflective function. *Development and Psychopathology* 1997; 9: 679-700.
130. Sharp C, Fonagy P, Goodyear IM. Imagining your child's mind: Psychosocial adjustment and mothers' ability to predict their children's attributional response styles. *British Journal of Developmental Psychology* 2006; 24:197-214.
131. Meins E. *Security of Attachment and the Social Development of Cognition.* Psychology Press: Hove, 1997.
132. Stern DN. Mother and infant at play: The dyadic interaction involving facial, vocal and gaze behaviors. In: Lewis M, Rosenblum LA (eds.). *The Effect of the Infant on Its Caregiver.* John Wiley & Sons, Inc.: New York, 1974.
133. Stern DN. *The Interpersonal World of the Infant: A View from Psychoanalysis and Developmental Psychology.* Basic Books: New York, 1985.
134. Stem DN. Affect attunement. In: Call JD, Galenson E, Tyson RL (eds.). *Frontiers of Infant Psychiatry,* Vol. II. Basic Books: New York, 1985: 3-14.
135. Ornstein PH. Chronic rage from underground: Reflections on its structure and treatment. In: Cooper AM (ed). *Contemporary Psychoanalysis in America: Leading Analysts Present Their Work.* American Psychiatric Publishing, Inc.: Washington, DC, 2006: 449-463.
136. Kohut H. Thoughts on narcissism and narcissistic rage (1972). In: Ornstein PH (ed.). *The Search for the Self,* Vol. II. International Universities Press, Inc.: New York, 1978:615-658.
137. Stern DN. *Diary of a Baby: What Your Child Sees, Feels, and Experiences.* Basic Books: New York, 1990.
138. Fonagy P, Gergely G, Jurist E *et al. Affect regulation, Mentalization, and the Development of the Self.* Other Press: New York, 2002.
139. Gergely G, Fonagy P, Target M. Attachment, mentalization, and the etiology of borderline personality disorder. *Self Psychology* 2002; 7 (1): 61-72.
140. Beebe B, Stern DN. Engagement-disengagement and early object experiences. In: Freedman M, Grand S (eds.). *Communicative Structures and Psychic Structures.* Plenum Press: New York, 1977: 35-55.
141. Beebe B, Sloate P. Assessment and treatment of difficulties in mother-infant attunement in the first three years of life: A case history. *Psychoanalytic*

Inquiry 1982; 1(4): 601-623.
142. Wallin DJ. *Attachment in Psychotherapy.* Guilford Press: New York, 2007.
143. Lyons-Ruth K. Implicit relational knowing: Its role in development and psychoanalytic treatment. *Infant Mental Health Journal* 1998; 19 (3): 282-289.
144. Stern DN, Sander LW, Nahum JP *et al.* Non-interpretive mechanisms in psychoanalytic psychotherapy: The "something more" than interpretation. *International Journal of Psychoanalysis* 1998; 79: 903-921.
145. Beebe B, Lachman F. *Infant Research and Adult Treatment: Co-constructing Interactions.* Analytic Press: Hillsdale, NJ, 2005.
146. Lewis M, Volkmar F. *Clinical Aspects of Child and Adolescent Development.* Lea and Febiger: Philadelphia, 1990:170-192.
147. Freud S. Three essays on the theory of sexuality. In: Strachey J (ed). *The Standard Edition of the Complete Psychological Works of Sigmund Freud, Volume VII (1901-1905): A Case of Hysteria, Three Essays on Sexuality and Other Works,* Hogarth Press: London, 1905:123-246.
148. Sophocles. *The Three Theban Plays.* Penguin Books: New York, 1982.
149. Freud S. Letter 46 extracts from the Fliess papers. In: Strachey J (ed). *The Standard Edition of the Complete Psychological Works of Sigmund Freud, Volume I (1886-1899): Pre-Psycho-Analytic Publications and Unpublished Drafts,* Hogarth Press: London, 1896:265.
150. Isay R. *Being Homosexual: Gay Men and their Development.* Farrar Straus Giroux: New York, 1989: 29-30.
151. Anisfeld L, Richards AD. The replacement child: Variations on a theme in history and psychoanalysis. *Psychoanalytic Study of the Child* 2000; 55: 301-318.
152. Freud S. The neuro-psychoses of defence. In: *The Standard Edition of the Complete Psychological Works of Sigmund Freud, Volume III (1893-1899): Early Psychoanalytic Publications.* Hogarth Press: London, 1962: 41-61.
153. Moore BE, Fine BD. *Psychoanalytic Terms and Concepts.* Yale University Press: New Haven, 1990:133-135.
154. Roiphe H, Roiphe A. *Your Child's Mind.* St. Martin's Press: New York, 1985.
155. Erikson E. *Childhood and Society,* 2nd edn. W.W. Norton & Co.: New York, 1963.
156. Piaget J. *The Child's Conception of the World.* Harcourt, Brace: New York, 1929.
157. Leventhal BL, Dawson K. Middle childhood: Normality as integration and interaction. In: Offer D, Sabshin M (eds.). *Normality and the Life Cycle: A Critical Integration.* Basic Books: New York, 1984: 30-75.
158. Rubin Z. *Children's Friendships.* Harvard University Press: Cambridge, MA, 1980.
159. Espelage DL, De La Rue L. School bullying: Its nature and ecology.

International Journal of Adolescent Medicine and Health 2011; 24 (1) 3-10.

160. Friedman RC, Downey JI. *Sexual Orientation and Psychodynamic Psychotherapy: Sexual Science and Clinical Practice.* Columbia University Press: New York, 2002.
161. Pruitt D. *Your Adolescent.* HarperCollins: New York, 1999.
162. Walsh BT. Eating disorders. In: Tasman A, Kay J, Lieberman JA, *et al.* (eds.), *Psychiatry,* 3rd edn. Wiley-Blackwell: Chichester, 2008:1609-1625.
163. Kosten TR. General approaches to substance and polydrug use disorders. In: Tasman A, Kay J, Lieberman JA, *et al.* (eds.). *Psychiatry,* 3rd edn. Wiley-Blackwell: Chichester, 2008: 957-970.
164. Suarez-Orozco C. Understanding and serving the children of immigrants. *Harvard Educational Review* 2001; 71 (3): 579-589.
165. Newcomb MD, Scheier LM, Bentler PM. Effects of adolescent drug use on adult mental health: A prospective study of a community sample. *Experimental and Clinical Psychopharmacology* 1993; 1: 215-241.
166. Valliat GE. *Aging Well: Surprising Guideposts to a Happier Life from the Landmark Harvard Study of Adult Development.* Little, Brown and Company: New York, 2003.

第四部分

联　系

引　言

重要概念

进行一个心理动力学个案概念化的最后一步是将问题和模式与过去经历相联系，去构建一个关于个体成长的假设。

对于联系，我们要：

- 将我们所描述和回顾的东西聚焦于来访者最有困难的领域和发展中最有问题的方面。
- 用与发展有关的组织思路建立联系。

当阐述心理动力学个案概念化时，需要指明我们所说的联系是假设的，而不是事实。

建立**联系**的方式最终会指导我们的治疗。

此时在这本书中，大家已经了解了如何描述问题和模式以及如何掌握一段完整的成长经历。但是，正如我们在第一章提到的，当我们进行个案概念化时，我们不仅要报告成长经历，更要形成个体经历如何导致其特有问题和模式的假设。说到这里，让我们回顾一下第二章中A女士的例子。这位43岁的女士向Z治疗师寻求治疗，因为总是担心她的丈夫会离开她。在Z治疗师形成评估的过程中，她发现尽管A女士才华横溢，但却无法给予自己积极评价。这种不一致使Z治疗师十分惊奇，为什么A女士对自己抱有这样的态度。之后，当Z治疗师跟她谈到成长经历时，她了解到A女士的母亲是一个世界闻名的科学家，她时常批评女儿对科学完全没有兴趣，并偏爱成为了物理学家的儿子。Z治疗师便形成了一个早期假设，认为A女士有一个无意识的、不适应的自我认知方式与自尊调节方式，这可能是导致她与自己母亲的关系出现问题的原因。

Z治疗师是如何形成这个假设的？这并不神奇。当然，在她了解A女士的问题与模式的过程中，她问了自己一个问题：

为什么这个才华横溢的女人有如此低的自我评价？

因为Z治疗师是以心理动力学派的方式来思考的，所以她分析A女士有自尊调节的困难，这可能反映了在潜意识里她对自我和能力过于严苛的认识。这使得Z治疗师对她的问题有了一个局部的解读。但是Z治疗师知道，如果想帮A女士制订一套解决她低自尊问题的方案，她必须要懂得这些潜意识的自我感知失调是如何以及为何形成的。为了解答这些问题，Z治疗师再次回顾了A女士的成长经历和其他一些事情，了解到她与挑剔、轻视自己的母亲关系紧张。之后她运用了一个关于发展的组织思路——将模式与经历相联系，即失调的自我感知往往与个体生命早期跟轻视、挑剔的父母的关系有关。通过描述、回顾、联系，她形成了一个关于为什么A女士对自己有低评价的假设——一个心理动力学的个案假说。

关注个案概念化

这个例子简要地说明了这一过程。Z治疗师很容易地将模式与经历联系到一起，正如我们所看到的，A女士仅仅介绍了一种模式和她过去经历的一方面。然而在现实的临床情境中，这个过程会十分复杂。读完整本书你会了解到，人们思考过、感觉过、做过很多事情，他们的过去是十分漫长且复杂的。我们不可能对他们功能的每一个方面都形成假设或者将他们过去的每一时刻都与成长联系在一起。但更重要的是，这样做对于帮助他们是没有益的。个案概念化的初级目标是指导治疗。一个宽泛的过于概括性的个案假设，并不能为我们的治疗提供指引，但是有针对性的个案概念化可以。为建立联系做准备包括，将我们**描述**和**回顾**的东西聚焦于最重要的"连接点"，我们可以做这样一些事情：

关注描述

一旦我们对一个人有了整体的感觉，我们就需要去关注我们认为最重要、最需要了解的方面。这些通常也是关系到一个人遇到的、问题最大的领域。一个有效的方法是尝试问一个焦点问题，即关于心理动力学个案概念化，我们最想要知道的问题。让我们用两个简短的例子来进行说明：

B先生，50岁，他表示自己目前在工作上遇到了一些麻烦。他说，尽管他在工作上表现得很出色，但他的老板总是打压他。他说同事们最开始看起来很好，但是慢慢地你会发现，他们不

> 过也是像其他人一样自私，相关的事情在工作中经常发生。B先生没有朋友，独自一个人生活。他告诉自己的治疗师，“投资在别人身上是愚蠢的”。

> C先生，50岁，他表示自己目前在工作上遇到了一些麻烦。他非常喜欢自己的工作，但是他不确定自己一生究竟想追求什么。“我已经做这项工作很多年了，我非常擅长它，但是这就是我生活的激情吗？我非常的疑惑。”他说，在他刚刚成年的时候，自己不假思索地进入了与哥哥同样的行业，但是他现在开始怀疑，“我是不是应该为我的后半生做一些其他的事情？但是又该做什么呢？”

B先生和C先生目前都在工作上遇到了麻烦，但是，B先生最大的问题是他对别人的不信任(焦点问题是：“为什么B先生不能够信任别人”)，而C先生最大的问题是在自我同一性领域(焦点问题是：“为什么C先生对自己的生活追求如此的不确定”)。尽管他们的抱怨表面上看起来很相似，真正的问题却是截然不同的 。因此，针对B先生和C先生，我们的问题、我们构建的个案假说以及我们的治疗都会完全不同。

只关注一个或者至多两个领域是非常值得尝试的，尽管这种方法也许不是永远可行。当一个人有全方面的困扰时，个案概念化会变得更加困难。这时候，焦点问题也许就会变成“为什么他 / 她会在如此多的方面都存在困扰？”

关 注 回 顾

在描述中，一旦我们对一个人的全部过往有了感觉，就应该开始关注成长中的哪一个要点最可能破坏或者支持其健康的发展。心灵创伤、分离、问题性的人际关系和情感/认知障碍都可能会破坏发展，而安全的关系、心灵创伤的痊愈和良好的认知功能都可以促进健康发展。总结每一生活阶段的问题性和成长支持性的重点，都会让我们对来访者的成长经历有一个概括性的认识，并为联系成长经历和问题、模式提供有价值的线索。

在思考如何关注成长中的重要时刻时，要谨记，整体性的功能问题更倾向于早出现，而更加具有局限性的问题倾向于晚出现（详见第三部分的介绍）。当然这并不是永远正确的，因为像复原力和后续发展中的修复（比如新的关系和心理治疗）这样的保护性因素会减轻早期问题的影响，但是不能否认这仍然是具有研究价值的。

运用有关发展的组织思路建立联系

最后，我们需要在来访者的主要问题与其成长中的重要事件间建立联系。这是我们在将过往经历转换为个案概念化的过程中至关重要的一步，是我们对问题的原因产生想法的时刻。在这重要的一步中，我们需要运用关于发展的组织思路。这些思路能够将我们看到的成年来访者成长中发生的事情如何导致问题和行为模式的过程规范化。这能帮助我们回答如下问题：

早期创伤可能会如何导致情感控制问题？

童年的沮丧可能会如何导致自尊调节问题？

童年母爱缺失可能会如何导致成年后的人际关系问题？

一个善解人意的母亲可能会如何帮助孩子在大学中努力克服分手所带来的问题？

与父母关系过于亲近可能会如何导致性压抑？

很多与发展有关的组织思路都能帮我们将一个人的成长经历与其成年后的思维、情感和行为方式联系在一起。这些组织思路给出了不同的方法来解释一个人的先天遗传因素和后天培养因素会如何导致其成年后的问题和模式。我们通过以下几个方面来将问题、模式与成长经历联系起来：

- 创伤经历
- 早期认知与情绪问题
- 冲突和防御
- 与他人的关系
- 自体的发展
- 早期依恋模式

在建立联系的过程中，我们纵观所有的组织思路，选择那些能够帮助我们在来访者的模式与成长过程中有效建立联系的组织思路。我们可以在一个个案概念化的过程中运用多个组织思路，也可以在不同的个案概念化的过程中运用不同的组织思路。第四部分的每一章都分别阐述了一个关于发展的组织思路，因此在进行个案概念化时，会有大量的组织思路可供你选择。

如此多的组织思路——我们如何选择？

有多少关于发展的组织思路，就有多少将来访者的模式与成长经历联系在一起的方式。治疗师在进行心理动力学个案概念化时，要依靠很多变量来选择建立联系的方式，包括来访者讲述他/她的故事的方式和临床情况的需要。有许多的临床情况可以很好地被一些特别的发展概念所解释，我们在这部分的每一章里都总结了这样的临床案例。然而，只有从描述的信息与成长经历开始，接着去选择与发展有关的组织思路才具有意义，而不反过来先选择一个你所偏爱的组织思路。尽量避免从与发展有关的组织思路中寻找来访者过往的行为——这会使得个案概念化出现偏差。举个例子，两个人有情感调节困难，其中一个的父母有辱骂虐待行为，另一个的父母有抑郁症的早期表现——尽管他们的问题相似，但是对他们的心理动力学个案概念化也许会归结于两种不同的与发展有关的组织思路。

写下一个心理动力学个案假设

尽管不用把心理动力学个案概念化过程中的每一点都写下来，但我们还是建议你按时间顺序记录下一些从描述、回顾和联系中获取的信息。在写的过程中，需要考虑早期成长经历可能会对后期发展产生怎样的影响。例如，早期自尊的问题可能会怎样影响青春期的自我同一性整合，早期二人关系中牢固的信任如何帮助一个人度过之后的心理创伤，或者儿童中期的竞争问题如何影响成年早期的事业发展。首先写下一个能够略述焦点的概要，然后对个体每个生活阶段的发展方式做出评论。在第四部分的结尾，你可以看到一个治疗师是如何整合一套完整的心理动力学个案假说的，还能读到他的叙述。

在你写个案假说的时候，要记住我们建立的成长经历与成年后问题模式之间的联系是假设的，它们是基于对来访者的发展性研究和经验性工作得到的最好的猜测，而非事实。设计这些联系是为了使我们更好地理解来访者，使来访者更好地理解自己，从而引导治疗。因此，关于联系的语言要反映出这一点。当我们建立联系时，要尽量使用像“或许”和“可能”这样的词或者像“这可能是”和“大概是这样”之类的短语。例如：

> D先生自尊的问题是由于长期的情绪失控和缺少父亲的认可而引起的。

这句话与

> D先生长期情绪低落和得不到父亲积极反馈的报告显示，这些可能是导致他难以维持和调节自尊的原因。

是完全不同的。第二句清晰地表现出 D 先生的自尊问题与过往因素之间的联系是一种假设，不是确定的事实。

一直使用与发展有关的组织思路

当你非常熟悉如何进行个案概念化之后，你不需要总是有意识地考虑并更换不同的组织思路。这应该成为你诊断来访者时的一种自动的思考方式。然而，当你学习进行个案概念化时，我们建议你对每个来访者都认真考虑所有的组织思路，之后再决定哪些思路能够更好地帮助你形成关于个体发展的假设。

联系指导治疗

将成年来访者的问题和模式与他们独特的成长经历相联系的方法可以指导我们的治疗。如果我们要将成年期的问题与早期心理创伤联系起来，就需要帮助来访者了解他们的创伤经历并且让这些受伤的成长历程得到修复。如果我们将问题与无意识冲突和防御联系起来，就需要帮助来访者形成更加灵活的应对方式来处理它们。如果我们要将问题和与他人的关系联系在一起，就需要帮助来访者形成新的关系模式。我们所进行的个案概念化指导着我们的治疗目标、倾听来访者的方式和干预方式（详见第三章）。总的来说，我们可以通过以下两点来帮助我们的来访者：(1) 使他们认识到自身发展和功能上有问题的方面；(2) 帮助他们形成新的、更健康的功能。我们会在本部分的每一章逐一讨论这些问题。

接下来要讲的内容

在第四部分的每一章，我们会从以下方面来介绍每一个关于发展的组织思路：

- 组织思路的基础
- 在哪种临床情境下该组织思路最有效
- 使用这种组织思路进行个案概念化的案例
- 用这种组织思路进行联系来指导治疗的途径

请注意，这些章节中的案例也呈现了描述和回顾的部分，这两部分内容在前面的章节中已经详细讨论过，因此在这部分的章节中仅包含了主要的问题和关键的发展点。

现在，让我们开始了解第一个有关发展的组织思路——将问题和模式与创伤经历联系在一起。

建议活动

认真思考 A 先生和 B 女士的案例，你会分别将哪一点看作他们的主要问题，为什么？焦点问题可能是什么？

A 先生，29 岁，和女朋友住在一起。他告诉治疗师，自己现在不确定是否要与女朋友分手。他说她总想无休止地占用他的时间以此来控制他的生活，而且她不知道男人究竟想要什么。他还抱怨在最近几个月，她每周只想过两次性生活。A 先生是一位不太成功的独资企业家。“我不能够容忍与他人一起共事。”他解释道，“大多数人都是白痴。”当治疗师认为他的女朋友也许只是享受和他在一起的时光时，他说：“我不相信你竟然这样说。难道你没有听我说什么吗？”

评价

A先生似乎在心理化和共情方面存在困难。他不能够想象他的女朋友和治疗师有着和他不一样的想法与感觉。这也降低了他认识自己和他人的能力。可能的焦点问题包括：“为什么A先生不能够考虑他人的看法和感受”和“为什么A先生缺少共情”。

B女士，21岁，大学生。她对于大学的功课总是充满焦虑。她与父母的关系很近，也有许多的朋友，一些朋友也想在课业上帮助她。“我只是不能安排出条理。”她说，“我总是弄得满屋子都是作业纸，不知道从何下手。”她高中时成绩很好，因为请过家教。她不能够放松下来，并且压力也威胁到了她与朋友的友谊。

评价

B女士似乎在认知方面遇上了难题。测验需要准确理解问题，但这也可能是由于学习能力的缺失，或者是在决策和工作安排上存在问题。她不能放松下来以及友谊方面的问题似乎可以清晰地与早期认知障碍建立关联。一个可能的焦点问题也许是“为什么B女士在保持条理性方面存在困难？”

第十三章

创伤经历

重要概念

如果一个人的成长过程中有明显的创伤经历，我们就可以将成年期的问题和模式的发展与创伤的影响联系起来。

创伤是指十分有压力并且具有破坏性的事件对人形成打击的经历。

创伤可以影响人各方面功能的发展。

当来访者存在以下方面的问题时，在进行心理动力学个案概念化的过程中联系创伤经历的影响十分有效：

- 自我体验
- 情感调节与冲动控制
- 压力适应
- 形成并保持安全型依恋

人生中总是包含各种创伤性事件，从童年遭虐待和忽视这类的个人创伤，到纳粹大屠杀、“9·11”事件和自然灾害这类的影响全人类的大灾难。我们理所当然地认为创伤经历会对人造成心理上的影响。为什么会这样呢？创伤经历影响个体发展的理论可以帮助我们在一个人的创伤经历与其性格和问题模式之间建立联系。

什么是创伤经历？

心理创伤可以被定义为经历了非常有压力的、令人不安的、暴力事件，使受害者十分绝望，并且压垮了其心理和生理能力使其无力应对[1,2]。《精神障碍诊断与统计手册第四版》（DSM- Ⅳ）将创伤经历定义为“一个人经历、目击或者面临的某个或某些事件，这些事件或与现实的死亡和重伤或死亡威胁有关，或者威胁到了自己和他人的身体健康。”对这些事件的反应包括强烈的恐惧、无助和极端厌恶[3]。创伤经历可能只涉及一个单独的事件或经历，也可能是在一定时期内承受着苦难或牺牲。

创伤经历影响发展的基础

精神健康领域的学者们在关于创伤如何影响发展的问题上争论了很久。其中最早期的心理动力学观点是弗洛伊德关于童年的性虐待可以导致成年后的生理症状及并发症的观点[4]。正如没有单一类型的创伤一样，也没有单一的关于创伤如何导致一个人性格与问题模式的观点。此外，目前的所有理论都认为创伤与心理危机不是一对一的。许多变量都可能影响一个人对于创伤性事件的处理方式：

- **创伤的范围与程度**——极度的和持久性的创伤经历，例如被关押在集中营中、童年时期严重的身体和性虐待或者长期处于战斗状态，都十分有可能给受害者造成长期的心理创伤。更多有局限性的创伤性事件，例如，在自然灾害中幸存下来、一场严重的意外或者是暴力犯罪事件，会造成多种可能的结果。

- **创伤出现的年龄**——童年的创伤会影响大脑的发育并且造成功能的整体性破坏。这不仅与创伤后应激障碍和其他焦虑症有关，还与情绪障碍、情感失调、依恋障碍、物质滥用以及学习成绩和社交关系问题有关[5-10]。已经有证据表明，童年期虐待与情感调节和压力反应的神经系统异常有关联[11-16]。动物研究表明，早期的母爱缺失或关爱剥夺会破坏通常由亲密接触与母婴情感交流所调节的神经系统，造成压力反应系统持续紊乱，并提高日后对压力和疾病的敏感性[17,18]。
- **复原力**——我们不知道创伤的影响程度和影响方式为何会因人而异。例如，创伤后应激障碍在创伤经历之后并不会普遍出现[19, 20]。易损性和面对创伤的心理复原力的个体差异会反映出神经或基因的特点，并会影响创伤后应激障碍症状发展的可能性[21, 22]。

创伤后应激障碍，正如其在美国《精神障碍诊断与统计手册第四版》中定义的一样，仅仅概括了人类面对创伤的反应的某些方面。换句话说，它只包括一系列特定的症状，包括二次创伤体验、逃避和麻木，以及过度反应。该领域的研究者已提出了一个新的诊断分类，名为复杂性创伤后应激障碍。它更加充分地描述了自我体验、自我调节和与他人关系中长久的创伤能够造成的影响[2,23]。这类障碍也被称为未特定型严重应激障碍（Disorder of Extreme Stress Not Otherwise Specified，DESNOS），这个概念断定童年经历了反复的个人创伤的人在情感与冲动、记忆与注意、自我感知、人际关系、躯体化和意义系统的调节方面，表现出了典型的问题模式。关于未特定型严重应激障碍作为一个症状范围的效度的争论超过了这本书的范围，因此当我们进行心理动力学个案概念化时，铭记创伤的普遍影响是十分重要的。

将问题和模式与创伤的影响联系起来

无论创伤发生在何时，运用创伤影响发展的概念都可以帮助我们将一个人的过往与成年后的问题与模式联系在一起。当我们使用创伤影响发展的相关概念进行个案概念化时，要将问题与模式追溯到个体对创伤性事件与情境的反应。这里列举了在哪些临床情境下联系创伤经历进行个案概念化是非常有效的：

自我体验的问题

受过创伤的孩子其形成清晰稳定的自体感的过程会受到严重的损伤，尤其是对于创伤出现较早，被父母或其他信任的成年人长期虐待的孩子来说。受虐待的孩子通常倾向于自责，而认识不到他们的看护者是不可靠的、剥削性的或暴力的。这样的错误归因可能反映出了孩子的认知局限性，这种局限性也成为了他们认识其他恐怖情境的方式。这种方式可能会一直存在并最终造成成年后的自我抨击或严重受虐倾向（详见第四章）。通常伴随创伤而来的深刻的内疚感与羞愧感可以持续到成年期并深深地影响自尊[23,25]。

成年期出现的创伤会干扰当前已形成的良好的自体感[26,27]。即便出现得较晚，创伤也可能会给一个人造成人生或世界出现分水岭的感觉——形成“创伤的”和“无创伤的”，或者“创伤前的”和“创伤后的”视角，这个分水岭可能很难再被击碎。

案例

A 先生，32 岁，因长期自尊问题和难以建立恋爱关系而接受心理治疗。他一直觉得自己是个“局外人”，跟家里人和很多同辈都不一样。他很容易觉得羞愧、羞耻或者有负罪感，特别是当他自己没有达到自己预期的高标准或在社会上没有取得成功时。他和他的治疗师尝试在他的早期家庭生活中寻找这种模式的起源。A 先生曾是一位安静、聪明、积极的学生，而他的父母和兄弟姐妹则外向、好动、不重视知识学习。尽管家人都是很虔诚的教徒，但 A 先生从上大学起就不去教堂了，并认为自己是个无神论者。在为期六个月的心理治疗中，A 先生告诉治疗师，在他 9—11 岁时，曾被他们家教堂里的牧师性虐待。他说自己羞于跟其他人讨论这件事，但知道自己的很多痛苦感都源于此。

A 先生存在的问题与模式可能来自于多个发展性根源。然而，曾被一个信任的成年人性虐待，并长年隐瞒着这样一个羞耻的秘密，很有可能加重他的“异类”感和自尊问题。

情感与冲动调节的问题

创伤会导致长久的情感调节与冲动控制问题。如上所述，童年时期的创伤性应激与成年期精神病学症状和障碍的发展有关，包括抑郁、自杀、创伤后应激障碍和焦虑症、人格障碍、以及愤怒与性冲动的调节问题等其他一些障碍 [7-9,28]。

存在创伤后应激障碍的来访者通常忍受着强烈的情感和身体上的过度反应或情感迟钝麻木。对于那些不符合创伤后应激障碍标准，或不承认存在创伤经历的来访者来说，这些形式的情感失调可能会被诊断为原发性情感障碍（primary affective disorder）或者边缘性人格障碍。朱迪思•赫尔曼（Judith Herman）在她的成名作《创伤与恢复》（*Trauma and Recovery*）中提到，许多被诊断为边缘性人格障碍的来访者都曾被虐待过，这类障碍所表现出的情感不稳定更应该被看作长期创伤的后果[2]。

创伤人群中另一个常见的临床现象是故意自我伤害或自残，它可能与创伤诱发型情感失调有关。这类行为在童年受虐待以及经常需要缓解焦虑、抑郁或分裂等情感危机的人群中更常见，如割伤或烧伤自己[28,29]。

案例

B女士，23岁，在自杀未遂就医期间接受连续的心理治疗。她在与男友分手后感到极度的绝望，然后就一冲动吞下了室友的一整瓶抗抑郁药。B女士称她在青春期早期有一段“情绪波动”，有滥用酒精和毒品、割伤皮肤、暴饮暴食等行为。尽管拥有这些症状，B女士还是在一年前大学毕业后，从事了一份电脑程序员的工作。她讲述了自己在6—12岁曾多次被继父性虐待的过往。他恐吓她如果向任何人讲了这个“秘密”，就会杀掉她。多年之后，在她的母亲与继父分开后，她才向自己的母亲讲述了这件事。在被虐待期间，B女士经常身体不适，在学校的表现也很糟糕。她开始在青春期早期尝试毒品，并同时拥有多位性伴侣。B女士说自己的情感生活就像“过山车”，时而愤怒、悲伤、焦虑，时而空虚、麻木。因为不习惯向他人表达自己的感受和想法，她通常“采取某种行动”来控制痛苦情绪。

童年长期的性虐待经历可能影响了B女士忍受和调节痛苦和不适感的能力。曾经被要挟对虐待事件保密的经历，可能导致她面对压力时，选择采取行动，而不是交流沟通。这种着眼于创伤经历，进而进行心理动力学个案概念化的方法，在临床上对B女士这种情况十分有效。

人际关系的问题

创伤经历也会在许多方面影响人们与他人建立关系的能力。信任能力尤其容易因他人造成的创伤而受损。童年早期的虐待，尤其是来自家庭成员或看护者的虐待，会影响孩子形成安全型依恋的能力（详见第十八章）[5,6,10]。在正常的发展中，孩子与一个始终如一的、钟情的、感情投入的看护者间的相互影响会为今后健康关系的建立打下基础。而如果看护者暴力、冷漠或不能在其他暴力的成年人面前保护孩子，孩子们就可能无法信任他人并形成安全型依恋。成年之后，他们也许会持续地面临一些问题，从普遍缺乏信任感或偏执到在建立亲密关系时出现具体问题（详见第五章）。

案例

C先生，85岁，因为拒绝接受可以进一步确诊他胸部的一个可疑肿瘤的X光诊断而来到心理诊所。C先生告诉治疗师，他知道这可能是癌症，但是又说，“如果这真的是癌症，他们能为我做什么？做什么都没有用，所以我为什么要确诊它？”C先生的儿子陪他来接受治疗，他说他的父亲从来不向他人寻求帮助或者依靠他人，他凭借自己的力量在生意上取得了成功，为此他十分自豪。在第二次世界大战期间，C先生还是一个孩子，他清晰地记得，邻居眼睁睁地看着他们被纳粹带出房子并被送进了集中营。在集中营里，他与自己的父母和兄弟姐妹失散，亲人们全部被杀害。

C先生在大屠杀中幸存下来，并在成年后为自己创造了成功的人生，他有一个根深蒂固的想法，即他人都不能帮助他或解救他于危难之中。早期生活中的可怕的事实使他很难相信目前还有人能够帮助他。将C先生的信任困难与他早期的创伤经历联系起来，是对他的成长经历进行个案概念化的好方法。

适应的问题

压力适应困难与创伤的联系是十分有效的。事实上，创伤后应激障碍的特点之一就是对于外部刺激的一系列反常的反应。创伤后应激障碍患者可能会对能够唤起他们创伤经历的刺激反应过度，例如，飞机低飞或汽车熄火的声音。一些在没有创伤经历的人眼里很普通的压力，在那些有创伤经历的人眼里，可能就是格外有压力的。例如，一个在成长过程中总是目睹自己的母亲被父亲打的孩子，可能会特别反对任何形式的人际冲突。因为战争而流离失所的孩子，成年后在离开重要的人和地方时，会表现出极大的痛苦。

案例

D女士最近离了婚，有一个两岁的女儿。她在治疗中抱怨自己有严重的失眠，焦虑，无法好好完成工作。在孩子出生后不久，与她结婚五年的丈夫为了另一个女人离开了她，她称生活从此"分崩离析"。D女士认为自己应该"更好地应对"离婚，并说，"我并不像母亲离开父亲时那样的坚强。"D女士的父亲曾经虐待她的母亲和哥哥很多年，直到她的母亲从他父亲身边逃走了，甚至离开了这个国家，在D女士7岁时，她母亲带着两个孩子非法移民到美国。D女士说，尽管她知道父亲很暴力，但她仍记得自己儿时与他十分亲近。她说自己在与亲近的人分离时存在困难。

D女士当前关于失去和婚姻背叛的经历让她关于家庭暴力、家庭分裂和移民的创伤经历重演了。理解其中的联系有助于理解她目前的困难。

童年期虐待还可以破坏客体恒定性的发展(详见第十章)，这会导致人在日后依赖以分裂为基础的防御方式。通过与一个虐待或忽视孩子的看护者的消极方面分裂，受虐待的孩子能够继续相信他们可依靠的看护者好的一面，即使这样做代价很高。这个倾向可能会持续到成年并导致对于压力和人际交往冲突的缺乏适应性的反应[28,30,31]。

案例

在开始交往的前三个月里，E先生曾认为遇到他的女朋友是“发生在他身上的最美好的事”。然而，在她因为要照看离婚的姐姐的孩子而取消了一次约会之后，E先生认为她是个“可怕的说谎者”，并立即与她分手了。当还是个孩子的时候，E先生在母亲遗弃他们后，与父亲生活在一起。尽管他的父亲酗酒并十分忽视他，他仍然将父亲理想化为“拯救我生活的男人”并与他的父亲一起刻薄地抨击他的母亲。

被母亲抛弃并依靠忽视自己的父亲生活，E先生需要否定自己父亲的虐待行为才能够有被关怀的感觉。这可能使他坚持使用以分裂为基础的防御方式，不允许他人与自己有一点点不同。严格并持续地使用不合适的防御机制会阻碍创伤的恢复。

一个个案概念化的案例——与创伤经历建立联系

案例呈现

F女士，44岁，因为难以与他人保持关系以及长期的低自尊而寻求心理治疗。她说希望自己能够和一个男人建立长期的关系，甚至结婚。但是尽管她的爱情开头总是热情炙烈的，却从不会长过一年。尽管她的社交生活很丰富，有很多的熟人，但F女士说，“我没有真正的朋友，没有人是我可以倾诉的对象。”她称自己在选择朋友和爱人时都十分幼稚。“我总是选择错误的人选，他们总是逐渐显露出圆滑的、残忍的、自私的本性。”当她觉得自己被背叛或拒绝时，就会突然终止关系。F女士曾经尝试过几次治疗，但在几个月后，就会都对治疗师感到失望或愤怒。第二次面谈结束时，她对治疗者说，“你与我见过的其他治疗师不同——你十分聪明并能够很好地理解我。”

描述问题与模式（聚焦）

F女士在与他人保持关系方面存在困难。当她在亲密关系中遇到问题时，就会迅速与朋友和爱人进入一种紧张而肤浅的关系状态，然后就很容易受伤或生气。她对自己和他人的认识都很贫乏，并在很多时候不能够忍受他人细微的瑕疵或缺点。她经常选择那些会利用她极度渴望与他人联结的心理的人，因此她的关系缺少亲密性。她过度信任那些没有理由值得她信任的人们。关系的短期性表明她的依恋是不安全型的。

回顾成长经历

F女士是家里的独生女，在她的青少年中期，母亲被确诊为精神分裂症，并曾在F女士生活的大部分时间里间歇性精神病发作。她的父亲工作很忙经常不在家。F女士称她的母亲会“在不同的时候成为不同的人”。她的母亲有的时候会十分的慈爱并关注她，而有的时候也会变得暴力并虐待她——大声辱骂F女士，将她长时间锁在房间里并经常打她。她们住得很偏僻，附近没有其他住户，也没有经常走动的朋友或邻居。

将成长经历和问题/模式与创伤经历的影响联系在一起

F女士在与他人保持关系方面存在的困难可能与她不能够将自己与他人身上的好坏品质整合起来有关。这可能源于她童年与母亲在一起时的创伤经历。她母亲严重不一致且令人惧怕的行为使得F女士很难在与其他正常积极的人的关系中发展出完善的内部自体感。F女士需要将她印象中母亲好的方面与坏的方面分开，去适应母亲行为中令人困惑的波动。她容易被冷酷或有情感虐待倾向的人吸引可能与被童年经历所灌输的预期有关，即要对他人形成安全感受，受虐待是必须付出的代价。

用创伤经历的思路引导治疗

理解来访者的问题 / 模式与创伤经历的关系对于制订一个诊断和治疗计划是至关重要的。来访者能够从与心理健康专家讨论经历的过程中大大获益，这些专家可以耐心地、不做任何评判地倾听他们。通常，我们是与来访者讨论创伤经历的第一个人。如果我们给予他们时间，他们的故事便会一点一点浮现。承认创伤对他们的影响表明，我们愿意去倾听，我们可以建立一种安全和信任的氛围，这对于帮助来访者开始治疗是至关重要的。久而久之，他们对于我们的信任同样可以帮助他们提升信任他人的能力，形成安全的依恋，并对自己和他人产生完整的感知。把我们的个案假设与他们分享，可能会增强他们对于那些影响生活的创伤经历的理解。

案例

G女士是一位28岁的行政助理，在经历了多次焦虑发作后接受治疗。她刚刚换了一个新工作。她告诉治疗师，她感觉自己受到了六十多岁的男老板的恐吓。她觉得自己十分神经质并在工作时十分紧张，她没有食欲，并经常在半夜被噩梦惊醒。G女士的父亲会以辱骂（偶尔用体罚）的方式虐待自己的孩子，G女士和她的兄弟姐妹在父亲身边总是过着如履薄冰的日子，不知道何时会突然触发他的脾气。治疗师问G女士在她新老板身边的感觉是否与待在父亲身边的感觉很相似，G女士回答，"是的，我有一种他随时会冲我咆哮的恐慌感。"

将G女士童年时的创伤性恐惧经历与她当前的境况联系起来，可能会帮助她理解自己当前的情感反应，并帮助她找到一个新的适应方式。

建议活动

你会怎样描述以下两个人对于自己创伤经历的反应方式？

A女士是一位75岁的犹太人，因为轻度抑郁来向你咨询。6年前退休后，她觉得有些失落，不太明确自己在生活中扮演的角色，一直在寻找改善的方式。她有4个子女和12个孙子女。A女士出生在一个东欧国家，在她7岁的时候，她的家人被纳粹逮捕并关入了集中营。他的父母与哥哥在集中营中丧生，她与姐姐幸存了下来。集中营被盟军解放后，A女士在12岁时与姐姐移民到了美国。在她退休后，A女士决定写一本关于她在大屠杀中的经历的回忆录。她能幸存下来是一个奇迹，是生命的礼物。她认为记录下她所目睹的事情是很重要的，并且写下这些事可以帮助她将早年经历与现在的自己整合在一起。她参加了多次写作课程，很享受听课过程，也认识了一些有趣的人。她还问你是否想读一读她的回忆录。

B先生，75岁，在妻子的陪同下来找你进行咨询。他妻子告诉你，B先生一生都处于抑郁状态，但前几年抑郁突然变得严重了。她说他几乎不跟自己说话，也很少离开房子，大多数时间都是在阅读关于历史的书籍。B先生说，"我的确是抑郁的，看看我所过的生活。谈论它有什么意义呢？我只想让所有人都离我远一点。"B先生出生在一个东欧国家，父母是犹太人。在他6岁的时候，他的家庭试图逃离祖国躲避纳粹，但不幸的是他们被逮捕并被关进了集中营。他的父母被杀害了，他和弟弟幸存了下来。几年后他们移民去了美国。B先生说，尽管他结婚了，也有了孩子，并成为了一个成功的商人，但他仍觉得自己的一生都只是在假装做一个"正常人"。他说，他相信人生是没有意义的，他不会相信除了他妻子之外的任何人，未来也是同样没有希望的。

评价

尽管A女士和B先生有着相似的难以想象的创伤性过往，但是他们对于这段经历的反应是截然不同的。虽然他们在之后的生活中都产生了抑郁情绪，但A女士的抑郁程度要远远低于B先生。同样是探讨人生的意义，他们形成的却是不同的态度。这种不同可能源于他们对早期创伤经历的不同反应，也可能与他们先天的气质、心理复原力以及他们与他人的早期关系有关。A女士似乎有能力产生信任感（包括相信治疗师能够帮助她），形成依恋，收获积极自尊，享受工作和娱乐，并对未来抱有希望。而B先生不信任他人，他获得快乐的能力严重受损，对未来不抱希望，并对自己缺少清晰的认识。如果可能的话，了解他们在创伤之前的早期生活会十分有帮助，尽管他们的记忆受到了创伤的影响让了解他们的童年生活变得很困难。

第十四章

早期认知和情绪问题

重要概念

理解来访者早期认知与情绪问题影响意识和潜意识中的想法、感觉和行为发展的方式，可以帮助我们将问题和模式与他们的过往经历联系起来。

认知与情绪问题在童年与青春期十分普遍并会影响到发展的方方面面，包括达到和没有达到 DSM 中失调标准的所有认知和情绪问题。

看护者的反应与早期的治疗可以改变认知和情绪问题对于发展的影响程度。

成年来访者可能无法意识到早期的认知和情绪问题在他们的发展中发挥着重要的作用，特别是当这些问题没有被认识到或得到治疗时。当出现以下情况时，我们需要考虑将问题和模式与早期的认知与情绪问题联系在一起：

- 描述与回顾之间存在明显的不吻合
- 童年或青春期时，曾有一段时期发展突然延迟或意外中断
- 个人或家庭有认知与情绪问题的历史

正如我们在第九章讨论过的，当我们进行心理动力学个案概念化时，我们通常会考虑人们与他人的互动方式，尤其是与早期看护者的互动，对于形成成年期问题与模式的影响。然而，和成年人一样，儿童与青少年也有情绪与焦虑的问题，以及一些其他的认知与情绪问题，这些情况会深深地影响他们的发展。有些认知与情绪问题会得到诊断治疗，但大部分问题得不到及时处理；事实上，存在这些问题的成年人可能从来都没有用这种方式系统地思考相关的问题。不过，在进行心理动力学个案概念化时，我们需要对这种可能性保持警觉，即这种性质的问题的一种可能的影响因素是来访者的早期生活。在本章，我们回顾了一些在儿童期和青少年期经常出现的认知和情绪问题，并列举了在哪些临床情境下，采用这种思路进行联系可能会有效。

为什么讨论心理问题而不是精神障碍

在发展过程中，有些认知和情绪问题达到了精神障碍的诊断标准，但还有许多问题没有达到。正如一个在小学总是习惯迟到的孩子没有达到注意缺陷障碍的诊断标准，或者一个总是很忧伤的孩子没有达到抑郁或抑郁症的程度。尽管事实上他们并没有达到精神障碍的程度，但这些问题对人各方面功能的发展都产生了影响，包括自我体验、与他人的关系、适应力、认知以及工作和娱乐。因此，我们认为概括地考虑来访者的认知和情绪问题的影响与考虑明显的精神障碍同样重要。

认知和情绪问题影响发展的基础

认知和情绪问题在童年期与青春期十分普遍。一项关于20世纪90年代美国典型儿童成长的调查数据显示，在16岁前，有1/3的儿童至少出现过一次精神障碍[32]，而且他们通常会不止一次接受精神疾病诊断[33-35]。在有精神疾病的成年人中，大约有3/4的人在18岁前已被确诊，有1/2的人在14岁前被确诊[36-38]。

不论认知和情绪问题何时出现，它们都会扰乱该时期的发展以及日后会发展出的功能。例如，儿童晚期影响学校任务成绩及同伴友谊的一些问题（例如注意缺陷障碍或儿童双相情感障碍）可以很好地预测成年后较差的职业道德表现[39,40]。因此，当我们知道了一个人在童年期或青少年期有过认知和情绪问题时，要确定这些问题出现的准确时间，在此期间应该发展什么功能，以及这些问题是否会对之后的发展有危害。

为了对此有更加深刻的认识，让我们考虑一些在发展中的不同阶段会产生的特殊的认知和情绪问题：

儿童期的认知和情绪问题

通常会在儿童期（0—12岁）出现的认知和情绪问题包括[32,36]：

- 孤独症谱系障碍
- 学术 / 学习困难（包括学习障碍）
- 注意问题（包括注意缺陷 / 多动障碍）
- 焦虑（包括强迫症、恐惧症和分离焦虑症）
- 大小便失禁
- 抽动秽语症
- 情绪障碍（包括抑郁）

有些问题可能从出生就开始，并与遗传、胎儿期发展或气质特性（详见第九章）相关。如果问题始于儿童早期（6岁以前），就会对情绪、认知和生理发展产生深远普遍的影响，并可以预知一生的问题，特别是在缺乏早期识别与干预的情况下[41]。例如，早期未被确诊的抑郁和阈下情绪障碍会影响从自尊的发展到与他人建立关系的方方面面的功能。识别出这些问题可以帮助我们理解来访者，同时也帮助来访者更好地认识自己。

案例

A女士，32岁，单身，是一名计算机辅助设计绘图员。她最近与同事发生了矛盾，由其所在单位的员工帮助计划安排前来进行治疗。她比较平淡地说，自己很喜欢为土木工程项目准备地形图，但是却在与同事和上级的相处中存在麻烦。她没有朋友，从来没有谈过恋爱，工作外的唯一活动就是复杂的手工折纸。A女士报告说，从童年期开始，她就总是那个边缘人物："我妈妈说我很晚才开始说话，并总是很沉默——她说等我长大一些，其他孩子会理解我的，但从未有人理解过我。"

我们可以假设A女士的社交尴尬、发展迟缓和古怪的兴趣可能与早期未被发现的孤独症谱系障碍有关，如阿斯伯格综合征。这种联系可以帮助我们理解她在与他人相处以及获得满意的成年期人际关系方面存在的困难。

孩子适应他们的认知和情绪问题的方式会对发展产生深远的影响。例如，学习困难或注意缺陷障碍可能会影响其在学校的表现、自尊和发展友谊的能力。如果孩子之后孤立自己以避免在社交中被拒绝，可能会使原本的问题更加复杂化：

案例

B先生是一位46岁的单身校车司机，有一次，他在校车上对孩子叫嚷，之后便被上司安排接受治疗。他一直都很喜欢送小孩子上学的工作，直到被调换到接送高中生的路线，他遇到了麻烦。尽管B先生是在一个受人尊敬的中产阶级家庭中长大的，但他说自己有着被学习困难、缺乏表达能力和注意缺陷障碍所困扰的悲惨童年。B先生说他从来没有发展出健谈的技巧，在现实生活中也没有朋友。在高中，当其他同学都开始约会时，B先生却开始有意地回避社交活动，并且他那过激的言辞与自负的态度使他与同伴更为疏远。

B先生在童年时不能够适应自己的学习困难，这可能会危害他的自体感的发展，并形成对于威胁自尊的刺激采取逃避、夸张等反应的模式。

青春期的认知和情绪问题

从古至今，青春期都是一个身体和行为变化显著的时期。在青春期，控制高级认知功能、人际关系、自我调节和动机的神经系统也发生了巨大的变化。同时，这也是一个高风险时期，因为大脑系统在飞速发展时有可能是最易受损的——正如一位作家所说，“变化的部分易受损”[42,43]。

尽管一路坎坷，但大多数的青少年最终使自己成功地通过了从依赖他人的孩子向自我完善的青年人蜕变的过程。然而，如果青少年同时还在与认知和情绪问题斗争，那么混乱的青春期就会变得更加具有挑战性。可能在青春期中浮现或恶化的问题如下[32,36,37]：

- 焦虑（包括恐惧症、焦虑症和创伤后应激障碍）
- 进食（包括神经性厌食症和贪食症）
- 行为（包括品行障碍和对立违抗障碍）
- 情绪调节和冲动控制
- 心境障碍（包括严重抑郁和双相情感障碍）
- 精神病（包括精神分裂症）
- 物质滥用

在以上任何一个领域中存在问题的青少年，都可能会错失发展和巩固其他同龄人正在发展的能力的良机，包括情绪调节能力、冲动控制、自我约束控制和自我同一性（详见第十二章）。他们可能在认知和情绪问题减弱后仍旧在这些方面存在问题。

案例

C女士今年53岁，因为总是试图“想搞清楚我究竟要在此生做什么”而寻求帮助。她说，在过去的18年里，她是一个整日待在家里的母亲，但自从去年她最小的女儿上了大学后，她觉得在家很无聊并思考着应做些其他事情。然而，她并不清楚自己的兴趣所在，也没有一技之长。这使她觉得自己就像一个失败者。当治疗师回顾了C女士的成长经历时，她发现虽然C女士在小学时是一名非常优秀的学生，但在高中和大学时期，她一直在与神经性厌食症做斗争。二十多岁时，她接受了住院治疗并恢复健康，此后一直保持着正常的体重。她解释说，“之后我便结婚生子，现在我来到了这里寻求帮助。”

当其他的青少年或青年建立了自我同一性并开始发展自己的事业时，C女生则在与神经性厌食症做斗争。尽管在25岁后她摆脱了这种疾病，却没有形成关于自己喜好的清晰感知，也没有能够帮助她度过后半生的一技之长。

成年期的认知和情绪问题

尽管我们这章的重点是儿童期与青春期的认知和情绪问题的影响，但发展并不是停止在18岁的（详见第十二章）。因此，成年期产生的认知和情绪问题也会影响发展。

案例

D女士，35岁，已婚，有一个四岁的儿子，最近因为害怕怀第二个孩子而前来咨询。尽管她和她的丈夫都想多要几个孩子，但她说，“我并不觉得我擅长此事。我不认为我可以照

> 顾孩子。这让我感觉很孤独。”当治疗师问到她在抚养儿子的过程中经历过什么时，D女士说，在儿子出生后，她独自在家哭泣了许久。“这是十分悲惨的。我感到如此的无能为力。我一直都十分自信，并且擅长我所做的事情——但我并不擅长这件事情。”

在这种情况下，D女士很可能患有产后抑郁症，但没有得到治疗。这使得她觉得自己是一个糟糕的母亲，并开始害怕要第二个孩子。这些模式是在成年期形成的，我们也同样可以将其与她自体感中的情绪问题联系在一起。

父母的积极反应与早期治疗有助于缓解认知和情绪问题对发展的影响

早期认知和情绪问题在多大程度上影响发展取决于以下这些因素[44-47]：

- 问题的性质、发生的时间与长期性
- 儿童与早期看护者的关系，包括看护者对于儿童问题的反应
- 家庭总体的压力与儿童的社交环境
- 同伴关系
- 与收入挂钩的父母的社会经济地位
- 及时的早期治疗以及看护者和孩子看待问题的方式

早期的干预以及父母对孩子的认知和情绪问题的反应会对这些问题影响发展的方式产生影响[48]。

案例

E女士是一位30岁的快乐的已婚教师，在母亲突然离世后来寻求应对悲伤的咨询服务。她否认之前有过任何精神健康的治疗史。她告诉治疗师，她明白自己为什么如此的无助悲伤，但是觉得自从葬礼后，总有一种近乎恐慌的焦虑在束缚着她："这很像我去托儿所的第一天，妈妈走出门时的感觉。"当被问起她回忆到了什么时，E女士说她清晰地记得自己进入教室后开始坐在地板上尖叫，即便是她的老师安抚她说她的母亲可以再待一会儿，也无法令她恢复平静。她的母亲跟她的儿童心理治疗师一起设计了一个让E女士尽快上学的计划。几周后，当母亲告诉她自己只是去稍稍休息一下的时候，E女士就会变得很开心，然后回去和其他孩子一起玩耍。"这有点令人难以置信，我不能让母亲离开我的视线。"E女士说，"之后在申请大学时，我的第一选择是苏格兰的圣安德鲁学院。"

在E女士的案例中，早期积极的行为治疗、敏感的父母和一个支持性的学校环境都减少了她早期分离焦虑的持续时间和影响程度。很重要的一点是，尽管看护者的积极反应和早期的重视或治疗可能会削弱负面影响，但却不能够防止这些早期问题的破坏性效果，特别是当这些困难已经达到了精神障碍的水平时。

将问题和模式与早期认知和情绪问题的影响联系起来

尽管一些来访者告诉了我们自己存在早期认知和情绪问题，但还有很多来访者并没有告诉我们这方面情况。那么我们如何知道在什么时候可以有效地假设早期情绪问题与成年期的问题和模式存在联系呢？接下来的指导可以帮助我们解决这些问题。

描述与回顾之间的“不吻合”

有时，我们所描述的与我们所回顾的内容之间看起来并不是吻合的。例如，一个人可能面临全方面的功能损坏，但是却说自己同没有这些问题的兄弟姐妹一样，在一个支持性、功能性良好的早期环境中长大。又或者来访者可能说自己有一个毁掉了其生活的可怕的看护者，但是这却不符合你对其看护者的了解。尽管每个人在家庭中被对待的方式可能是不同的，但是还是存在另一种可能性，来访者存在早期认知或情绪问题。当然，这也不是非此即彼的——事实上，一个存在早期问题的孩子在家中可能会被与其他孩子区别对待，要么是受到更多的关注、共情和耐心，要么是受到更少的照顾。

案例

F女士是一位21岁的大学生，因为被室友发现多次割伤自己的手臂而被院长带来做治疗。F女士说她“再次”割自己的手臂是从发现她的男朋友通过社交网络与其他女人联系开始的。她说：“我一直在反复揣测——我不知道我到底哪里出问题了。我身上没有发生过不好的事——我的父母都对我非常好，但是他们就是不知道我为什么会这样——我的兄弟姐妹从来没有过这样的问题。为什么我不能像他们一样？”

F女士的家庭环境听起来非常好，她的普遍的情绪问题和自残问题显示出她忍受着终生的情绪和自我调节问题。理解到这一点不仅可以帮助她得到合适的治疗，还可以帮助她更好地理解自己的发展，从而提升自尊，并改善与他人的关系。

儿童期正常发展的意外中断

当了解到早期正常发展存在突然或意外的中断时，我们需要考虑到早期认知或情绪问题可能发挥了作用。比如G先生：

> G先生35岁，因为在新公司的社交问题而前来接受治疗。“我从一个小公司起步，来到这家新公司对我来说是一次真正的提高——但这个环境太过庞大！我感觉很迷茫，不知道如何找到一个良师益友。”尽管G先生否认当前有焦虑或抑郁的症状，但他承认感觉有一点“不平衡”。当治疗师回顾他的成长经历时，G先生说自己曾是一个优秀的学生，拥有许多朋友，“除了六七年级。我不知道发生了什么——我来到了一所新的学校，便崩溃了。我整天待在房间里玩游戏机。我的成绩直线下滑。我的父母对我非常愤怒——他们要求我精神饱满地学习。但是到了八年级我又没事了。也许是因为那是一个新环境。这个经历使我总是很畏惧新环境。

童年晚期伴随着社交孤立和学习成绩的下滑，G先生的良好发展突然中断，他可能存在情绪障碍——中学初始未确诊的重性抑郁。然而，他和周围人并没有理解这个问题。这段插曲引发了他与父母的冲突，并打击了他对于融入新环境的自信心。联系G先生当前的问题与他早期的情绪问题，可以使我们进一步理解G先生发展自尊调节模式及与他人建立关系的方式。

关于认知和情绪问题的个人史或家庭史

当存在早期认知和情绪问题的个人史或家族史时，毫无疑问，这些经历有可能造成当前的问题和模式，以下是一个例子：

> H女士是一位28岁的康复治疗师，是两个孩子的母亲。她

前来咨询是因为她需要帮助使自己的自我感觉更好。"工作中的每一个人都比我聪明有趣。"她说,"在我的丈夫使我处于困境时,我需要变得更加强大。"H女士否认当前有抑郁的症状,但是说自己一直是一个自我封闭的安静的孩子。她在学校从不从事任何自愿活动,她也一直坚信自己不会被选上参加任何学校比赛和运动队。"我有一些像我的母亲。"她说,"她总是无精打采的样子。"尽管她已记不清细节,但是她仍然隐约记得她的外婆曾经服用抗抑郁药物。

尽管H女士没有主诉抑郁症状,但是她的家族史表明,抑郁或心境恶劣等情绪问题可能影响了她的成长。这很可能影响了她将自体感与自尊调节能力统一起来的方式。

一个个案概念化的案例
——与早期认知和情绪问题建立联系

在问题和模式与早期认知和情绪问题之间建立联系,不仅仅是为了进行诊断,还是为了去理解那些早期问题影响来访者发展的方式,包括他们思考自我体验、与他人的关系、适应压力、认知、工作和娱乐的意识和潜意识方式。当你怀疑一个人的早期认知和情绪问题存在时,不要停滞于此,而应思考它是如何影响个体和贯穿于个体的发展过程中的。这里有一个例子:

案例呈现

I女士45岁,已婚,是一位兼职的法律秘书,在丈夫的陪同下来做咨询,称自己已经精疲力竭了。她抱怨因为工作量太大而不得不辞职。她的丈夫说，一年前，他因为背部受伤而残疾以后，I女士就开始做一些临时性的工作，但是又不断辞职。先前，是丈夫外出工作来维持家里的经济生活的，I女士从来不外出工作。他丈夫抱怨说她就像一个“无能之辈”，又懒又缺乏动机——“她知道自己需要做什么，如果她停止频繁地换工作，她会做得很好，但是除非她愿意，否则她不会做这项工作。”独自咨询时，I女士说自己在工作初期曾经很上进，但当她开始管理几位员工时，事情似乎就变得尴尬了，她觉得更加抑郁和焦虑，不能够集中精力，晚上睡眠不好，醒来时觉得疲惫无趣，不能够按时上班。她为自己的失败感到羞愧和挫败，但是不能够理解为什么她总是这样。

描述（聚焦）

问题

I女士在工作中受打击，导致她反复地放弃自己的工作。她在保持专注与组织工作上都存在问题，她认为将任务分先后顺序完成很难，倾向于一件事没做完就跳到另外一件事情上去。在放弃了她最近的一份工作之后，她还感到了抑郁和焦虑，还伴随有睡眠问题。I女士在与丈夫的关系上也出现了问题，因为她的丈夫认为她放弃自己的工作是因为懒惰。

模式

I女士将自己视为一位家庭主妇并称她对于完成家务、采购和在有时间的情况下支付账单是没有问题的。她对于自己的角色有很好的自体感但是感觉自己的能力和才华受到了限制。她倾向于顺从丈夫，但又感觉自己总是被他欺负。然而要适应外出工作对她来说是一个挑战，I女士说她希望丈夫可以在她不擅长的方面帮助她，但是却因为被丈夫认为是她自己不愿意努力工作而受到伤害。她有一些要好的女性朋友，她会跟她们通电话并偶尔一起吃饭，她很少有业余活动——她解释说，“别人能够完成的事情，我总是要花双倍的时间来完成——所以我很难找到放松的时间。”

回顾成长经历

I女士是一位单身母亲唯一的孩子，她描述自己的母亲“充满爱但是却很抑郁——她生活得很艰难，但还是尽全力给我更好的生活。”她的母亲同时做两份工作，很少有时间在家吃饭，但是会在周末尽量与女儿在一起。I女士说自己一直很喜欢上学，但是四年级时，她在与母亲一起滑冰时摔倒了，头部受了伤。对于这次事故，她无法回忆起更多的细节。但是她从母亲那里得知，医生说X光检查显示一切良好。之后，她便开始因为母亲在上学前给她打扮而发脾气，并因为打其他女孩而被惩罚。在课堂上，她不能够集中注意力，不能够学习数学，在了解文章主旨前只能阅读极少的几句话。她需要帮助才能够完成作业，并总会拖到交作业的最后一分钟才完成。在中学最后的日子里，恼火的母亲不再尝试去鼓励她，仅仅只是帮她写完论文。I女士开始陷入更严重的抑郁和焦虑直到高中毕业，但是却没有接受任何心理帮助。她勉强读完了秘书学校，但是在遇到自己的丈夫之后，她被解救了，因为她不必去工作了。

将成长经历和问题/模式与早期认知和情绪问题联系起来

I女士当前与工作相关的困扰很可能与长期的认知问题有关，这个认知问题可以追溯到童年头部外伤没有被确诊和治疗的那段经历。I女士感觉是包括自己智力低下在内的认知问题造成了她终身的自尊困扰，也可能损害了她与他人的关系。她与母亲充满争议的关系也可能源于她的认知问题，但这也可能进一步对她不良的自体感与自尊调节困难造成了影响。所有这些同样影响了她对配偶以及不工作的选择。

用早期认知和情绪问题的思路引导治疗

如果我们怀疑一个人的发展与当前的困扰受到早期认知和情绪问题的影响，这种影响可能是通过以下几种方式实现的：

- 定义认知问题的性质和严重程度，可能需要进一步的检测（例如，神经心理学测试）
- 每一次评估都需要讨论认知和情绪问题的家族史，但是如果怀疑它们影响了发展并造成了来访者现在的问题，就需要更深层次地回顾这些问题。
- 对并发的认知或心理问题的适当干预（认知矫正，药物疗法等）可能会主宰治疗

识别和承认早期认知和情绪问题的存在和影响，能够为来访者提供一个机会，去创造一个新的、更加宽容的生活故事，这种生活故事可以帮助他们以一种新的方式了解自己。另一方面，对潜在问题的治疗，比如焦虑和抑郁，会大幅度提高来访者的生活质量、各方面功能与自我感觉——并且，随着时间的流逝，这可以帮助来访者形成思考自我与他人

的新的意识和潜意识的方式。

再回到I女士的案例，让我们一起来考虑个案概念化如何引导治疗：

治疗师为I女士介绍了一位神经心理学家做进一步的测验，还邀请了一位精神病学家评估她的情绪和焦虑症状。他还同样为I女士和她的丈夫提供了心理教育，解释了与她工作相关的困扰跟懒惰或缺乏努力无关。他解释说，明智的、有动机的人如果存在认知问题也可能会逃避任务，不是因为他们懒惰，而是因为他们不知道自己要做什么，尤其是如果他们处在忙碌的律师事务所这种充满压力的环境下时。治疗师还乐观地表示，神经心理学检测会帮助定义认知问题的本质，而I女士将从认知矫正提高神经心理能力的过程中获益，这也帮助了她从心理动力学角度了解自己思考自我、自己的能力以及与他人的关系的方式。

在I女士的案例中，治疗师帮助她和她的丈夫理解她工作上的困扰至少部分与早期认知和情绪问题相关，而不是性格上的问题。他们也会经历一个漫长的过程，来修正自体感，减少紧张感和对婚姻的误解。

建议活动

如何在下面的这些内容之间建立联系？

1. A女士在请求升职上存在困难——她早期气质上的羞怯。
2. B先生在与8岁女儿的相处上存在困难——他早期的学习困难。
3. C先生在自尊调节上存在困难——他早期的大便失禁的经历。

评价

1. A 女士在升职方面存在困难的原因有很多，但是如果她所讲述的成长经历表明，她从出生以来都非常害羞，那么气质将是一个有影响的因素。持续的羞怯或其他模式（比如躲避或自我贬低）都会成为害羞气质的结果。将此看为气质上的特点对于个案概念化和治疗是十分重要的。
2. 因为 B 先生自身有学习困难，所以在女儿开始做那些曾经（或持续）让他觉得困难的课堂作业时，B 先生会变得有些急躁、焦虑或恐惧。明白这个联系可以帮助他理解自己的感觉，并改善与女儿关系。
3. 任何的早期困难都可能会导致羞愧，例如大小便失禁，会影响孩子自体感与自尊调节能力的发展。这会在童年期的问题消失很久后仍影响成人调节自尊的能力。

第十五章

冲突和防御

重要概念

一个与发展有关的组织思路叫作自我心理学，它说明了成人的问题和行为模式可以与潜意识的冲突和防御联系起来。

根据这一思路，当不同的想法、感受或意愿相碰撞时，潜意识就会发生冲突。这种无法察觉的冲突会引起焦虑，促使我们运用防御来达成妥协。这些妥协形成了我们的典型问题和行为模式。

将发展的问题和行为模式与潜意识冲突和防御相联系，对理解一些问题非常有用，这些问题包括：

- 竞争焦虑和压抑
- 有关承诺和性亲密的问题
- 更具适应性的防御

想象一下，你是一名大学二年级的学生，现在是周六下午 5 点，你的朋友都要去参加聚会。你也想去，但是却有很多作业要在下周一前完成。你会怎么做呢？你心里的一个声音说："你需要在这个漫长的学习周之后休息一下。"另一个声音却说："你必须开始做这堆作业了。"你纠结了很久，最终还是决定待在家里。当朋友们都离开宿舍以后，你坐在书桌前准备写作业。但是在开始写作业之前，你决定先清理一下书桌，然后你觉得跟书桌比起来周围实在是太混乱，于是你又决定打扫整个房间。当你打扫卫生时，又发现高中同学打过电话找你，于是你就给他回了电话，一边聊一边给自己做了个三明治。当你再次坐到书桌前的时候，已经是晚上 11 点半了，可作业还一点都没做！到底发生了什么？

冲突和妥协

周六晚上发生的事情说明你陷入了冲突之中。你心里的一个小人想出去玩，另一个小人觉得应该在家做作业。这两个小人就处在冲突之中[49,50]。即使你认为自己已经做出了选择，但这场斗争在你没有意识到的情况下仍在继续，而你的意识伪造出了一种**妥协**[50]。这个妥协就是你待在家里(部分满足了你认为应该做作业的想法)，但却没有做一点作业(部分满足了你想在学习周之后放松一下的想法)。这一切都发生在潜意识之中，所以我们称它为**潜意识冲突**[49-51]。有一种探究这种心理运作和发展的方法，叫作**自我心理学**(ego psychology)，它认为这样的冲突会持续发生，并构成我们思考、感受和行事方式的基础。

自我心理学的基础

冲突→焦虑→防御

问题和行为模式可以与潜意识冲突相联系的观点最早是由弗洛伊德提出的[52]。弗洛伊德起初认为冲突发生在心理的意识和潜意识之间。他将这一观点叫作**意识层次理论**(topographic model)，因为它描述心理的一部分(意识)在另一部分(潜意识)的“顶上”[53]。根据这一观点，当潜意识的想法和感觉被意识阻碍时，问题就会产生，通常是因为这种痛苦是难以忍受的。但弗洛伊德很快就意识到，发生冲突的两个部分都可以存在于潜意识之中。这使他产生了第二个观点——**结构理论**(structural model)。这个理论将人的心理描述为一种结构模式而非位置模式[53]。这些结构并不是解剖意义上的，而是功能上的群集，即本我、自我和超我：

- **本我**（id）代表潜意识的欲望和感觉，因为它们趋向于让人感到不舒服（如焦虑和羞愧）。所以，它们总是被压抑，存在于意识之外。
- **超我**（superego）代表道德和理想自我（人们喜欢的看待自己的方式）。
- **自我**（ego）代表心理的执行功能，是本我、超我和现实之间的媒介。自我的功能包括现实检验、防御机制以及区分自己和他人的能力[50]。

根据这个理论，这些心理成分一直处于与其他成分和现实的冲突之中。潜意识幻想形式的欲望，与超我和现实存在冲突。这种冲突大多数是潜意识的、知觉不到的，但仍然能够影响个体的意识生活。在这个理论中，这些结构之间的潜意识冲突会引起**焦虑**(anxiety)，这是自我试图保护个体远离焦虑体验的表现。我们将这种保护称为**防御**(defense)[50]。

防御是心理潜意识的、自动的适应压力的方式(见第六章)。这些防御机制是各种应对机制和内部妥协，可以限制个体对焦虑、抑郁和妒忌等痛苦情绪的觉察，同时也解决了情绪冲突[50]。

具有较强和较弱适应性的妥协与防御

正如那个大二学生的例子，防御试图部分满足冲突的每一方，由此产生的想法、感觉和行为就是一种妥协。一些妥协比其他的妥协更具适应性，如下面的例子：

案例——较强适应性的防御

A 先生，19 岁，对自己有控制欲的父亲感到愤怒。他练习武术，成为空手道黑带，并对自己的这一成就感到非常自豪。

A 先生的潜意识冲突如下所示：

我对爸爸非常生气，我要杀了他。	VS.	伤害自己的爸爸是错误的。

这一冲突引起了焦虑，自我使用了**升华**(sublimation)的防御机制来进行保护。升华是一种非常具有适应性的防御机制，它使人通过做一些有意义或被社会认可的事情来满足某些不好的欲望和感觉[50]。A 先生通过以可控的方式与其他人对打，部分满足了攻击父亲的欲望，同时遵守了超我对他攻击父亲这一行为的禁令。A 先生对自己的行为感觉很好，因此这种防御对他而言是有适应性的。

案例——较弱适应性的防御

B 女士，42 岁，她妈妈经常虐待她。小时候，B 女士常因妈妈的怒气暴发被打。长大后，她对母亲仍怀着一种理想化的看法，却总是在自责，并允许别人对自己很坏。

B 女士的潜意识冲突如下所示：

我爱妈妈，并需要她关心我。	VS.	我为妈妈不关心我而生气。

这一冲突同样引起了焦虑，引发了自我的行动。但这一次，自我却使用了具有较低适应性的防御方式——**分裂**(splitting)，通过完全贬低其他人来维持对一个人的好感。B 女士需要她的妈妈，所以就否认了母亲

的坏品质并将她理想化。但是，当妈妈仍然虐待她时，B 女士就假定这都是因为自己的过错。这种防御方式使她爱妈妈并将愤怒发泄在自己身上。在童年时代，这是一种“有用的”（适应的）妥协，因为它让 B 女士不用思考虐待的事情并尽可能正常地生活。但这种方式在成年时期越来越不具适应性，导致 B 女士压抑自己的愤怒、自责、接近有施虐倾向的人，使她无法感受自己的感觉，无法形成对自己和他人平等的看法，更不可能找到一种更有爱的关系（更多的防御方式见第六章）。

将问题和模式与冲突和防御联系起来

我们应该在何时将问题和模式与冲突和防御相联系呢？从冲突和防御方面研究心理，通常假定人们具有防御性抑制的能力。因此，我们通常对一类人使用这一组织思路，这些人都伴有一些从早期发展而来的问题。这些人倾向于信任别人，有良好的自我感知和对他人的认知，能够形成安全的关系，但经常在竞争和性行为方面抑制自己。我们通过下面这些临床案例深入探究。

竞争焦虑和抑制

在儿童中期的三人关系中，孩子总在与“打败父母和因此失去他们的爱”的幻想做斗争。这是一种潜意识冲突，如果在童年时期不解决，就会持续到成年期，导致人到成年后仍然对竞争和自信感到焦虑。这会引起防御性抑制。人们可以通过很多方式抑制自己，比如抑制自己建立关系、工作和享受生活的能力。来看下面的例子：

C 女士，38 岁，异性恋。因为自己对维持亲密关系存在困难而接受心理治疗。治疗师注意到，C 女士穿的衣服更适合老年人。C 女士也称她的父亲为了一个年轻的女人而抛弃了她母亲，她母亲已经单身、抑郁了很多年。C女士感觉自己是母亲最好的朋友。

在这个案例中，C女士的冲突可能如下：

我想与一个男性保持良好的关系。	VS.	我不能做妈妈没有做到的事情。

保持亲密关系的欲望造成了冲突，并引发了防御，这抑制了她的女性气质，并潜在地破坏了她保持令人满意的亲密关系的可能性。我们也可以说她有一个过于严格的超我，为了惩罚她的潜意识欲望而不允许她做自己想做的事情。这种看待发展的方式将C女士的亲密关系问题与潜意识冲突和她使用的适应性较弱的防御机制联系了起来。

承诺和性亲密障碍

儿童中期的三人关系同样会造成能够导致成年后性亲密障碍的冲突。正如我们在第十一章所讨论的，儿童在正常发展期间会对自己的看护者产生强烈的幻想，即他们渴望与主要看护者保持亲密，同时又害怕因此受到另外一个与之竞争的看护者的惩罚。如果他们从主要看护者那里获得了足够的满足，并知道这个看护者有良好的界限，同时那个竞争的看护者也允许这种亲密和认同，儿童就能通过放弃这些欲望和等待自己成年以后与别人建立关系来“解决”这些早期幻想。但是，如果这些没有发生，早期幻想就会持续到成年期，并导致会阻碍性亲密的冲突。

案例

D女士，28岁，有婚姻问题。她说自己的新婚丈夫E因为她性冷淡而感到心烦。D女士很爱自己的丈夫，他们已经结婚一年了。在结婚之前，他们的性生活很“和谐”，但是现在她每天晚上都感觉“很累”，睡觉前总是频繁地头疼。D女士称她也对丈夫赚钱太少感到担忧，害怕自己不能过上父亲给母亲提供的那种生活。谈到父亲，D女士说“他最棒了，不仅在工作上很成功，谢天谢地，他还会给我们家修理东西。E就做不到这些。”

在这里，我们假设D女士的性亲密障碍是由未解决的潜意识冲突引起的。她爱自己的丈夫，但将丈夫与父亲对比时，又担心丈夫无法让她过上理想的生活。她可能没有放弃对父亲的早期幻想，因此导致她总将丈夫和父亲做比较。我们可以通过如下方式认识这一冲突：

我想成为一个拥有自己的性关系的成年女人。	VS.	我想一直做爸爸的一个小孩。

这种冲突可能会造成她对丈夫的性感受的**压抑**（repression）和**躯体化**（somatization），这逐渐导致她回避性行为。像D女士这样的冲突还经常会导致男性和女性对承诺存在困难。

与较高适应性防御有关的模式

与较高适应性防御有关的模式也可以通过与冲突和防御建立联系来理解。即使防御更具适应性而非分裂性，它们仍然会很刻板，并导致人们在解决情绪问题的方式上产生问题。对于一些人来说，对强烈情绪的恐惧会导致他们倾向于建立相对缺乏情感的关系；而对其他人来说，则会导致他们戏剧性地运用情感来避免更恐惧的情感。

案例

E女士，42岁，已婚，有两个孩子，从事着一项需要承担很大责任的工作。她的丈夫和她很相爱，已经很多年都不工作了。E女士开始患各种身体疾病，需要频繁看医生，并且无法工作，要在家养病。尽管检查没有发现任何问题，她仍坚持称自己感觉越来越虚弱。她的丈夫非常体贴，每次看病都陪着她。

我们可以认为E女士有如下冲突：

我爱我的丈夫，不想觉得我们的婚姻有任何问题。	VS.	我恨我的丈夫，因为我每天都要工作，而他却可以待在家里做想做的事情。

在这个例子中，E女士通过**躯体化**来防御对丈夫的消极情绪。这种防御造成的妥协让她既保持了对丈夫的积极情感又关注了自己，停止工作，获得了休息时间。

一个个案概念化的案例——与冲突和防御建立联系

根据自我心理学进行个案概念化就是假设问题和行为模式是与潜意识冲突和防御相关联的。

案例呈现

F先生，28岁，前来治疗时称自己最近总是拖延重要的工作计划。尽管他通常也能够按时完成工作，但当大型展示会将要到来时，他就“冻住了”。他对此有强烈的认识，因为他即将迎来一个能够影响自己升职机会的重要审查。他对这种行为感到沮丧并想改变它，却不知道怎么做。

描述问题和行为方式（聚焦）

F先生说自己的拖延问题由来已久，越是面对要紧的事就越拖拉。通常，他非常能干，有条理，比如说他喜欢骑自行车，并定期调试自行车，按时缴税，会安排较复杂的出行计划。他的工作很好，与他的教育水平很相符，他也很喜欢这份工作。他与妻子有着牢固的关系，并有一些亲密的朋友。他通常能运用适应性的防御来保持情绪的意识性并压抑想法；在面对压力时，则如上所述运用回避作为主要的适应性防御机制。

回顾成长经历

F先生回忆到，自己与母亲有着非常亲密和温暖的早期关系。他说他的父亲也很爱他，但他感觉父亲对他的尊重是有条件的。“当我做得好时，他表扬我；但当我做得不好时，他就批评、远离我。”他觉得父亲总因为母亲“不如我们聪明”而贬低她。他还有些愧疚地表示，相比于擅长运动而非学习的妹妹，父亲更偏爱自己。F先生称他有一个快乐的童年并有很多朋友。他上小学时酷爱阅读，喜欢数学。他热衷于取悦老师，不吸毒不喝酒。但是，当他真切地感受到上高中和大学的升学压力时，在完成作业上就开始有困难了。尽管他标准化测验的分数很高，但他的成绩还是下滑了，最终先是被一所社区大学录取，然后才转入州立大学。他仍然与父母很亲密，父亲经常想和他共进午餐，讨论F先生未来的职业。

将成长经历、问题和行为模式与冲突和防御建立联系

F先生的拖延问题看起来不是全面性的。他能够提前安排计划，并有相当的智力天赋。因此，他似乎因为潜意识的冲突

和防御而抑制了自己的能力。我们假设，认为父母很爱他的F先生有一个牢固的二人关系，并能学会信任。但是，他认为如果自己不够优秀，就很难获得父亲的尊重。因此，他可能形成了如下的潜意识冲突：

我想变得优秀、做得好，来赢得父亲的赞赏。	VS.	我想避免可能失败的情况，因为这意味着我将失去父亲的爱和尊重。

当F先生担心自己失败时，比如高三那年和现在在工作中，这种冲突就引发了焦虑。焦虑引发了缺乏适应性的防御——回避。当他的意识层面认为自己想前进时，潜意识却不让他工作，因为他害怕自己会失败。尽管这使他回避了这些情境带给他的焦虑，但即使有相当的天赋，他还是陷入了自我破坏的危险之中。

用潜意识冲突和防御的思路来指导治疗

如果我们启发来访者，称他们的问题和行为模式与潜意识冲突和防御有关，我们需要帮助他们找到调节冲突和防御焦虑的更具适应性的方式。我们可以通过两个基本方法做到这件事。如果他们有能力忍受强烈的情绪并相对来说能自我反省，我们可以帮助他们从意识层面认识到给他们带来困难的这些冲突和防御。这种方法叫作**揭示**(uncovering) [50]。另外一方面，如果他们不能忍受强烈的情绪而且不能自我反省，我们就帮助他们在没有意识到潜意识冲突和防御的情况下改变适应策略。这种方法叫作**支持**(supporting)。在这里，我们简要地探讨一下揭示和支持策略。如需了解对这些技术的更深层次的探讨，请参考《心理动力学疗法》[50]。

揭示

冲突是潜意识的并不意味着它不存在。相反，它会持续影响一个人的思考、感受和行事方式。但是，如果它无法被察觉到，人就不能运用自己符合逻辑的、有意识的、成熟的头脑去伪造一种妥协。相反，一种基于童年的想法和恐惧的妥协在没有被觉察的情况下形成了。弗洛伊德的一个治疗观点认为，为了在意识层面抓住冲突并形成更具适应性的应对方式，“让潜意识意识化”是很重要的。在治疗中，为了使潜意识想法和感觉进入意识层面，我们要让来访者说出所有能想到的东西，即**自由联想**（free association）。一旦潜意识幻想被报告出来，大概就可以被看作童年时期的残留，看起来也就不再这么恐怖了。这就如同黑暗卧室里的一个奇怪的东西，打开灯发现，那其实只是椅子上的一顶帽子。让事物进入意识层面能够帮助我们用更现实的方式看待它们。

案例

G先生小时候做过一个小手术，需要住院观察一晚。他的父母没有留下来陪他，他非常害怕。三十年以后，G先生的医生告诉他，他需要做一个小的外科手术。他本来已经准备好签手术同意书了，但是他发现这个手术需要住院观察一晚。在没有想到自己的童年经历的情况下，G先生告诉医生他不签字了，因为他觉得这个手术没有必要。医生建议他与心理治疗师讨论一下这个问题。当治疗师问到他之前是否住过院时，G先生才第一次谈起他的童年经历，意识到了这种联系，并最终接受了手术。

弗洛伊德以后的精神分析学家，包括他的女儿安娜·弗洛伊德，意识到，要帮助人们形成更具适应性的妥协，光是使冲突意识化还远远不够。他们开始关注如何将妥协和防御变得更具适应性，而不是简单地注重将欲望和幻想带入意识领域。这一过程叫作**解释**（interpreting）或**分析防御**（analyzing the defense），这种技术叫作**防御分析**（defense analysis）。

案例

H女士，28岁，渴望与一位男性保持稳定的关系，却总是与只对短期性关系感兴趣的男人交往。在治疗中，她懂得了这是自己对稳定关系的欲望和粗鲁并有些危险的男人对她的性吸引力之间的妥协。这种理解让她改变了她的妥协，并最终与一位爱好跳伞和摩托赛车的有爱心的男士建立了关系，通过一种更具适应性的方式满足了冲突的两方。

支持

当我们使用支持技术时，我们是在支持一个因为各种原因而不能使用更具适应性防御的人。这可能是因为一些长久的问题，比如童年遭受的虐待或严重精神疾病的持久影响；或者因为一些急性的问题，比如近期丧失亲人或突发健康问题。在这些情况下，我们无法尝试将潜意识冲突和防御带入意识之中，而只能尝试支持他们运用更具适应性的防御，并少用适应性较差的防御。

案例

I先生，45岁，刚刚失业，在上班的最后一天差点与老板打起来。在此之后，他因为“控制愤怒”的问题来接受治疗。他说：“我不想看心理医生，但是我老婆让我来。我唯一的错误就是那些笨蛋看不出我是个好员工。”谈话期间，I先生称自己“对那份工作来说太大材小用”，但他需要这份工作因为“时间紧迫”。他说：“我本可以去读大学，但我老婆怀孕了，我只能去加入工会。我爸爸是那个商店里唯一一个一文不值的人。”治疗师对I先生表达了共情，并将他因被开除而产生的愤怒情绪普遍化，她说：“大部分人在被辞退的时候都很烦躁！”然后，她建议与他一起探讨控制愤怒的策略，尤其是在刚刚失业的这些天。

治疗师意识到I先生在运用适应性较差的防御来处理自己的愤怒情绪。她甚至猜想这些强有力的潜意识冲突可能是他正在经历的愤怒的起因。比如说，这种冲突可能与他“想超过身为工人阶级的父亲的成就和养活自己的家庭”的这两种冲突性欲望有关。但是，他近期失去了工作和目前自我反省的缺乏，使治疗师选择应用**共情**（empathizing）、**普遍化**（universalizing）和**合作性问题解决**（collaborative problem solving）等支持技术来帮助他使用更具适应性的防御。

建议活动

是什么样的潜意识冲突在影响A先生？

A先生，32岁，单身，异性恋，是一位律师，已经和31岁的教师B恋爱5年了。尽管他认为自己很爱B，也想和她共度一生，但却总觉得自己没有做好结婚的准备。B来自一个大家庭，想要很多孩子并且已经做好了准备。A先生对自己无力给她承诺很焦虑，前来接受心理治疗，试图理解自己的问题。他说自己来自于一个富裕的家庭，很享受与家人一起在度假屋的时光，他在那里经常和兄弟们一起出海。他的兄弟们也都很喜欢跟父亲一起参加每年的露营活动和每周的扑克牌游戏。A先生最近得到了一个升职机会，使他有能力独立养家，但他却担心这会将他束缚于一种生活状态，几年内也不太可能改换职业了。

评价

A先生说自己想和B共度一生，却又感觉没有做好结婚准备，并且他不确定自己为什么难以做出婚姻承诺。这表明有一个或多个潜意识冲突使他如此纠结。他与兄弟和家人亲密的关系需要被列入考量范围。他的冲突可能如下所示：

我想变成一个成熟的男人，并拥有自己的家庭。	VS.	我想继续做一个孩子，和父母及兄弟在一起。

这一冲突通过A先生对兄弟和父母的持续依恋表现了出来。与家人如此亲密可能使A先生难以在自己的家庭中担任父亲的角色，因为作为“兄弟之一”给他带来了巨大的满足。A先生可能存在的另外一个冲突如下所示：

我想与另一个人共度一生。	VS.	我想保持独立。

这种考虑A先生内心冲突的方式强调了他对个人自由的冲突性欲望，这也通过他近期的工作决定表现了出来。这两个冲突同时起作用，导致了A先生难以让自己的生活展开新的篇章。

第十六章

与他人的关系

重要概念

另一个与发展有关的组织思路叫作客体关系理论，这个理论将人的问题和行为模式与对发展早期和他人关系的无意识重复联系了起来。

根据这一概念，在与重要看护者的关系中，幼儿通过**内化**过程获得经验。这些内化的关系模式叫作**模板**，在发展过程中保存于潜意识之中，并影响人们认识自我和他人的方式。

学习潜意识关系模板对于理解成人在与他人建立关系的过程中遇到的问题非常有用，这些问题包括：

- 全面性问题，如信任
- 局部性问题，如对他人不切实际的预期

人并非生活在真空中，而是与他人生活在一起。从早期发展（见第九章和第十章）到后期关系中，人们做出的任何行为都会受到周围人的影响。我们很难想象在不考虑与他人关系的情况下，去解释人的发展。这里所说的与其他人的关系，包括人们实际存在着的关系以及他们对这些关系的认知方式。比如说，爱和愤怒的感觉与它们所指向的对象是不可分割的。在弗洛伊德之后，很多精神分析学家和心理治疗师都持有这种观点，他们所提出的一些概念成为了客体关系理论的基础。

案例

A 女士穿着高跟鞋跑过六个街区刚好赶上了公交车，她气喘吁吁地上了车，掏出钱包想拿公交卡，却发现把它落在了家里。A 女士只带了 10 美元的纸币，她想跟司机换零钱，可司机也没有。其他乘客都茫然地盯着她，没有人伸出援手。她非常生气，咒骂着把 10 美元扔给了司机，找了个座位坐下。晚些时候，A 女士开始对早晨的一幕感到惭愧，并担心有人会看到她那样的行为。她意识到有时候这种情绪爆发已经引起了不良后果。比如说，高中时她曾因辱骂老师而被留校。最近，男朋友也在一次失控的争吵后和她分了手。

为什么 A 女士很难控制自己的脾气？很显然，她在与自己的愤怒做斗争。这些愤怒的根源可能在于冲突，但是不是也与她对早期关系的预期有关呢？我们首先来了解一下这种理论的发展方式，并看一看它是如何帮助我们理解 A 女士的。

客体关系理论的基础

在 20 世纪 40 年代，费尔贝恩、温尼科特、迈克尔·巴利安、乔治·鲍尔比和哈里·冈特里普等一批精神分析专家发展了一系列理论，这些理论后来被称为**客体关系理论**。这个理论建立在梅拉尼·克莱因最早提出的一些概念的基础上，克莱因认为，与主要看护者的早期互动帮助我们形成了思考、感受和行事的方式[54, 55]。这些早期关系经验被**内化**并在人的成长过程中保存在个体潜意识之中。内化是人在发展过程中获得经验并将经验变成自身一部分的过程。内化贯穿人的整个生命历程，随着人的成长，内化更常被称为**自我认同**（identification）[49]。人们早期经验的内化为他们的关系提供了基本**模板**(templates)，并会影响后来的所有经验。

儿童的基本模板是他们与早期看护者的关系。在大多数情况下，当看护者满足了儿童的需要时，他们就会发展出积极的关系模板；而在需要没有被满足时，就会发展出消极的关系模板[56]。儿童可对同一个看护者形成积极和消极两种不同的模板。

内在关系1：需要得到满足

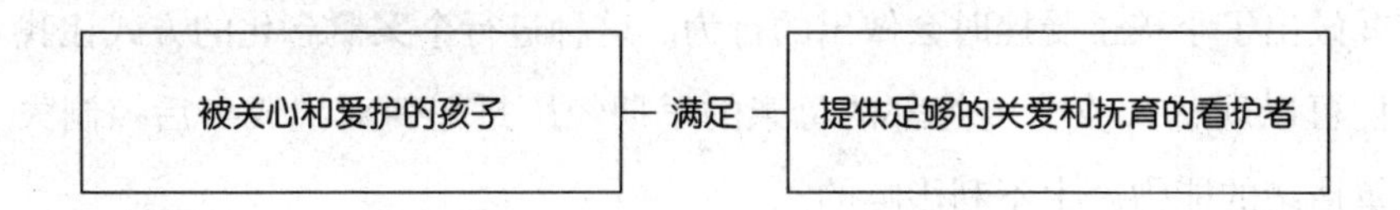

内在关系2：需要没有满足

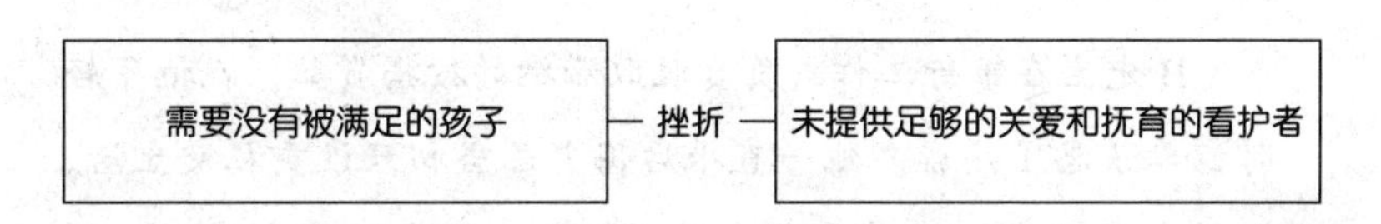

如果儿童在与早期看护者的关系中更多地感受到了满足而非挫折，他们就会学着信任他人并对未来的关系形成健康而不偏颇的预期[57]。否则，如果孩子更多地感受到了挫折，他们就很难学会信任别人，并有可能对未来的关系形成有问题的预期(见第十章)。比如说，他们可能会认为自己将来会被虐待或者忽视。这种预期虽然是潜意识的，但也有可能长久地影响他们成年后的关系。

正如我们之前提到过的，儿童会因为看护者的局限或看护者的给予无法满足自身需要而感到沮丧。例如，天性上难以满足的婴儿可能会与好的看护者产生冲突，而本身坚强的婴儿即使有一个不太好的看护者也可以茁壮成长。

让我们回到愤怒的上班族 A 女士的例子，以此来探究早期模板影响成年期关系的模式。通过 A 女士的成长经历我们了解到，在她两岁时，母亲因为一次流产而变得抑郁。利用客体关系理论，我们可以假设 A 女士在这段时间存在未被满足的需要，并产生了潜意识的愤怒。该模板如下所示：

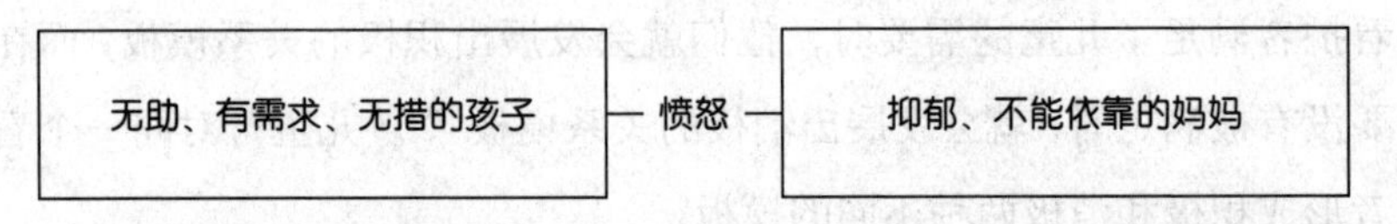

当成年后的 A 女士在公交车上感觉沮丧的时候，她认为周围的人(就像儿时的母亲一样)无法依靠，不能给自己提供帮助。这让她很生气，并做出了小孩子受挫时会做出的行为。这种进行个案概念化的方式让我们可以理解 A 女士与抑郁的母亲的早期经历是如何对她成年后控制失望情绪的能力产生不利影响的。

案例

B 先生在银行工作，负责收取滞纳的按揭贷款。在他年轻时，母亲患了癌症。他一直很后悔自己当初只注重社交生活，而没有在母亲去世前多花点时间陪她。他在工作中遇到了困难，因为他难以向生活困苦的人索要贷款，尤其是在涉及医疗问题的时候。

利用客体关系理论，我们可以知道 B 先生在收取按揭贷款时遇到的问题与他和母亲的早期关系模板有关。B 先生认为自己在这段关系中是自私和疏忽的，这让他深感愧疚：

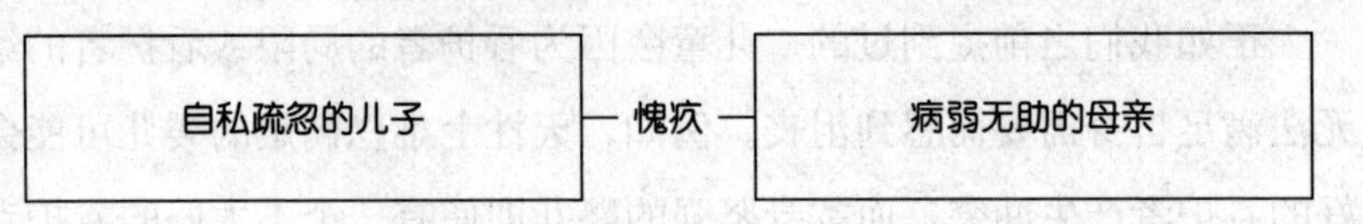

我们可以假设这个潜意识模板在B先生向困苦的人收取按揭贷款时起了作用，他感觉很愧疚，这让他无法很好地完成工作。这个观点让我们将他的过去经历和目前的问题与行为模式联系在了一起。

关系模式是多维的

每个人的潜意识中都储存着很多这样的关系模板，大多数模板都没有问题并与我们认识自己和他人的方式完美契合。在通常情况下，只有源于痛苦和混乱经历的模板才会引发问题。

人可以从关系模板的任何一个角色中发现自我，这一点很重要。我们的表现有时像孩子，有时像看护者，这是因为作为孩子，我们与看护者有了同感。比如说，贷款收取人B先生有时像自私的孩子，有时又像无助的父母。当他有了自己的孩子后，就可能与自己的妈妈有同感，在孩子表现出那个年龄特有的自私时感到愤怒和被忽视。

将问题和行为模式与他人的关系联系起来

将问题和行为模式与早期潜意识模板相联系有助于我们理解全面性和局部性的关系问题。

全面关系问题：缺乏信任

早期关系模板存在问题的来访者在成年后总是很难信任他人：

案例

45岁的单身男性C先生从来没有谈过真正的恋爱。他回避情感性的亲密关系，总是工作到很晚，周末也加班，从来不与一个人保持长久的恋爱关系。最近他开始尝试网恋，并称："所有的女人都以自我为中心，她们只是想怀孕生孩子，把我看作'精子制造器'。"C先生的父母在他6岁时离了婚，而后他跟着母亲生活。他的妈妈自我中心，缺乏安全感并总想再找个丈夫。他记得在很多个周末的晚上，妈妈总是在出门前试穿各种各样的衣服并问他好不好看，然后把他一个人扔在家里过夜。

因为早期关系让C先生很少对他人有所期待，所以导致他在亲密关系和依赖性上存在障碍。他的潜意识关系模板如下所示：

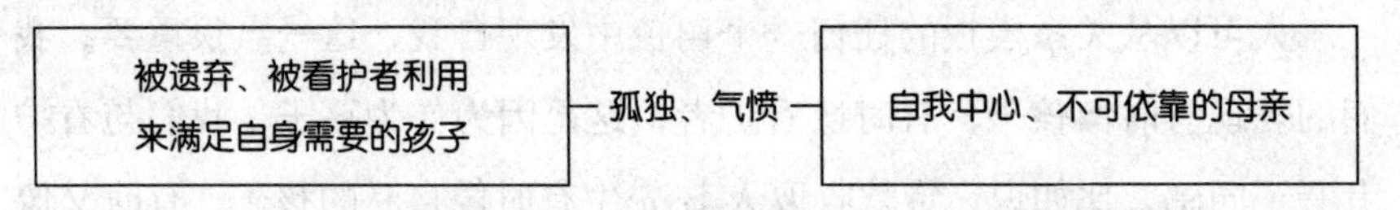

利用客体关系理论，我们可以假设这个潜意识关系模板在C先生接触女性时起了作用，导致他认为她们都是自我中心、想利用自己的。这种将现实困难与早期关系模板相联系的方式有助于我们理解C先生的问题并为他制订治疗计划。

局部关系问题：对他人不切实际的预期

已习得客体恒定性（见第十章）并对自我和他人有着不同看法的人存在较小的可能性完全扭曲人际经历。不过他们仍可能要忍受对他人存在不切实际的预期的痛苦，这同样源于早期模板。客体关系理论对理解这种情境很有用。

案例

D女士对自己的工作和家庭生活非常满意，并逐渐成为丈夫沉稳可靠的伴侣。当她的公公病危时，她的丈夫变得心事重重、不可依靠。几个月过去了，D女士很生丈夫的气，却不能表达出自己的感受，因为正如她所说："他变成这样是情有可原的。"D女士有一个患有儿童白血病的妹妹，妹妹需要父母的照顾并总要去离家很远的地方接受治疗。D女士很自豪地回忆到自己小时候总是被夸奖独立得体、"长大懂事了"。

D女士对自己和早期重要看护者有着非常完整的认识，尽管她已经习得了客体恒定性，但在妹妹生病期间，她希望自己的行为像大人一样，并形成了与这种预期有关的关系模板：

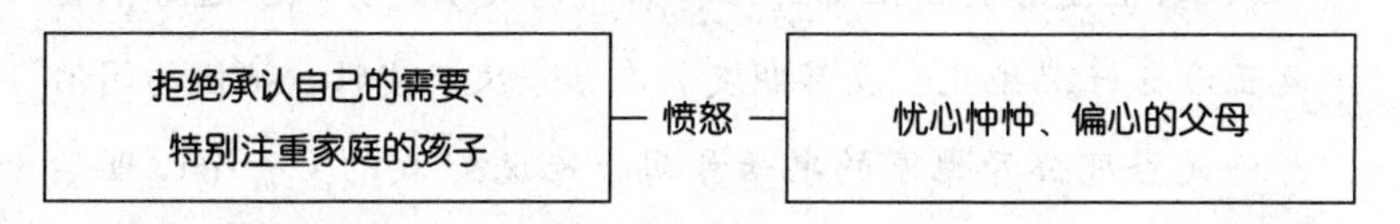

在这个模板中，D女士只在意识层面保留了帮助家人的愿望，而对父母的怒气则保留在了潜意识之中。在她现在的成年生活中，类似的情境激发了这个潜意识模板，导致她生丈夫的气，就如同丈夫是自己偏心的父母一样。通过关系模板，我们可以将D女士小时候的潜意识感觉和现在与丈夫的问题建立起联系。这给她提供了一个机会认识到丈夫照顾公公并不意味着他会忽视自己，也可以帮助她改变自己在成年生活中对他人的预期。

一个个案概念化的案例——跟与他人的关系建立联系

运用客体关系理论来进行个案概念化就是要通过追溯早期与他人的关系来解释个人的问题和行为模式。

案例呈现

E女士，29岁，与交往6个月的男友的关系出现了问题。她的男友在发现她与一个男同事发生了性关系后，威胁她要分手。她说："我不知道我为什么这么做，但我总是在交往几个月后对交往对象产生不满。"这种现象同样存在于她的工作中，在过去的两年里，E女士已经换了10个工作。她称现在这个时间是"讽刺的"，因为她和男友刚刚开始讨论同居的问题。她说："我认为他没有真正准备好维持长久的关系，男人永远都不会真正准备好。"她几乎没有朋友。在第一次面谈时，她便询问治疗师是否可公开她家的电话号码。她说："我的上一个心理治疗师没有这样做……可我半夜吵完架以后应该做什么呢？"

描述问题和行为模式（聚焦）

E女士与他人存在关系障碍，她不信任别人，并制造事端让别人也不信任她。她的关系不牢固，她也总是故意破坏它们。这种模式全方位地影响着E女士的恋爱关系、友情和工作状态。

回顾个人成长经历

E女士的父母海洛因成瘾，家里还有一个哥哥。妈妈在E女士2岁的时候去世，留下她由爸爸照顾。她不确定妈妈是否在怀孕期间滥用了毒品。年长4岁的哥哥证实，在E女士只有3岁的时候，他们经常整夜独自待在家里。E女士依靠哥哥生活，但她觉得哥哥"野蛮"，从她3岁左右，哥哥就会偶尔跟她睡在一起并触摸她的胸部。E女士在学校表现很好，但不跟其他孩子接触，害怕他们发现自己的家庭情况。她的父亲在她高中时戒了毒，但变得抑郁并且很难维持工作。他的哥哥在符合入伍条件后就离家参了军，她就经常通过与邻居家的男孩们“结合”来寻求安慰。她说：“我知道他们都不在乎我，但是成为某人下一个对象的感觉很好。”她大学毕业后成为了一名社会工作者，“试图去帮助那些像我一样长大的孩子”，但是她总因为与同事的交际困难不断跳槽。

将过去经历、问题和行为模式与他人关系相联系

E女士维持人际关系的问题可能与她童年关系障碍有关。考虑到E女士的父母都经常吸毒，她有可能从出生起就没有得到很好的照顾。而她后来的生活则一直伴随着遗弃（母亲过早离世，父亲总不在身边，哥哥离家入伍），还有忽略和虐待。

被遗弃、忽略和虐待的孩子 —— 不信任 —— 忽略、虐待孩子的父母和哥哥

E女士可能形成了这样一个早期模板：她认为自己会被他人抛弃和虐待。结果，她没有学会信任别人。为了生存，她不允许自己信任任何人，包括男朋友、朋友和同事。当她越想去信任某个人的时候，她就变得越焦虑。这促使她去制造事端来破坏关系。

用与他人的关系的思路引导治疗

将问题和行为模式与早期关系相联系意味着我们的工作应包含帮助人们理解他们有问题的模板，并构建新的、健康的模板。正如我们在第十章讨论的那样，被虐待和忽视的孩子会在习得客体恒定性方面遇到困难，并会为了保留对有问题的早期看护者的积极印象而坚持分裂。客体

关系理论认为，人们可以通过**移情**（transference）让早期关系模板对治疗师再起作用，这是可以被解释和理解的。当人们在治疗中越来越了解自己的消极关系模板时，就能提高他们忍受更为矛盾的关系的能力。渐渐地，他们会对自己的早期主要看护者形成更复杂微妙的印象。这时，分裂的需要就会减弱，促进客体恒定性的形成[58]。

除了领悟，心理动力学治疗师还会提供一种新的关系——与治疗师的关系。这种新的关系可以为新的、健康的关系模板提供基础。比如说，父母偏心的来访者将会与一位细心周到的治疗师建立新型关系[59]。有个例子可以解释这种机制如何运作：

案例

F女士是一位30岁的公关人员。小的时候，如果她不听话就会被斥责或惩罚。她试图变得完美，并生活在一不小心就会被父母惩罚的恐惧之中。高中时，如果老师批评了她的作业，F女士就会像要被惩罚的无助孩子一样发抖。大学时，她变得焦虑，东西总要检查很多遍，考试前还会失眠。现在，在工作中她仍然无法放松，每次季度审查前，她的焦虑症都会发作，担心自己会被开除。

F女士的一个重要关系模式就是一个虐待、挑剔的权威人物和一个不完美、易受伤害的小孩。这二者通过“恐惧”连接。F女士将这个关系模板内化，并交替认为自己是害怕的小孩或有攻击性的权威：

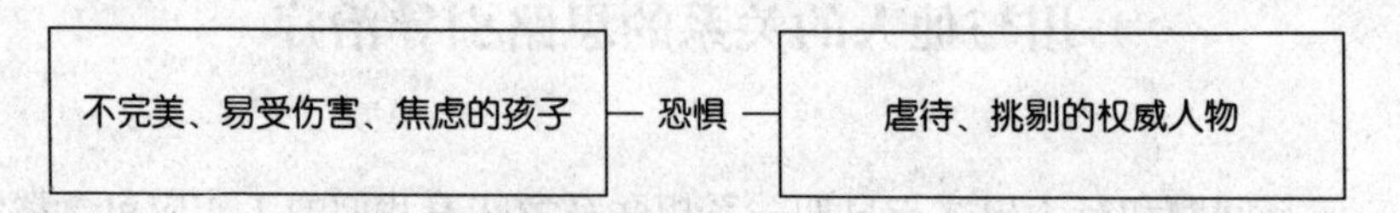

当人际关系与这些因素相关的时候，这个基本的模板就会被激发，即使这些关系与她的早期经历并不真正相同。所以，F女士会在高中与老师的关系中、在大学与导师的关系中、在工作中与老板的关系中感受

到该模板。下面是在治疗中，对这个问题的处理方式：

在治疗期间，F女士总是很小心地确保把每件事情做好，如果忘记按时付治疗费或迟到几分钟，她就会很焦虑。她的治疗师Z注意到了这一点，并让她认识到她在预期治疗师会因为这些小问题生气。慢慢地，F女士意识到自己基于早期的关系模板对Z治疗师产生了预期，她表现地就好像Z治疗师是一个会惩罚、虐待她的权威人物。然后她又意识到自己对老板也有同样的反应。这次领悟让她能够重新考虑老板是真的很挑剔，还是把他当作了父母，把自己当作了当年那个无助的小孩。她开始懂得在成年人的工作关系中存在合理的批评空间，并尝试去与老板沟通自己被批评后的感受，与他讨论自己的想法合理与否。另外，她学会了如何在必要时与治疗师商讨重新安排治疗时间，在需要晚几天付治疗费时也变得轻松了。

这些互动促使F女士逐步内化了新的关系模板，让她感觉周围的权威人物变得更加宽容。在客体关系理论中，与治疗师的关系带来的新体验是治疗的一个重要组成部分。

建议活动

关系模板如何影响下面这些人？

A女士是一位51岁的单身女性，对朋友“随叫随到”。她帮朋友们看孩子，帮她们买东西，花大把时间听她们在电话里抱怨自己的丈夫。最近，她做了一次结肠镜检查，当接待员问到谁会来接她回家时，她说：“没有，他们都很忙，我打车回去。”

B先生45岁，带着妻子去高档餐厅庆祝她的生日。他们被引到了靠近卫生间的位置，B先生异常生气，叫来餐厅领班，大声说："你可以认为我们攒了一年的钱才能到这里吃饭，但是我们和其他人付了一样多的钱，我不明白为什么我们不能坐在好的座位。"

评价

A女士总是为别人提供帮助，却认为自己不能向他人寻求帮助。她的关系模板可能如下所示：

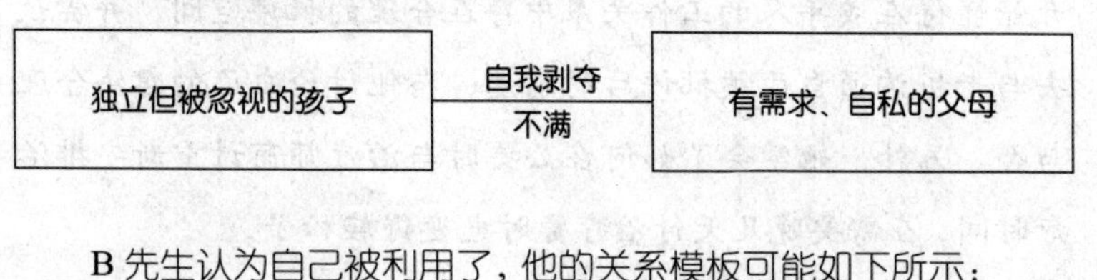

B先生认为自己被利用了，他的关系模板可能如下所示：

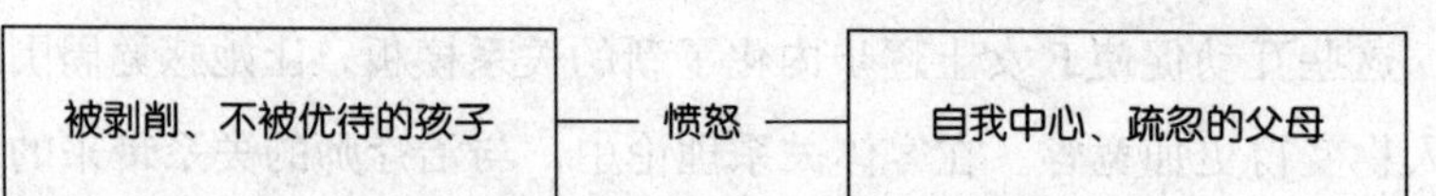

第十七章

自体的发展

重要概念

自体心理学（self psychology）是一个有关发展的系统理论，它把问题、模式与自体发展联系起来。

根据这个理论可知，早期的看护者对于儿童的自体发展必不可少。因为这是被儿童作为自体的一部分去体验的，所以被称为**自体客体功能**。方法如下：

- **镜像化**——看护者可以适当地回应儿童的能力和内部状态的共情能力。
- **理想化**——看护者可以被儿童理想化的能力。

在构建拥有下列问题的来访者的案例假说时，将问题、模式与自体发展联系起来，是十分有帮助的。

- 自尊调节
- 共情和嫉妒

几个世纪以来，哲学家们一直在考虑如何来定义自体。我们认为自体是一个人必要的特质，具有跨时间的稳定性，并且使个体具有独特性。对我们是谁、如何探索我们自己、我们的喜恶和能力及局限性有清晰的认识，对健康的心理机能是十分重要的。总的来说，积极自尊的特点是能够接受自己的优点和缺点，并且具有在任何情况下(包括在逆境和被人指责的时候)对自己有信心的能力。

我们认为健康自尊的发展是由先天特性(心理复原力和乐观等)和与早期看护者的关系两方面决定的。看护者如何回应儿童的情绪状态、体能和认知能力的发展，对于帮助儿童建立信心，以及对自己的能力和限制有积极且现实的认识，有至关重要的作用。海因兹·科胡特是一名精神分析学家，他在19世纪六七十年代于芝加哥创立了一种集中于正在形成的自体感的有关心理发展的理论，即**自体心理学**。本章就聚焦于这种有关发展的组织思路，以及如何用这种方式进行心理动力学个案概念化。

自体心理学的基础

正如客体关系理论，自体心理学集中于探讨早期关系如何影响个体发展，特别是父母对子女的教养方式是如何培养出子女清晰的且充满生命力的自体感的。这个理论的中心是儿童的自体发展是由看护者的共情能力决定的。一个善于共情的看护者能够准确地感受到儿童的想法和感受，他会向儿童表现出他可以理解儿童并且以充满感情的、促进发展的适当方式来回应儿童，这被称作**镜像化**(moirroing)。儿童也需要将他们的看护者**理想化**(idealization)，即通过感受这种理想化的温暖来感受强大、美好和安全。除了镜像化和理想化，自体心理学家提出，在童年生活中，**夸大**对于自尊的健康发展也是必不可少的，所以夸大必须被看护者赞同并且鼓励。夸大包括很多强烈的情感，比如想要变得强壮、与众不同或者美丽。善于共情的看护者能够感知到这些并且通过适合儿童年龄的方式来做出回应。

科胡特创造了术语**自体客体**（selfobject）来描述这些看护者的关键功能[53，60，61]。这个术语的英文单词不仅仅是简单的字母，这反映了科胡特相信儿童在感知他们的看护者时并不是与他们自己完全独立的。自体客体即父母或其他的看护者会允许自己被儿童用来管理他们的自尊和情绪状态。

案例

一个3岁的小女孩正在和她的妈妈玩“过家家”。她让妈妈扮演小女孩，自己扮演妈妈。之后，她清楚地告诉妈妈她要说的话和做的事。妈妈积极地回应小女孩，并且以“宝宝”的身份告诉“妈妈”自己是一个多么乖巧可爱的孩子。女孩则效仿她妈妈平时的声音说：“我是这世界上最好的妈咪”。

这个例子中的妈妈通过积极地共情来回应小女孩渴望和她玩、把她理想化、并且控制她的这种符合其年龄阶段的愿望。小女孩对她妈妈，这个她认为“最好的人”的认同来感到强壮和有力量，同时也帮助她构建了自体感。另外，妈妈把女儿感受到的骄傲镜像化地表现出来，帮助小女孩发展了自尊。

相反，如果看护者是心不在焉的或思绪纷乱的，又或者他们从内心里就无法与儿童的情绪状态或需要共情，那么他们抚养的儿童将很难发展健康的自尊。同样，如果看护者无法帮助儿童了解他们自身的局限性，那么儿童将会成长成一个对自我有不现实的夸大认知的人，将导致这些儿童在长大后更容易受到生活的打击。

案例

一个5岁的男孩跑进了房间。他叫嚷着他是一个超级英雄，

> 刚刚打败了一个捉人游戏中的坏人。他撞到了桌子并将一个装满了花的花瓶打翻在地，飞溅的水、花和陶瓷的碎片到处都是。他的爸爸冲进了房间，冲他怒吼："你把房间搞得一团糟，为什么你不能小心一点看路呢？你不是超人吗？你不是会超能力吗？让我看看你怎么把花瓶恢复成原样呀！我看你压根就做不到。"

这个例子中的爸爸没有以共情的方式回应孩子对体验快乐、力量和与众不同（做超级英雄）的需要，也没有恰当地回应孩子在成长过程中不小心打碎东西这种普通事件。他向儿子大发脾气，羞辱他，还取笑他的超能力。我们可以假设，如果这位父亲总是以这样的方法对待他的儿子，那么这个男孩将有可能无法感受到自己是足够强壮和有力量的。

案例

> 一个9岁的女孩为学校的音乐剧试音。尽管她以前从未有过表演经历，也没有参加过唱歌或表演类的课程，她的父母仍对她说："你是学校里最好的歌手和演员，如果他们不选择你，那他们都是笨蛋。"结果，她的一位学过多年唱歌和表演的同学得到了主演的位置。这个女孩向她的父母哭诉这一切是多么的不公平。她的父母说："你应该放弃这部剧，那个导演实在太不合格了。爸爸妈妈会打电话向校长投诉的。"

这个例子中的父母向他们的女儿传达了一种不合实际的期望。当女孩没有达到他们的要求时，他们选择去责怪导演而不是帮助女孩理解她要扮演的角色和完成音乐剧的练习。这样，他们也就阻碍了女孩学习以现实的方法来评估自己的实力和极限的能力。我们可以假设这个女孩极有可能发展出错误的、被高估的自体感。这种自体感很有可能会在挫折面前崩溃，将导致女孩陷入愤怒和责备的外化中。

这些例子都是独立的事件，即使是最善于共情和最耐心的看护者也会偶尔感到挫败，甚至发脾气。只有当看护者总是以这样的方式回应儿童时，这样的场景才会对儿童造成深入、持久的影响。事实上，自体心理学断言，所有的看护者们都会有无法与儿童共情的时刻，这对儿童的发展也是十分必要的。当这种时刻发生的时候，孩子们会通过适合他们年龄的、不夸张的方式学会如何**内化他们的看护者的自体客体功能**。同时，这也对帮助儿童学会支持自己的自尊和客观地评估自己的能力与极限十分重要。

将问题和模式与自体发展的影响联系起来

在一个人试图理解有关自尊的问题时，将之与自体发展联系起来是十分重要的。另外，用发展的眼光可以更好地去理解因无法与他人共情或者嫉妒而导致的人与人之间关系的问题。

自尊调节

低自尊

自体心理学可以很有效地解释低自尊。一个成年人的早期看护者如果不能认可他的能力（镜像化），将会导致这名成年人低估自己的能力，且难以拥有良好的自体感。这些人在治疗上要着重于低成就感和与他人交往的困难等问题。例如，对批评的过度敏感，容易感到被侮辱和伤害，或者倾向于严厉的自我惩罚等。他们也经常倾向于感到特别羞愧。

案例

A女士是一位四十多岁的女性，她前来接受治疗是因为长期易沮丧和低自尊。她独居，没有孩子，也没有结过婚，是一名兽医助手。在还是一个孩子时，她被诊断为有学习障碍，但

> 是没有接受任何帮助或治疗。她解释说："我的父母只是告诉我要努力工作，就像他们曾经做的那样。"A女士非常有吸引力也很有风度，但是她形容自己为"愚蠢的"和"失败者"。她说："我经常想我应该结婚，有一个家庭，但是我所有的恋爱关系都没有成功过。我猜当那些男性真的了解我时，他们觉得我一团糟。怎么会有人想和我在一起呢？"A女士感觉她的父母花了大量的时间照顾她的两个哥哥，或者是解决他们自己的问题，而没有时间关心她。自从她的父亲去世后，她花了很多时间照顾她的母亲——她口中的那个总是在挑剔的女人。

A女士爱挑剔又总是心不在焉的父母没能给她所需要的镜像化，来让其发展出健康的自体感。她提到，父母对她的学习障碍的解决方式就是让她"学习得更努力"，这反映出她的父母没能协调好她的真实能力和极限之间的关系。通过自体心理学，我们可以解释这种共情的失败和缺乏合适的镜像化导致了A女士很难对自己有自信。

过度膨胀但是脆弱的自尊

正如我们已经讨论过的，如果低估或高估一个儿童的能力，那么镜像化也会造成问题。早期看护者如果高估儿童的能力，会导致个体对自体有错误的认识，他们的自体表面上很强大，实际上很脆弱。就像他们的看护者一样，这些人们可能会因为高估了自己的能力，又无法忍受无法完成目标时的失望而寻求帮助。尽管他们可能会展示出过度的自信或高傲，但当他们的自尊受到威胁时，他们会很快地感到焦虑、愤怒甚至精神被压垮。有这类问题的来访者会寻找别人来支持自己的自尊，他们对他人的感情往往是浅薄且有控制欲的。如果他们不能完成目标或者表现得像他们希望的那样，那么他们将很容易气馁。

案例

B先生是一名33岁的律师。他最近在一次升职中被忽视了，而另一个与他同期进入公司的同事被提拔成了合伙人。他声称自己有“心悸”，但是却没有检查出任何心脏的器质性病变。是B先生的内科医师推荐他来做心理治疗的。B先生说他总是感到焦虑和愤怒。他正在考虑离开公司因为其他合伙人都是“白痴”，他们认为那个刚成为合伙人的同事比他好。他说那个同事甚至都没有上过常青藤大学，并且完全是一个呆子。他希望他的朋友，一个“家庭关系亲密”的律师，能够帮助他在另外一家很有名望的律所找一份工作。B先生告诉治疗师：“我的内科医师是这个城市里最好的医生。我只和最好的人打交道。所以如果他推荐你，那你一定是最好的。”

治疗师了解了B先生的过去，知道他是家中的独子，他的父亲是一位有钱且在家乡十分有影响力的商人。他形容他的母亲为“趋炎附势的人”，并且说他的双亲都只在乎他的学习和体育成绩。当他做得好的时候，他们会奖励他；当他失败的时候，他们就蔑视他。运用自体心理学，我们可以得知他的父母过分强调成功，而限制了B先生形成一个真实的自体感和健康的自尊感。相反，他产生了一个过度依靠成功这一肤浅标准的脆弱自尊，并对于自尊过度敏感。

共情与嫉妒的问题

无法正常构建健康自体感的儿童，可能会长成一个没有能力共情且总是嫉妒他人的人。当他们长成成年人时，他们经常会全神贯注地保护自己脆弱的自体，而无法理解他人的需要、经历和观点。这将会成为一个长期的问题，可能在承受压力时变得十分严重，比如出现身体疾病或者情绪痛苦的时候。正如我们之前讨论的（见第四章、第五章），这可能在与他人的关系中造成很多问题。

案例

C女士30岁了，她有一个1岁的女儿。她来治疗的原因是她觉得“她的孩子毁了她的生活”。C女士说她不再有时间去放松、锻炼或者社交。她的女儿总是让她感到挫败和愤怒，觉得女儿有“太多的需求”，而且“被宠坏了”。她无法理解她的朋友们怎么会有耐心去陪伴她们的孩子，还与他们一起玩耍。C女士形容自己的母亲“十分的自恋”，从来没有显示出喜爱她或者为她感到骄傲。

自体心理学认为，C女士是在不适当的镜像化下长大的，她发展出的自体感十分脆弱。这限制了她考虑他人需求的能力，包括她的孩子。在她自己的共情性镜像化被剥夺的情况下，共情她的孩子将是十分困难的。

通过使用自体发展的理论，我们也可以很好地理解嫉妒。对自己比较有自信的人，是可以忍受别人拥有他们没有的东西的。然而，那些努力地维持他们的自尊的人，经常会因为别人所拥有的财产、能力或者关系而产生威胁感。嫉妒（见第四章）可能会十分具有侵略性和破坏力并且使与他人建立关系变得十分困难。

案例

D先生是一名24岁的毕业生，在一个实验室工作。尽管他工作努力，但他的研究进展十分缓慢且无法在实验室会议中给大家带来任何兴奋感。当他的同事的研究得到了很重要的发现时，他公开地嘲笑同事的结果并传谣言说他的同事“完全没有原创的想法，是他的导师做了全部的工作”。D先生的父亲在他5岁时离开了家，他是由母亲养大的。尽管已经很多年都没有与父亲相见了，但他知道他的父亲再婚了，和他的第二任夫人以及他们的两个孩子生活在一起。当他还是一个少年时，他的父亲曾对他炫耀他的新家庭，还对D先生说，他应该“向他同父异母的兄弟学习怎么好好表现”。

被他的父亲抛弃之后，又被不近人情地与他父亲的新“宠”孩子比较，D先生无法发展出稳定的自体感。他对那霸占了他父亲的新孩子产生了忍无可忍的嫉妒，就很合理了。现在，作为一个成年人，他同样无法忍受他“实验室兄弟”的成功。他的嫉妒使他不择手段地去摧毁他同事的成功。

一个个案概念化的案例——与自体发展建立联系

案例呈现

E先生是一位35岁的高中历史老师。在工作的时候，他总是十分紧张，感觉自己就像是在学生面前“表演”一样。尽管他从他的学生和其他教职工那里获得了很好的评价，他仍然觉得自己不够好，不够聪明和幽默。尽管他认为教师确实是一个高尚的职业，但他仍想改行从事一个薪酬更高、更有声望的工作。他强烈嫉妒有这样好职业的朋友们。在他的闲暇时间，他会玩吉他。他有一个秘密的梦想，就是组建一个摇滚乐队，然后成为明星。

描述问题和模式（聚焦）

E先生有焦虑、长期低自尊感和嫉妒他人的症状。他无法从工作中得到满足感，尽管他承认他的工作的价值，也承认他已经做得很好了。

回顾成长经历

E先生是家中三个孩子中最小的，他的父母在他两岁时离婚了。据他描述，他的父亲在婚姻中总是沮丧的，而他的母亲则总是焦躁的，很少关心他们。他记得他年幼时总是感觉自己十分孤单。他的姐姐们是外向且受人喜爱的学生，他感觉他总是生活在她们的光环之下。他的妈妈会为他在功课或者运动方面取得好成绩而过分奖励他，使他觉得“她从不在意我本人，而只关心我的成绩”。他小时候很少和父亲待在一起。他记得他曾想给父亲唱歌或者讲笑话，来使父亲“感到振奋”，但他的父亲或者无视他，或者只是“以冷淡的方式”回应他。他也记得在他六岁的时候，他对父亲说想要参军，他的父亲说：“不要像我一样浪费你的人生。”

将成长经历及问题、模式与自体发展建立联系

“通过自体心理学，我们能假定E先生在童年期没有获得足够的自体客体感。他的父母没能充分与他共情，使得他无法理想化他们。结果，他无法发展出健康的自体感。他为了可以理想化他的父亲并且使父亲变得更有生机而付出的努力也被忽视了。他感到总是被他的姐姐们超越，他的母亲似乎也不关心他的内心世界，只是过度地奖励他的成绩。作为一个成年人，他无法感受到应有的快乐，也不能为自己和自己的工作感到骄傲。

用自体发展的思路引导治疗

将问题、模式与自体发展联系起来，意味着治疗师的治疗策略应该帮助来访者发展更健康的的自体感。在自体心理学中，心理咨询关系本身能够弥补这种缺失。来访者将期望治疗师提供自体客体功能来帮助他们加固、重建自体感，或者使他们的自体感变得有生气。这种来访者不会将治疗师看作独立的人，而是将他们视为他们自己无法控制的那部分的延伸。这意味着来访者童年中的一个完全不完整或部分不完整的发展阶段的再激活。最重要的是，这些病人通过治疗师来满足他们发展过程中理想化的需要，并且获得对他们个人经历、思想状态和夸大的自体的肯定。他们想要也需要将治疗师感受为完全充满活力的、与众不同的和完美的。用自体心理学的方式去考虑，这种理想化并不会被视为阻抗，而是作为治疗过程中的一个重要阶段来帮助来访者支撑起他们不坚定的自体感。

因此，治疗师们会允许来访者们炫耀，而不是过早地向他们解释这种移情。在自体客体移情的影响下，来访者感到被理解，被激发出了生气。他们能感受到与治疗师的联结或者控制治疗师。不可避免的是，治疗师不能总是像来访者期待的那样回应他们，这些所谓的**共情失败**可能会导致来访者感到失意甚至愤怒。如果共情失败适当地发生并且不过于强烈，治疗师会指出并和来访者讨论，来访者可以开始将治疗师看作独立的、有瑕疵的但仍然很善良、很有同情心的人。如果顺利的话，来访者接下来将开始开放自己，告诉治疗师他们需要什么和他们希望治疗师为他们做什么。比如，确认他们的独特感和能力，安慰他们并肯定他们的经历。

案例

F先生是一位55岁的电工，同时也是一名铁人三项运动员。他在会面时间和他的男性治疗师分享他做运动员的那些充满力量的故事。比如在最后时刻超过其他男选手，通过告诉其他年轻选手他有多大年纪来“震惊”他们，或者让其他男选手“追赶他”。F先生的父母因为对他的“学习障碍”感到“失望”而阻止他像其他兄弟姐妹一样上名牌大学，他的治疗师倾听后，猜测他需要向一个新的可以理想化的男人来证明他的能力。在F先生赢得了一个铁人三项冠军后，他十分兴奋。他对于他的治疗师“并没有对此很兴奋”而感到愤怒。他在接下来的几次会面中告诉治疗师，尽管他曾经“以为”治疗师是关心他的，但现在他认为自己是错的。治疗师意识到了F先生对他有多失望。在他下一次获得胜利时，F先生注意到，尽管治疗师可能没有做出他所期待的那种兴奋的反应，但治疗师是对此感兴趣的，也是在意的。随着时间的推移，F先生了解到他不需要治疗师按照他所理想化的方式做出回应，也可以对自己有信心。

治疗师对来访者的坚定的共情反应，以及他对被来访者感知到的共情失败的解释，帮助F先生理想化了他渴求的镜像化功能。这也帮助F先生逐渐地支撑起了自己的自体感，且不需要来自他人连续不断地鼓励。这种技术帮助人们发展出健康的自体感，一种人们在面对自尊被威胁时可以更好地恢复的自体感。

建议活动

你会如何将这些人的问题与自体发展联系起来？

A先生在工作中得到了一大笔奖金。他买了一瓶酒回家，想和他的妻子一起庆祝。然而她的妻子在忙碌地照看孩子并且十分劳累。她回应他说："这么多的钱！你能去商店买点牛奶回来吗？"他感到十分消沉，开始幻想引诱他的行政助理，他认为她正迷恋着他。

B女士邀请她的同事来家里参加晚宴。她提前几个星期就开始讨论她的菜谱，每一个人都期待着当天的食物。当他们到来时，她搞得一塌糊涂，准备的食物也只是简单的鸡肉和蔬菜。她感到很生气，因为人们离开得很早，也没有表达任何赞美。

评论

当A先生没有及时得到来自妻子的赞美时，他十分泄气，开始幻想从助理那里得到称赞。这说明了他对客体自体的镜像化有持续的需求，如果得不到，就无法维持自己的自尊。

B女士对自己的厨艺和招待客人的能力存在误解，而且对他人不能分享她对自己的良好自我评价感到愤怒。这说明她在童年时接受了有问题的镜像化，可能是她的能力被父母高估了，因为他们希望她比实际上更有能力。

第十八章

依　恋

重要概念

我们的最后一个有关发展的理论是**依恋理论**，将来访者的问题和行为模式与早期依恋类型联系起来。

根据这个理论，早期依恋类型会影响人们发展自体感、和他人的关系、适应压力的方法以及自我调节的模式。

成人的依恋类型分为安全型和不安全型。不安全型有三种，包括回避／拒绝型、关注／焦虑型和混乱型。

成人依恋类型被认为是儿童时的气质、父母的依恋模式与气质、父母与儿童之间的互动以及环境共同作用的产物。

与早期依恋类型建立联系，对有以下问题的来访者进行个案概念化是有帮助的：

- 自我调节，包括自我控制和情绪调节
- 共情和心理化

A 女士和 B 女士去参加工作面试。在面试的结尾，面试官淡淡地笑着说，“感谢你们参加这次面试，保持联系。”面试结束后，A 女士为了摆脱仍然存在的焦虑感在街上散步，然后回到了家中。她和她的室友讲述了面试的经历，看了会儿电视之后就去睡觉了。然而，B 女士却因为这次面试和它意义不明的结尾感到十分焦虑。她尝试控制给面试官打电话的冲动，但失败了。她不断地给面试官发短信，询问是否需要更多的推荐人。她打给她的室友，一遍一遍回顾面试过程，不停地问："你觉得怎么样？你觉得我会得到这份工作吗？"在睡觉前，她吃了一品脱的冰淇淋，喝了两杯酒。在正常情况下，她不应该在睡前这么做的。这两位女士都在承受压力，使她们觉得自己游走在地狱的边缘，但是 A 女士可以自我调节，B 女士却不能。

对这一现象的一种解释为，A 女士因为属于安全型依恋，发展出了自我调节的能力，而 B 女士不具有安抚自己的能力，这源于她的不安全型依恋。正如我们在第十章讨论的，大量心理功能的发展涉及儿童与早期看护者的二人关系。这种基本的关系调节能力的发展使得人们开始有自体感，和他人建立关系，适应压力和焦虑，自我调节。经证实，婴儿依恋他们早期看护者的类型也会成为他们成年后对其他人的依恋类型。**依恋理论**帮助我们了解早期关系以及早期关系是如何促进成年人的问题与模式的发展的。

依恋理论的基础

依恋理论起源于人们生来就倾向于依恋他们早年间的看护者的观点[62，63]。孩子们从他们的抚养关系中得到的安全感帮助他们发展出了处理各种经历的情绪调节系统。随着时间的流逝，这些有关抚养和保护的经历在大脑中被编码，帮助人们发展出能够预测和了解周围的环境以及拥有心理层面的安全感的能力[64]。另外，这些相互作用帮助他们发展出相对稳定的适应压力的模式，并规范了他们对焦虑与情感的反应[65]。

正如我们在第十章讨论的，这些早期关系的模型被称为**依恋类型**，被分为**安全型**和**不安全型**两种。它会在今后的生活中保持相对稳定[66]。安全型依恋的儿童可以很好地忍受分离，在和他们的早期看护者重聚以后，也很容易被安慰。然而，不安全型依恋的儿童在分离的过程中会显得十分焦虑，在重聚后也很难被安慰[67, 68]。这些依恋类型已经被证实，可以预测儿童发展过程中通过环境获得安慰的能力。当他们成年时，他们将以同样的方式来适应压力。换句话说，儿童在 1 岁形成的依恋类型将影响他们面对压力、焦虑与情感困境时的回应方式，也将可以预测他们应对内部环境与外部环境的方式[69]。

成年人的依恋类型

儿童的依恋类型被分为安全型和不安全型两种：

- 安全型
- 不安全型——三个亚类型：
  - 回避型
  - 矛盾型
  - 混乱型

这些类型是依据 1 岁的儿童在与母亲的短暂分离中所表现出的行为进行划分的（见第十章）[64,67]。然而，当观察成年人如何应付压力与焦虑，特别是涉及亲密关系时，他们的表现可以划分为四个相似的依恋类型[70,71]。成年人依恋关系的类型表现为人们回忆和描述他们儿童时期的关系（尤其是那些特别负面的关系）和他们描述现在与他人关系的方式。以下是成年期依恋类型[72-74]：

安全型

安全型依恋的人们很容易回忆起他们与他人相处的经历，能够在讨论中化解痛苦的回忆，从全面的角度考虑他人并且可以设身处地考虑他人的观点。他们发现和他人在情感上亲近是相对容易的，他们在信赖他人同时得到他人的信赖中感到很舒适。

不安全型

以下是三种成年期的不安全依恋的亚类型：

回避/拒绝型

这种依恋类型的特点为严格的、被过度控制的情感。这种依恋类型的人会无视依恋，无法看到依恋的价值和重要性，只能回忆起很少的童年关系。他们也可能会提供对他们生活中的人的理想化的描述。然而，在被询问的时候，他们经常只能回忆起那些暗示了被父母忽视和轻视的事件。这些人往往表现得很独立和强大，但事实上无法抵御现实中在生活早期感受到的失望。

关注/焦虑型

相比之下，这种依恋类型的人认为他们应该对关系中的问题负责任，并且会理想化他们的早期看护者。他们对与他人的关系和他们对关系的认知方式感到失望和焦虑。他们无法以一种系统的方法去描述他们的早期关系。他们有意识地去关注和依赖他们的早期看护者。在他们的成年关系中，他们寻求的是高层次的亲密和依赖。

混乱型

这是一种最失常的成年依恋类型。这种依恋类型的人在描述他人的时候会有戏剧性的波动，也无法回忆起过去的人际关系。很多这种类型的人有创伤经历或者来自单亲家庭，且极有可能在他们与自己子女的关系中重复这种创伤。他们的成年关系相对混乱；例如，他们喜欢快速地开始一段亲密关系，接下来却会变得不可靠，然后结束关系。

举两个例子，请考虑一下C先生与D先生的依恋模式的不同：

C先生来咨询是因为他对女儿去上大学感到十分焦虑。他的成长经历显示，他曾是一个焦虑的孩子。他回忆起当他的妈妈将他送去小学，在操场上发生一系列的周旋时的尖叫声。在他的一个女朋友和他分手后，他变得十分不负责任。当他说到他的女儿时，他变得犹豫，流着泪说："我不明白她为什么不能上一所离家近一点的大学？她怎么可以这么对我？"

D先生来咨询是因为他的妻子总是抱怨他过度工作，不肯抽出时间多陪伴家人。他们的女儿告诉妻子说，她希望可以和爸爸更亲近些。D先生凝视着窗户，带着一点关心报告说："她做得很好，我认为女儿的早期关系应该与妈妈建立。"

在这些例子中，C先生是**关注/焦虑型**模式的依恋，然而D先生的依恋模式是**回避/拒绝型**。

依恋类型会被父母传递给子女

任何一种依恋类型的成年人倾向于养育出相同依恋类型的儿童。这个过程被称为**依恋的代际传递**（见表18.1）。

表18.1 依恋的代际传递[75-77]

看护者的成年依恋类型	儿童依恋类型
安全型 →	安全型
不安全型：回避/拒绝型→	不安全型：回避型
不安全型：关注/焦虑型→	不安全型：矛盾型
不安全型：混乱型→	不安全型：混乱型

共情和情绪控制的发展

为什么一个成年人会有与其他人不同的依恋类型？如果早期看护者

能够理解并处理他们情绪化的经历（这也被称为心理化，见第六章、第十章）[78,79]，儿童更有可能发展出可以接受的、安全的依恋类型。看护者对情绪的处理，培养了儿童**情绪控制**能力的发展，也就是处理基本情绪的能力。例如：恐惧、焦虑、不安全感和兴奋[80,81]。当看护者无法与儿童共情并敏感地做出回应时，儿童有可能发展出不安全型依恋，并导致他们很难进行自我调节，尤其是对自体感的调节、控制冲动的能力和对焦虑的回应[82,83]。

将问题和模式与依恋类型联系起来

当我们遇到自我调节和情绪管理出现问题的来访者时，可以运用依恋类型理论来进行个案概念化，这些人往往有不安全型依恋。个案概念化可以帮助我们了解那些因为无法共情和心理化而导致人际关系恶化的来访者。

自我调节和管理情绪的问题

对不安全型依恋的人来说，自我调节和管理情绪是十分困难的。当面对失去、分离和生活过渡期等挑战时，问题会变得尤为明显。分离和失去会令人们突出他们有问题的依恋模式，并且驱使人们前来寻求心理咨询。离婚、灰暗的大学第一年新生生活、换工作、疾病和失去一位心爱的人，都只是无数分离和失去中的一小部分。

案例

E先生和F女士是从医学院开始约会的。当在不同的机构担任实习医生时，他们开始分隔两地了。E先生变得十分焦虑，但是因为和F保持着有规律的短信联系，他渐渐接受了现状。

在实习了几个月之后，E先生开始变得更加恐慌和紧张。一次，F女士正在做一些事没有及时回复他的一条短信。E先生感到特别惊恐并拨打了911以寻找她。在咨询室里，E先生说他的父亲在他很小的时候就去世了。他的母亲通过与他持续保持联系来应对焦虑和悲伤。

通过依恋理论，我们可以假设E先生因为他妈妈的关注/焦虑型依恋而发展出了焦虑型依恋。这种不安全型依恋降低了他调节情绪和焦虑的能力，还让他对女朋友怀有不安全型依恋。在咨询中，他意识到他的问题与他和母亲的早期关系是有联系的，他也了解到还有其他的方法可以用来应对他与F女士分离带来的焦虑感。

无法共情

在了解那些无法共情的来访者时，依恋理论也是有帮助的。考虑一下下面的例子：

当G先生听到他妻子说要与一个朋友出去玩一个晚上时，他暴怒了。他指责妻子从不想和他在一起。在他还是一个孩子的时候，G先生的父亲总是假设他是“有错的，除非他证明自己是清白的”，并时常指责G先生却不听G先生的解释。

G先生像他的父亲那样去推测他的妻子在计划与朋友一起活动时是怎么想的。他假设妻子想的就是G先生自己所认为的那样。他也无法共情妻子渴望与他人交往的心情。

在抚养孩子的过程中，共情同样十分重要。看看下面这个例子：

H女士是一位单身妈妈，她的女儿5岁了。她的女儿有严重的不能离开妈妈一个人上学的问题。她找到学校心理治疗师寻求帮助。H女士解释说，她的女儿几乎没有朋友，总是一个人待着，在别的小朋友玩的时候，坐在一边不加入他们。H女士说，“我一直在照顾我生病的母亲，最近没有常常与女儿在一起，她似乎自己处理得很好，也很少抱怨。”H女士告诉治疗师，她的女儿患有严重的哮喘，在婴儿时期住过好几次医院。当治疗师询问H女士自己的童年时，发现H女士也曾是一个十分孤僻的孩子。

通过依恋理论，我们可以了解到，H女士对女儿的回避态度与她自己的拒绝型依恋有关，现在这个问题也出现在了她女儿身上。可以建议H女士换个角度想问题，例如，也许女儿担心祖母的病，唤起她小时候住院时的感受，这可以帮助H女士理解她女儿的经历。H女士接下来就可以处理女儿的情感了，也可以帮助女儿学会处理自己的情感。这将帮助H女士和她的女儿更接受自己的感情。

一个个案概念化的案例——与依恋理论建立联系

案例呈现

自从女儿宣布要与她丈夫离婚之后，I先生就一直忧心如焚。她的女儿和她丈夫住在与他相邻的街区。I先生和他的妻子对他们的女儿将会搬得更远感到沮丧。I先生说，他知道自己反应过度了。他说话很快，在治疗过程中几乎是在嚷嚷，还询问他是否可以得到“两倍的面谈时间”，因为他有好多话需要说。

描述问题和模式（聚焦）

I先生有很严重的不安全型依恋关系。他对改变和失去反应得十分强烈。他的家人长期觉得他们要被I先生弄窒息了。他不允许他的孩子们去稍微远一点的地方上大学，也不能理解为什么这会让孩子们不高兴。他认为他的女儿应该和他口中的“好男人”女婿好好在一起。但是这个女婿没有工作，一直由他的女儿资助。

回顾成长经历

I先生生长在一个关系亲密的家庭中，他的母亲经常会感到焦虑，现在和他住在一起。他回忆他的童年几乎没有朋友，每天都被他的母亲要求待在家里陪她看电视。他的父亲几年前过世了，他是一名退伍军人，在战场上受过伤，还得了严重的创伤后应激障碍。他唯一的兄弟几年前也搬走了，有很多次家庭聚会和节日都没有回来团聚，和家里也渐渐疏远了。I先生在学校表现得很好，因此有机会上一所离家很远的有名的大学，但他选择了上一所普通的社区大学，这样他就可以继续和父母住在一起了。他结婚很早，他的妻子也是一个总是焦虑的人，她也把全部精力都用来照顾I先生的母亲。

将成长经历与问题、模式和依恋类型建立联系

I先生的模式变得越来越焦虑，需要面对失望和失去可能是他的关注/焦虑型依恋模式的体现，这种模式也体现在他妈妈的身上。I先生尝试和人们(他的女儿/治疗师)更亲近来减少他的焦虑，但正是他的这种做法，将人们从他身边推开了(他的女儿觉得被误解，治疗师不得已结束了治疗)。这使得他变得更加焦虑。他也无法理解他人的内在感受(心理化)，可能是他过度

强烈地想要保护依恋关系的欲望，使他无法考虑其他人的需要。

用依恋类型的思路引导治疗

在心理治疗中，来访者跟治疗师的关系也会体现出了他们的依恋类型。来访者和治疗师可以一起观察并分析出依恋类型。这可以从两方面减轻改变的困难程度，一是让人们认识他们的依恋模式，二是帮助人们学会运用新的方法去建立依恋。

识别出依恋类型

逐渐认识他们主要的依恋类型，以及它们是怎么形成的，能够帮助来访者创造新的故事[84]。考虑下面的案例：

> J 女士对自己曾是一个过于敏感和长期焦虑的孩子感到羞愧。在治疗中，她发现外祖父的去世和她父母的长期婚姻问题使得她的母亲总是很焦虑。她意识到自己的焦虑是对她母亲焦虑的回应。对自己的焦虑根源的新的认知帮助她感觉更轻松，对自己的母亲也产生了共情。

J 女士的依恋是关注 / 焦虑型。通过一个新的视角去考虑她的生活，J 女士能够更加接受她自己的和她母亲的焦虑情绪。

提升情绪管理能力

混乱型依恋的人十分不善于调节情绪，尤其是调节强烈的情绪。当在治疗过程中发生强烈的情绪变化时，治疗师可以帮助来访者通过描述现在正在发生的事和帮助他考虑在来访者和治疗师两个人的思想中正在发生什么，来管理他的感受[85]。我们通过 K 女士的案例来阐述这个方法，K 女士的依恋是混乱型：

K 女士在治疗快结束时，突然开始对治疗师 Z 说起她的一次被性侵犯的经历。她变得很困惑，失去了对时间的判断。Z 说：“这是一个很难讨论的问题，尤其是我们只剩下 5 分钟的时间了。”K 女士感到暴怒，认为 Z 突兀地结束了治疗，说道：“你根本就不关心我，我不确定我还想不想再来治疗了。”Z 建议说：“我看到当谈论到这次性侵犯时，你感到非常迷茫。你感到我也在对抗你。你能想到其他的方式来考虑现在我们之间发生了什么吗?”这帮助 K 女士平静了下来，开始考虑 Z 的中断虽然听起来突然，但事实上正反映了她关心她的来访者。

运用依恋理论，治疗师 Z 认为 K 女士的爆发源于她的依恋类型。她对于 K 女士的经历很是同情，并意识到 K 女士是不能理解治疗师 Z 打断她来结束治疗的方式的。通过要求她换一种方式看待这个情境，治疗师 Z 帮助 K 女士处理在治疗中被伤害的心情。在治疗中重复此过程可以帮助来访者在治疗中和治疗以外，更加有效地处理紧张情绪 [86]。

发展更加安全的依恋类型

随着时间的推移，来访者可以改变他们的依恋类型，就像他们可以对心理治疗师发展出更安全的依恋一样。这个过程是在治疗师不断地感受、观察和描述来访者处理感情的方式的过程中发生的。来访者通过不断地内化，逐渐学会对自己和治疗师心中所想的，有更清晰和灵活的认识。在更加安全的依恋下，来访者可以发展出他们儿时无法发展出的机能，例如，提升自我调节和情绪调整的能力。让我们来看下面这个例子中无法体验情感的回避 / 拒绝型依恋的来访者：

L 女士是一位 52 岁的同性恋者，她和她的长期伴侣分居了。她的伴侣抱怨说，L 女士的情绪总是冷淡而疏远。她们已经在一起 20 年了，最近刚刚结婚，L 女士说她已经很疲惫了，不愿意再建造那么多的心墙了。在治疗过程中，治疗师Y注意到，L女士说话很迟缓，在他说话之后经常安静地看着一边。当Y提到这一点时，L女士表示她担心Y不接受她。接下来，她谈到她的母亲曾十分严厉地指责她。L女士接下来想到，也许Y是真的试图帮助她，开始聊得更自由些了。

L女士的依恋类型表现在她的无声的交流和目光的回避中。治疗师运用依恋理论，从言语和非言语交流中理解了来访者的依恋类型。随着时间的推移，在与治疗师的关系中观察和描述这些模式，可以使来访者感到足够安全，帮助他们用另一种方式来管理情绪。

建议活动

你会如何描述这些成年人的依恋类型？

A女士今年40岁，她的丈夫是她的高中同学。当她的丈夫建议她参加25周年校庆的时候，她说："为什么我要去参加？去看看那些中年失败者吗？我宁可去健身房。"

B先生是一个25岁的大学生，他与C的关系十分混乱并最终分手了。在暑假时，他在书店里看到C，他觉得自己就要崩溃了，他从中间的过道离开，跑向了另一个方向。

评论

A女士是回避/拒绝型依恋模式。尽管她记得过去的关系，但她不重视他们，并且总是保持僵硬的、过分独立的姿态。

相反，B先生的行为说明他有混乱型依恋模式。当他看到前女友时，他表现出的举止很奇异。

总 结

心理动力学个案概念化

现在我们已经学习了描述、回顾和联系，让我们来看看心理治疗师 Z 是如何总结心理动力学个案概念化的。Z 已经给他的来访者 C 先生做过四次治疗了，我们将会了解到 Z 在下面几个阶段的思考过程：

- 听来访者叙述
- 询问来访者的综合功能后**描述**问题与模式
- **回顾**成长经历
- 将问题与模式通过以下方法与成长经历建立**联系**
  - 关注他从描述和回顾中得到的信息
  - 问一个焦点问题
  - 选择组织思路
- 写出按时间编排的叙述
- 考虑他进行的个案概念化如何指导他的治疗方法

让我们从 C 先生的叙述开始：

案例呈现

C先生今年28岁，是一名图标设计师。他因为和相处了6个月的女友D有“激烈的冲突”而十分沮丧。C先生说他和D有冲突已经几个星期了，因为他的性格，D再也不想和他在一起了，她想要一些“自己的时间”。C先生说他对D要离开感到十分“恐惧”，他开始不断给她发短信、打电话来“确认”她还爱着他。三天过去了，当他们在D的公寓争吵时，C说他“拒绝离开”直到D“保证”不会和他分手。他最终在D威胁要报警之后离开了公寓。自从那以后，他觉得自己十分“疯狂”，他不去工作了，几乎不下床，也没有什么胃口。他的一个同事给他发短信，建议他找人聊聊，之后他打电话预约了治疗。

> 听了叙述之后，治疗师Z认为：
>
> “真正引起我关注的是，C在他女友离开之后感到十分恐惧。这是使他表现得如此戏剧性的原因。我想知道他的其他社会功能怎么样。”
>
> Z接下来询问C先生其他方面的基本功能。这是他所描述的：

描　述

问题

C先生在与女友的一次激烈的争执之后，好多天都睡眠过度，缺乏食欲，简直不能离开床。这些症状在这段插曲之前并不明显。这对情侣几个星期的争吵激起了C先生对女友可能会离开他的恐惧感。

模式

自我

C先生在这方面既有长处也有短处。他认为自己是一名优秀的设计师，对自己的工作和创造力有既不夸张也不自贬的合理的自我感知。在工作中，他基本上可以处理自尊的威胁，例如他可以接受工作中的批评，不会过度情绪化。然而在他的爱情关系里，他经常以极大的焦虑和恐惧来拒绝自尊的威胁。

关系

C先生在人际关系中倾向于感觉不安全，对别人缺乏信任，会快速形成肤浅的亲密感，紧接而来的却是疏远，因为他缺乏共情而对自己和他人有过低的评价，以及对分离的恐惧。这十分符合他的爱情关系的特点。例如，他需要让D恢复信心的压力使得他无法考虑D的感觉，也无法考虑她是如何看待现状的。

适应

C先生在不同的情况下使用不同的防御机制。在工作中他使用更积极的防御机制，例如幽默和过度情绪化。在个人关系中，他倾向于使用更消极的防御机制，例如分裂、投射、理想化和见诸行动。他的适应类型倾向于强调情绪并且不灵活。此外，在他的个人关系中，他无法管理情绪。这在他对D的行为中很明显，他不能和自己的焦虑“共处”。尽管这导致他对待自己女朋友的方式十分冲动（不断地发短信，打电话），他在工作中或物质使用方面能够很好地进行自我控制。他没有报告他在感觉调节方面有任何问题。

认知

C 先生以很高的分数从一所有名的设计学校毕业。他因为平面设计的能力而得到奖励，他在高中标准化测试中也得到了极高的分数。因此，他被认为是有天赋而且聪明的人。在工作中，他与团队合作得很好，可以解决问题而且富有创造力。在他的爱情关系中，他无法心理化，也不能自我反思。

工作和娱乐

C 先生以平面设计师为职业。他工作得很努力，在周末和假期很少休息。他只有很少的朋友，希望把业余时间都用来和他当下爱恋的女性一起隐居。

在几次评估之后，Z 对以下的描述十分关注：

“C 先生最大的问题就是他在关系中缺乏安全感和情绪管理问题。因为他在亲密关系中很难控制情绪，我将会关注他的人际关系。下面是一个我在心理动力个案概念化中十分想了解的问题：C 先生似乎很聪明，很有天赋，有创造力，但他对他的个人关系十分焦虑并最终毁了它们，这是为什么？”

Z 接下来了解了 C 先生的成长经历。

回　　顾

基因和胎儿期发展

C先生是三个孩子中最小的一个。他不承认自己有任何的产前不良环境接触和出生伤害问题，而且他是一个3.2千克重的足月婴儿。C先生说他的妈妈一生伴随着焦虑问题，从未进行过治疗。他形容自己的母亲为“神经过敏者”，她认为任何事情都是一场“灾难”。他不认为他的母亲在怀孕期间有任何器质性疾病或滥用药物。他不太了解他的父亲以及他父亲的家庭。他也说到，他的妈妈总说他是一个问题宝宝，总是哭，不想一个人待着，十分“黏人”。

婴儿期（0—3岁）

尽管C先生说他对这个阶段几乎没有记忆，但他的哥哥告诉他，父母“总是在吵架”。他对爸爸摔门离去和妈妈在沙发上哭泣还有模糊的记忆。C先生说有关那些年的所有记忆都是关于他的哥哥们排斥他的，他感到自己大部分时间都是一个人待着。C先生的父亲是一个生意人，在他3岁的时候离开了他的母亲，迅速组建了新家庭。之后他又有几次短暂的婚姻都是娶了跟他一起做生意的女人。他搬到了城市的另一边，尽管他持续地不定期寄来支票，但很少和C先生以及他的兄弟们有直接联系。C先生对母亲的早期记忆是母亲在大街的角落里吼他，因为他有时会松开母亲的手，母亲担心他被车撞到。

幼儿期（3—6岁）

在他的父亲离开之后，C先生和他母亲的关系变得很亲密。他开始做恶梦，如果他的母亲不和他一起睡，他就无法入睡。C先生说："我的兄弟们残忍地嘲笑我，说我是一个小婴儿。我想要自己睡，但是我做不到。"在大约6岁的时候，他的妈妈开始和一个同事约会，当她的男友来家里时，她会坚持让C先生自己睡。C先生说："想起这些仍旧使我感到很沮丧，就好像发生在现在一样。"他在每学期的开学时都会感觉无法和妈妈分开。他的母亲必须几个星期都坐在幼儿园里的"咖啡室"，直到所有的小朋友都到学校了。尽管他仍然对此感到尴尬，他仍记得他对离开母亲去上学感到十分的"恐惧"。

童年期（6—12岁）

C先生说他的童年十分孤独。他只有一到两个男性朋友，"我们只是一起读漫画，我们从不聊天。"她妈妈断断续续地与一个酗酒的男人谈过恋爱，家庭生活十分有压力。他说："我记得的唯一一件好事就是我开始画画了；一开始是画那些我们读的漫画一样的画，我很擅长这个。"当在家时，他的母亲总是焦虑的，逼着他穿过多的衣服，对他的家庭作业感到焦虑。他的母亲经常会忘记从学校接他回家，有时还会和她的男朋友在外过夜而不告诉孩子们。

青春期（13—18岁）

C先生因为他优秀的绘画和数学能力开始在学校里受到关

注了。一个老师鼓励他去拿一个他参加了好几年的当地夏季艺术项目的奖金，他最终赢得了全国认证的大奖。他说："感谢上帝，这拯救了我。"他报告说他的第一次性经历"比大部分的孩子要早一些，我大概15岁。我是那种总是有女朋友但从不维持很长时间的人。"他尝试了大麻和可卡因，但是觉得它们使他感觉不舒服而没有继续使用。他在和一个酗酒的女孩约会时喝了很多的酒，在分手后就不再喝了。自从他的哥哥搬家了以后，他就再也没有见过他；他回避总是酗酒并且夜不归宿的母亲。

青年期（18—23岁）

C先生在他的家乡被一所很有名的设计学校录取了。尽管他计划和妈妈一起住，但在录取考试后的几个星期里，他遇到了他第一个"认真的"女朋友，并搬过去和她一起住。他感到自己遇到了"灵魂伴侣"，但是几个月后，他们开始吵架。在设计学院的这几年中，C先生和几位女生谈过恋爱，一开始"像巨大的成功"，却都糟糕地结束。C先生在学校表现得很好，赢了很多的荣誉和奖金，在毕业后得到了好几份不错的工作邀请。

中年期（23岁—现在）

C先生现在可以自立而且在工作中也感到很自在。他十分想开一家自己的公司，但是担心会破坏现在的同事关系。他最长的恋爱关系持续了大约1年，当他的女友告诉他说自己是一个同性恋的时候，他们之间就结束了。他感到那是"毁灭性的灾难"，但是却很快便和D开始约会了。

现在Z尝试关注C先生回顾的成长经历：

“我认为C先生的成长经历中最有问题的部分发生在他的婴儿期和幼儿期，其中也涉及了关系，尤其是早些年间他和母亲过于亲密又不持久的关系，以及他父亲在他三岁时抛弃他的事实。

Z现在试着将C先生的问题和模式与他的成长经历联系到一起：

“所以，从描述可以了解到C先生最大的问题是缺乏安全的关系。他需要和他的女朋友十分亲密，以致他最终会变得太过情绪化，使她们窒息。从回顾中我们可以了解到C先生的经历中最有问题的部分是他和她母亲过于亲密却不持久的关系，以及他父亲抛弃他的事实。不安全的关系基本上来自于这些问题。这使我想到我可以使用依恋理论来将他的模式与成长经历联系起来。但是，正如你所知，C先生从出生起就十分焦虑，他的母亲也十分焦虑，这可能是一种气质特性。因此，我应该把早期的认知和情绪问题的影响也作为一个因素，它们自身可能十分重要，同时它们也塑造了C先生的早期依恋。他在童年期和青春期也发展出了一种十分重要的能力，它也在很重要的方面帮助他建立了自身的功能，我也要把它概括进去。我将会重点关注他早期依恋问题的发展，然后试着弄清楚它是如何在生活中影响他的。”

联　系

C先生最大的问题就是他和他人的关系。这与他的不安全型（关注/焦虑型）依恋有很大的关系，也导致他在面对拒绝时会变得狂躁和情绪异常。这个情节造成了他现在的情况，这在以前已经发生过很多次。C先生的不安全型依恋源于他的早期关系。

伴随着气质性的焦虑和对分离的恐惧，C先生的童年充斥着父母暴力的争执。他觉得他的母亲惊人地焦虑，总是悲伤的、心事重重的。因此，C先生似乎很难建立起牢固的二人关系。因为总是处于孤独和恐惧之中，他无法发展出基本的信任和安全型依恋。他母亲的焦虑和漫不经心暗示了她无法适应C先生。他因此很难发展出对自己和他人的情感结构，这似乎构成了他成年时共情、心理化、自我调节和信任的问题。

因此，C先生在进入幼儿期时伴随着不安全型依恋，并且没能巩固任何重要的能力。他的发展轨迹被父亲的离开进一步掩盖了，他被锁在了他和母亲的二人关系中，带有性暗示地和她一起睡觉。竞争对手的离开鼓励了他，加剧了他对失去主要关系的恐惧。这也刺激了他的兄弟们攻击他，代替父亲成为了使他更加恐惧的竞争对手。他的母亲突然令他离开自己的床，而他的位置被母亲的新男友代替，这伤害了他，使他感到迷惑。这种在不适当的亲密举动与突然的拒绝中的摇摆，使他形成了焦虑型依恋。

与母亲的不持久的关系持续到了童年时期。他的母亲不是给他穿太多衣服，就是忘记接他放学。他学龄期的分离焦虑可能与他的气质性焦虑有关，但是也与他发展中的不安全焦虑型依恋有关。母亲与她的男友有问题的关系和她自己本人的酗酒问题也使得C先生与母亲的关系更加不连续，最终导致了他的依恋问题。

在学校里，C先生无法结交同伴可能有很多原因，包括他缺少一个男性偶像帮助他觉得自己是个强壮的男孩，也和他的气质性焦虑有关。因为存在问题的二人关系和父亲的缺失，他的自体感十分脆弱，仅由给了他很多快乐和关注的绘画支撑着。这个天赋、老师的引导和艺术上的成功对他的发展起了重要作用，它们帮了他很多，也是他在工作中的自尊感的最重要来源。

C先生过早的性关系是为了试图重新获得曾失去的二人关系中的安全感。它们为之后一系列激烈的、短暂的关系开了个头，这也是C先生的青春期的主要特点。在青春期中，不安全依恋持续下来，使得他几乎不能忍受孤独，导致他情绪化地与伴侣争执。一次又一次地，用他令人疯狂的黏人举动结束他的恋爱关系。

这个个案概念化过程使得Z想到，C先生只能在心理治疗的环境下改变他的不安全型依恋。他接下来建议C先生一个星期进行两次心理动力学治疗。他想知道他所进行的个案概念化是如何使治疗取得进展的。

建议活动

现在请你自己写出一个的完整的心理动力学个案概念化案例。关注你的描述和回顾，然后选择你认为有效的发展理论，联系它们组成导致因果关系的假设。开始做一个总结，然后尝试追踪个人生活中的主要问题和能力的发展。不要忘了在个案概念化的过程中，你可以使用很多种发展理论。然后，尝试着与你的同僚或导师分享你的个案假说，讨论你在进行个案概念化时的选择会促进你的学习。

第四部分参考文献

1. van der Kolk BA, McFarlance AC. The black hole of trauma. In: van der Kolk BA, McFarlane AC, Weisaeth L (eds.). *Traumatic Stress: The Effects of Overwhelming Experience on Mind, Body, and Society.* Guilford Press: New York, 2007: 3-23.
2. Herman JL. *Trauma and Recovery: The Aftermath of Violence from Domestic Abuse to Political Terror.* Basic Books: New York, 1992.
3. American Psychiatric Association. *Diagnostic and Statistical Manual of Mental Disorders,* 4th edn. American Psychiatric Association: Washington, DC, 1994.
4. Breuer J, Freud S. On the psychical mechanism of hysterical phenomena: Preliminary communication. In: Strachey J. (ed.) *The Standard Edition of the Complete Psychological Works of Sigmund Freud (1893-1895): Studies on Hysteria, Volume II,* Hogarth Press: London, 1893: 1-17.
5. Carlson V, Cicchetti D, Barnett D *et al.* Disorganized/disoriented attachment relationships in maltreated infants. *Developmental Psychology* 1989; 25: 525-531.
6. Cicchetti, D, Toth S. A developmental psychology perspective on child abuse and neglect. *Journal of the American Academy of Child and Adolescent Psychiatry* 1995; 34: 541-565.
7. Edwards V, Holden G, Felitti V *et al.* Relationship between multiple forms of childhood maltreatment and adult mental health in community respondents: Results from the adverse childhood experiences study. *American Journal of Psychiatry* 2003; 160:1453-1460.
8. MacMillan H, Fleming J, Streiner D *et al.* Childhood abuse and lifetime psychopathology in a community sample. *American Journal of Psychiatry* 2001; 158:1878-1883.
9. Paolucci E, Genuis M, Violato C. A meta-analysis of the published research on the effects of child sexual abuse. *The Journal of Psychology* 2001; 135 (1): 17-36.
10. Stovall-McClough KC, Cloitre M. Unresolved attachment, PTSD, and dissociation in women with childhood abuse histories. *Journal of Consulting and Clinical Psychology* 2006; 74 (2): 219-228.
11. Bremner JD, Randall P, Vermetten E *et al.* MRI-based measurements of hippocampal volume in posttraumatic stress disorder related to childhood physical and sexual abuse: A preliminary report. *Biological Psychiatry* 1997; 41: 23-32.
12. Heim C, Nemeroff CB. The impact of early adverse experiences on brain

systems involved in the pathophysiology of anxiety and affective disorders. *Biological Psychiatry* 1999; 46: 1509-1522.
13. Teicher M. Wounds that time won't heal: The neurobiology of child abuse. *Cerebrum* 2000; **2**(4): 50-67.
14. Teicher MH, Andersen SL, Polcari A *et al.* The neurobiological consequences of early stress and childhood maltreatment. *Neuroscience Biobehavioral Review* 2003; 27: 33-44.
15. Stein MB. Hippocampal volume in women victimized by childhood sexual abuse. *Psychological Medicine* 1997; 27: 951-959.
16. Yehuda R. Biology of posttraumatic stress disorder. *Journal of Clinical Psychiatry* 2001; 62 Suppl 17: 41-46.
17. Bremner JD. Long-term effects of childhood abuse on brain and neurobiology. *Child and Adolescent Psychiatric Clinics of North America* 2003; 12: 271-292.
18. Hofer MA. On the nature and consequences of early loss. *Psychosomatic Medicine* 1996; 58: 570-581.
19. McFarlane A, de Girolamo G. The nature of traumatic stressors and the epidemiology of posttraumatic reactions. In: van der Kolk, B, McFarlane A, Weisaeth L (eds.). *Traumatic Stress: The Effects of Overwhelming Experience on Mind, Body, and Society.* Guilford Press: New York, 2007:129-154.
20. Yehuda R. *Psychological Trauma.* American Psychiatric Publishing, Inc.: Washington, DC, 1998.
21. McFarlane A, Yehuda R. Resilience, vulnerability and the course of posttraumatic reactions. In: van der Kolk BA, McFarlane AC, Weisaeth L (eds.). *Traumatic Stress: The Effects of Overwhelming Experience on Mind, Body, and Society.* Guilford Press: New York, 2007: 155-181.
22. Foa E, Stein D, McFarlane A. Symptomatology and psychopathology of mental health problems after disaster. *Journal of Clinical Psychiatry* 2006; 67 (Suppl 2): 15-25.
23. van der Kolk BA, Roth S, Pelcovitz D *et al.* Disorders of extreme stress: The empirical foundation of a complex adaptation to trauma. *Journal of Traumatic Stress* 2005; 18:389-339.
24. Kilbome B. When trauma strikes the soul: Shame, splitting, and psychic pain. *American Journal of Psychoanalysis* 1999; 59: 385-402.
25. Lansky, MR. Shame dynamics in the psychotherapy of the patient with PTSD. *Journal of the American Academy of Psychoanalysis and Dynamic Psychiatry* 2000; 29:133-146.
26. Boulanger G. Wounded by reality: The collapse of the self in adult onset trauma. *Con temporary Psychoanalysis* 2002; 38: 45-76.
27. Fink K. Magnitude of trauma and personality change. *International Journal of Psychoanalysis* 2003; 84: 985-995.

28. van der Kolk B. The complexity of adaptation to trauma: Self-regulation, stimulus discrimination, and characterological development. In: van der Kolk BA, McFarlane AC, Weisaeth L (eds.). *Traumatic Stress: The Effects of Overwhelming Experience on Mind, Body, and Society*. Guilford Press: New York, 2007:182-213.
29. Briere J, Gil E. Self-mutilation in clinical and general population samples: Prevalence, correlates and functions. *American Journal of Orthopsychiatry* 1998; 68 (4): 609-620.
30. Briere J. Dissociative symptoms and trauma exposure: Specificity, affect dysregulation, and posttraumatic stress. *Journal of Nervous and Mental Disorders* 2006; 194 (2): 78-82.
31. Briere J, Runtz O. Symptomatology associated with childhood sexual victimization in a non-clinical sample. *Child Abuse & Neglect* 1998; 12: 51-59.
32. Costello EJ, Mustillo S, Erkanli A *et al.* Prevalence and development of psychiatric disorders in childhood and adolescence. *Archives of General Psychiatry* 2003; 60: 837-844.
33. Arcelus J, Vostanis P. Psychiatric comorbidity in children and adolescents. *Current Opinion in Psychiatry* 2005; 18 (4): 429-434.
34. Mineka S, Watson D, Clark LA. Comorbidity of anxiety and unipolar mood disorders. *Annual Review Psychology* 1998; 49: 377-412.
35. National Institute of Mental Health. Mental Illness Exacts Heavy Toll, Beginning in Youth. NIMH Press Release, June 06, 2005. www.nimh.nih.gov/science-news/2005/mental- *illness-exacts-heavy-toll-beginning-in-youth.shtml/* (accessed 12 December 2012).
36. Kessler RC, Berglund P, Demler O *et al.* Lifetime prevalence and age-of-onset distributions of DSM-IV disorders in the National Comorbidity Survey Replication. *Archives of General Psychiatry* 2005; 62 (6): 593-602.
37. President's New Freedom Commission on Mental Health. Achieving the Promise: Transforming Mental Health Care in America. Pub no SMA-03-3832. Rockville, MD, 2003.
38. Kim-Cohen J, Caspi A, Moffitt TE *et al.* Prior juvenile diagnoses in adults with mental disorder: Developmental follow-back of a prospective-longitudinal cohort. *Archives of General Psychiatry* 2003; 60 (7): 709-717.
39. Hyson D. Understanding adaptation to work in adulthood: A contextual developmental approach. *Advances in Life Course Research* 2002; 7: 93-110.
40. Collins WA, van Dulmen MC. The significance of middle childhood peer competence for work relationships in early adulthood. In: Huston AE, Ripke MN (eds.). *Developmental Contexts in Middle Childhood: Bridges to Adolescence and Adulthood.* Cambridge University Press: New York, 2006: 23-40.
41. The National Advisory Mental Health Council Workgroup on Child and

Adolescent Mental Health Intervention Development and Deployment. Blueprint for Change: Research on Child and Adolescent Mental Health, 2001.
42. Giedd JN, Keshavan M, Paus T. Why do many psychiatric disorders emerge during adolescence? *National Review of Neuroscience* 2008; 9 (12): 947-957.
43. Douaud G, Mackay C, Andersson J *et al.* Schizophrenia delays and alters maturation of the brain in adolescence. *Brain: A Journal of Neurology* 2009; 132: 2437-2448.
44. Jessor R. Successful adolescent development among youth in high-risk settings. *American Psychologist* 1993; 48:117-126.
45. Aneshensel CS, Sucoff CA. The neighborhood context of adolescent mental health. *Journal of Health and Social Behavior* 1996; 37 (4): 293-310.
46. Rutter M. Psychosocial influences: Critiques, findings, and research needs. *Development and Psychopathology* 2000; 12 (3): 375-405.
47. Rutter M. Environmentally mediated risks for psychopathology: Research strategies and findings. *Journal of the American Academy of Child and Adolescent Psychiatry* 2005; 44 (1): 3-18.
48. Sroufe AL, Duggal S, Weinfield N *et al.* Relationships, development, and psychopathology. In: Sameroff AJ, Lewis M, Miller SM (eds.). *Handbook of Developmental Psychopathology* (2nd edn). Kluwer Academic/Plenum Publishers: New York, 2000.
49. Moore BE, Fine BD (eds.). *Psychoanalytic Terms and Concepts.* Yale University Press: New Haven, 1990.
50. Cabaniss DL, Cherry S, Douglas CJ *et al. Psychodynamic Psychotherapy: A Clinical Manual.* Wiley-Blackwell: Oxford, 2011.
51. Kris AO. Unconscious processes. In: Gabbard GO, Litowitz BE, Williams P (eds.). *Textbook of Psychoanalysis.* American Psychiatric Publishing, Inc.: Washington, DC, 2012: 53.
52. Freud S. The ego and the id. In: Strachey J. (ed.) *The Standard Edition of the Complete Psychological Works of Sigmund Freud, Volume XIX.* Hogarth Press: London, 1923:1-66.
53. Mitchell SA, Black MJ. *Freud and Beyond.* Basic Books: New York, 1995.
54. Fonagy P, Target M. *Psychoanalytic Theories: Perspectives from Developmental Psychology.* Brunner-Routledge: New York, 2003.
55. Kernberg O. Psychoanalytic object relations theories. In: Moore BE, Fine BD (eds.). *Psychoanalysis the Major Concepts.* Yale University Press: New Haven, 1995: 450-462.
56. Kernberg O. *Aggression in Personality Disorders and Perversions.* Yale University Press: New Haven, 1992.
57. Winnicot D. Transitional objects and transitional phenomena. *International*

Journal of Psychoanalysis 1953; 34: 89-97.
58. Caligor E, Kernberg O, Clarkin J. *Handbook of Dynamic Psychotherapy for Higher Level Personality Pathology.* American Psychiatric Publishing, Inc.: Washington, DC, 2007.
59. Loewald HW. On the therapeutic action of psychoanalysis. In: Loewald HW (ed). *The Essential Loewald Collected Papers and Monographs.* University Publishing Group: Maryland, 2000: 221-256.
60. Kohut H. *The Analysis of the Self.* The University of Chicago Press: Chicago, 1971.
61. Kohut H, Wolf, ES. The disorders of the self and their treatment: An outline. *International Journal of Psychoanalysis* 1978; 59: 413-425.
62. Bowlby J. The nature of the child's tie to his mother. *International Journal of Psychoanalysis* 1958; 39: 350-373.
63. Slade A. The development and organization of attachment: Implications for psychoanalysis. *Journal of the American Psychoanalytic Association* 2000; 48:1147-1174.
64. Main M. Discourse, prediction, and recent studies in attachment: Implications for psychoanalysis. *Journal of the American Psychoanalytic Association* 1993; 41S: 209-244.
65. Fonagy P, Target M. Early intervention and the development of self-regulation. *Psychoanalytic Inquiry* 2002; 22: 307-335.
66. Ainsworth MDS, Blehar MC, Waters E *et al. Patterns of Attachment: A Psychological Study of the Strange Situation.* Lawrence Erlbaum. Hillsdale, NJ, 1978.
67. Hesse E, Main M. Disorganized infant, child, and adult attachment. *Journal of the American Psychoanalytic Association* 2000; 48:1097-1127.
68. Main M. The organized categories of infant, child, and adult attachment. *Journal of the American Psychoanalytic Association* 2000; 48:1055-1095.
69. Dozier M, Chase-Stovall K, Albus KE. Attachment and psychopathology in adulthood. In: Cassidy J, Shaver PR (eds.). *Handbook of Attachment: Theory, Research, and Clinical Applications,* Guilford Press: New York, 1999: 497-519.
70. Fonagy P, Steele M, Moran G *et al.* Measuring the ghost in the nursery: A summary of the main findings of the Anna Freud Centre - University College London Parent-Child Study. *Bulletin of the Anna Freud Centre,* 1991; 14:115-131.
71. Hesse E. The adult attachment interview: Historical and current perspectives. In: Cassidy J, Shaver PR (eds.). *Handbook of Attachment, Second Edition: Theory, Research and Clinical Applications.* Guilford Press: New York, 2008: 552-599.
72. Fonagy P. *Attachment Theory and Psychoanalysis.* Other Press: New York, 2001: 36-44.

73. Slade A. A view from attachment theory and research. *Journal of Clinical Psychoanalysis* 1996: 5:112-122.
74. Lyons-Ruth K, Block D. The disturbed caregiving system: Relations among childhood trauma, maternal caregiving, and infant affect and attachment. *Infant Mental Health Journal* 1996; 17: 257-275.
75. Fonagy P, The significance of the development of metacognitive control over mental representations in parenting and infant development. *Journal of Clinical Psychoanalysis* 1996; 5: 67-86.
76. Beebe B, Lachmann FM, Jaffe J. Mother-infant interaction structures and presymbolic self- and object representations. *Psychoanalytic Dialogues* 1997; 7:133-182.
77. Van Ijzendoorn M, Schuengel C, Bakermans-Krnenburg MJ. Disorganized attachment in early childhood: Meta-analysis of precursors, concomitants and sequelae. *Development and Psychopathology* 1999; 11: 225-249.
78. Coates SW. Having a mind of one's own and holding the other in mind: Commentary on paper by Peter Fonagy and Mary Target. *Psychoanalytic Dialogues* 1998; 8:115-148.
79. Bouchard M, Target M, Lecours S *et al.* Mentalization in adult attachment narratives: Reflective functioning, mental states, and affect elaboration compared. *Psychoanalytic Psychology* 2008; 25: 47-66.
80. Schore AN. Effects of a secure attachment relationship on right brain development, affect regulation, and infant mental health. *Infant Mental Health Journal* 2001; 22: 7-66.
81. Schore A. *Affect Regulation and the Origin of the Self.* Lawrence Erlbaum: Hillsdale, NJ, 1994.
82. Lyons-Ruth K. The two-person construction of defenses: Disorganized attachment strategies, unintegrated mental states, and hostile/helpless relational processes. *Journal of Infant Child and Adolescent Psychotherapy* 2002; 2:107-119.
83. Fonagy P. Attachment and borderline personality disorder. *Journal of the American Psychoanalytic Association* 2000; 48:1129-1146.
84. Slade A. The implications of attachment theory and research for adult psychotherapy. In: Cassidy J, Shaver PR (eds.). *Handbook of Attachment, Second Edition: Theory, Research and Clinical Applications.* Guilford Press: New York, 2008: 762-782.
85. Fonagy P, Bateman A. *Psychotherapy for Borderline Personality Disorder: Mentalization-Based Treatment.* Oxford University Press: Oxford, 2004.
86. Fonagy P, Bateman A. Randomized controlled trial of outpatient mentalization-based treatment versus structured clinical management for borderline personality disorder. *American Journal of Psychiatry* 2009; 166:1355-1364.

第五部分

心理动力学个案概念化在临床中的应用

引　言

重要概念

我们可以在许多不同的临床情况中创造并应用心理动力学个案概念化，包括：

- 紧急救助情境，如在急诊室和住院病房中
- 心理药物治疗中
- 心理动力学治疗中

当我们不断了解来访者时，我们所进行的心理动力学个案概念化也在改变。

心理动力学个案概念化适用于所有临床情况

既然我们已经知道如何进行心理动力学个案概念化了，那么我们怎

样使用以及何时使用它呢？学生和心理治疗师通常错误地假设心理动力学个案概念化只在心理动力学疗法中有用。事实并非如此。心理动力学个案概念化帮助我们了解人们如何并且为什么用那样的方式去思考、感受和行事，因此它在每一种临床情况下都有作用，包括在急诊室中的个别治疗、针对身体疾病的或精神病住院患者的简单治疗，以及对短期和长期的门诊患者的心理动力学治疗。在就诊时间短暂的临床情境下，心理动力学个案概念化虽然只能以对病人有限的了解为基础，通常也可以帮助我们了解一个人心理功能的两个方面，比如是什么原因让他们现在身处急诊室。在长期的治疗中，心理动力学个案概念化以更加完备的信息为基础，这将帮助我们对一个人的成长过程有更加全面深刻的了解。无论是在哪种情况下，心理动力学个案概念化都能帮助我们认识来访者无意识的想法和感受的影响因素和发展情况。

心理动力学个案概念化是有活力的并不断改变的

如同我们在第一部分讨论过的问题，建构一个最初的个案假设从很多方面看都是十分有用的，它能帮助我们确立一个治疗方案、树立治疗目标、形成一个治疗策略。然而，始终保持开放的态度，愿意使用新的方法去考虑一个人如何思考、感受、行事，并探究其原因，可以帮助我们深化对来访者的个案概念化过程。心理动力学个案概念化并不是静止不变的——我们一直在根据从治疗中了解到的信息去修正它。这些信息不仅来源于来访者自己的讲述，也来源于心理治疗师和来访者之间的相互作用。

让我们一起考虑一下如何在各种不同的临床情况下使用心理动力学个案概念化，首先从紧急救助的情境开始。

第十九章

紧急救助情境中的个案概念化

重要概念

心理动力学个案概念化在所有心理健康治疗的情境中都是非常有效的，包括以下紧急救助的情况：

- 精神科急诊
- 精神病住院治疗
- 药物或者外科治疗

紧急救助情境给心理动力学个案概念化带来了特殊的挑战，因为：

- 治疗师和来访者在一起的时间是有限的
- 多数来访者无法提供完整的成长经历
- 个案概念化过程需要直击严重的问题
- 个案概念化过程需要考虑到可能由紧急救助情境本身引发的压力

更简单地说，初步的心理动力学个案概念化可以帮助我们：

- 让来访者参与进来
- 全面掌握来访者现有的或者长期的问题和行为模式
- 选择处理最主要的问题和行为模式
- 预测来访者将对我们的帮助作何反应
- 制订不间断的有效的治疗计划

A先生是一个26岁的大学毕业生，目前他和三名大学同学住在一起。他由于经常感觉心率快和呼吸困难，而被送入急诊室。他一直在大哭并且感到十分烦乱，害怕自己将要死去。他恳求治疗师救他。在对他的症状进行评估后，治疗师诊断他出现了惊恐发作并且给他开了安定药物。但是这并没有太好的效果，因此他需要接受心理治疗。

如果对于A先生现有问题的评估到此为止的话，那么我们可能会得出如下结论：“一名26岁的成年男子，先前无心理问题病史，也没有接受过相关治疗，最近出现了惊恐发作”。然而，即使在急诊室环境下，也不应只局限于当前的问题，应思考一下“为什么只有这个有着自己独特生活经历的人，在这个特殊的生活阶段上，出现了如此独特的问题”？[1] 以下是治疗师Z与A先生谈话的过程：

在告知A先生，他的问题可以通过治疗恢复之后，他还告诉A先生，有时惊恐发作是由压力的积累引发的。他询问A先生近来在他的生活中是否出现了让他感到压力很大的事情。A先生回答道：“这件事情让我很困惑。当我上个月完成了论文之后，我仿佛感觉到肩膀一下子就轻了。我的指导老师非常喜欢我的论文。我感觉到一切皆有可能，还和我的女朋友及室友一起出去庆祝了。”他叹着气补充道：“但是我不知道自己是否有能力成为一个学者。我的父亲说我在中学教拉丁语薪水太少，他一直问我用一个古典文学的博士学位如何供养自己和整个家庭。请不要告诉他我在这里，因为我认为我已然是一个彻底的失败者了。”

治疗师Z从A先生的补充说明中判断出，他可能缺乏安全感而且自尊水平比较低。这与他的父亲长期以来没有认可他的成就和鼓励其独立有关系。这些信息帮助Z治疗师回答了一个简单却又重要的问题，“为什么A先生现在出现了问题”，并且引导他制订最好的方法去减轻导致A先生来到急诊室的压力。

Z治疗师让A先生多介绍一些他的背景。A先生说他有一个“出生平庸”的姐姐。他的母亲非常渴望有第二个孩子，但是经历了多次流产，之后决定收养一个孩子。他说：“我总是觉得这更多是母亲的决定，父亲只是为了让母亲高兴才这样做的”。A先生不知道他的亲生父母是谁，也不知道任何关于他出身的情况，但是他也没有回忆起在他婴儿期和童年发生过什么有重要意义的事件。他用“极好的、乐于付出的、亲爱的”等词汇描述他的母亲，这与他对父亲的描述十分不同。他是这样描述他的父亲的，“父亲和我很亲密，但是我总是需要遵守他下达的难以实现的命令。我在学校表现还好，但是没有考入父亲家里每个人都进入了的预科学校和大学。我是一个不错的运动员，尤其擅长壁球，可是父亲在大学时是全国著名的球员。你能了解我的情况吗？”

这时，治疗师Z已经对A先生的情况有了充分地了解。这将帮助他思考为什么A先生会如此焦虑，从而制订快速有效的治疗方案。这也将帮助治疗师Z理解A先生正在经历的问题和模式，并引导A先生参与对未来治疗方法的讨论。所有的这些都将帮助 A 先生更好地理解他现在所处的内部和外部环境，远远比给 A 先生开安定药物更加有效。治疗师 Z 能够在急诊室短暂的治疗时间中获得这些信息，并且利用信息建构以下的心理动力学个案假说：

A 先生是一名26岁的古典文学专业的毕业生，他由于近来出现的惊恐障碍被送入了急诊室。他的惊恐发作源于完成论文和思考未来职业生涯的压力。虽然他对于完成论文是非常兴奋的，但是很明显，他开始习惯性地怀疑自己的能力。他之所以产生这种怀疑，是因为他的父亲总是批评他并蔑视他取得的成就。他渴望得到父亲的支持，可是又经常认为自己没有达到父亲过高的要求。这样一来，他的前进方向和父亲的期望产生了矛盾，矛盾引发的焦虑不断累积，造成了惊恐发作。同时，渴望获得父亲的支持和无意识中产生的对父亲的愤怒之间的矛盾也是造成他惊恐障碍的原因之一。

追溯到童年时期，A 先生缺乏安全感和自尊水平低的问题存在已久。在 A 先生为自己学术上的成就感到自豪的同时，他也一直过度依靠父亲的意见。父亲对他的打击也在轻易地改变他对自身的看法。虽然他与母亲保持着亲密的关系，但是因为父亲缺乏共情，让他很难形成统一的自体感。他也是一个焦虑的和有病态恐惧的孩子，这样的气质特征也会让他难以有良好的自尊水平。

治疗师 Z 可以利用这个个案假说告诉A先生，他并不存在身体健康问题，不过完成论文的过程可能引发了他各种各样的情绪。他根据自己的理解，用一种令人安心的语调建议A先生使用以下治疗方法：

虽然你对于完成论文感到兴奋，但你似乎对于下一步该怎么做感到忧虑。当人们向前走的时候，忧虑总是随之而来。与其他人讨论一下可能会帮助你减轻忧虑。在药物治疗的基础上，我认为在未来的几个月中，进行心理治疗对你将十分有帮助。

因此，即使在紧急救助情境下，也能够通过个案概念化提供重要的问题解决路径地图，使来访者参与进来，找到解决问题的最佳方法，预测来访者对治疗可能产生的反应等。

心理动力学个案概念化在所有情境下都有效

如同 A 先生在急诊室的简短案例一样，心理动力学个案概念化可以在所有情境下引导治疗，包括紧急救助情境。这些情境包括：

- 精神科急诊室 [2-7]
- 精神科住院治疗 [8-10]
- 药物和外科治疗 [11-21]

虽然在紧急救助情境中经常没有足够的时间，我们仍然可以通过进行初级的心理动力学个案概念化来帮助理解来访者的无意识想法、希望、感受和恐惧。即使是初级的心理动力学个案概念化也能帮助我们：

- 使来访者参与进来
- 回答“为什么是现在”的问题
- 开始理解来访者情绪困扰的前因后果
- 选择最重要的问题和模式快速地处理
- 预测来访者将对我们的帮助作何反应
- 制订持续而有效的治疗计划

即使突发危机看似是长期的精神疾病中的一段“小插曲”，我们也需要审视发生的事情是否由无意识想法或者感受触发。我们正在学习的心理动力学就是要引导我们记住，人们通常是被无意识的想法和感受所激发的。理解这种激发机制就好像握有一把钥匙，这把钥匙能帮我们解决让来访者接受治疗的问题[5,18,21-23]。

当在紧急救助情境中进行个案概念化时，谨记环境会在某种程度上影响来访者[22]。例如，来急诊室通常会加重来访者的无价值感和失败感，同时也会激发他们想要被有保护意识的照顾者救助的希望。住院患者群体会产生被控制的恐惧感，同时接受药物或外科治疗的病人群体通常会产生关于死亡的恐惧感。当我们在紧急救助情境下试图去理解我们的来访者时，考虑这些常见的反应是非常重要的。

心理动力学个案概念化在紧急救助情境下面临的挑战

在紧急救助情境下进行心理动力学个案概念化，给治疗师带来了独特的挑战。让我们来思考几种情况：

治疗师和病人在一起的时间是有限的

在急诊室或者面对住院病人的情境下，倾听一段完整的个人成长史或者等待一段经历的出现是非常奢侈的。我们经常只能依靠在一次访谈中获得的信息针对主要问题和模式进行个案概念化，并且开始治疗。即使只有根据来访者的经历和与来访者交流获得的有限的信息，仍然有可能深入了解造成来访者现有问题的潜在的感觉、想象和恐惧。思考以下案例：

B女士今年66岁，她刚刚成为寡妇，有长期的抑郁。她因为发烧、体重减轻和腹部疼痛而住院接受药物治疗。病情检查结果显示，她患有慢性骨髓性白血病，但是B女士拒绝接受进一步的治疗，并且要求回家。她说："我已经活得够久了"。医学部实习生认为B女士过度抑郁，以致她无法做出这个改变生活的决定。心理治疗师Y认同实习生的看法，但是他想要了解为什么一个在其他方面都很健康的女性要拒绝可能会使她的生命延长多年的治疗。治疗师Y告诉B女士,B女士的医师让他来看望她。因为医师们对B女士拒绝进行可能会拯救她生命的治疗感到不解。B女士回答道:“有什么意义呢?”接着，她开始哭泣。治疗师Y感觉到一种意想不到的缺失感，他小声地说道:“听起来似乎没有足够的理由让你继续活下去。”B女士看着他点着头说:“自从我的丈夫在两年前去世了，我就没再重新爬起来继续向前走。天知道为什么——他让我的生活如此悲惨。”治疗师Y要求B女士多说一些关于婚姻的事情，她说在她22年的婚姻生活中，总是受到言语上的虐待和威胁。她说:“尤其当我们发现我无法怀孕时，我感觉像一个失败者，好像他曾经对我的出言不逊说的都是事实……我的女性朋友们取笑我就像嫁给了我的父亲。我的父亲也是一个讨厌的酒鬼，他也总是无缘无故地对我的母亲发火。我有时觉得他会杀了我母亲，这让我感到非常害怕。当我还是一个青少年时，他和他的秘书一起离开了，我再也没有见过他”。

虽然治疗师Y有很多咨询目标，但是他首先向B女士表示，他听到了并且意识到了B女士关心的事情，以此来吸引来访者的参与[11,12]。当治疗师Y对B女士的无价值感产生共鸣时，她感到自己被理解了，并且讲述了自从她的丈夫死后她就感到抑郁；她的婚姻是十分艰难的，她和丈夫的关系在许多方面都是她和她父亲关系的翻版。根据这些线索，治疗师Y没有继续调查B女士的过去，而是开始假设B女士拒绝接受治疗与她丈夫的去世有关。他怀疑B女士放弃延长生命的机会而选择死亡与她想救活丈夫的无意识的内疚有关。Y治疗师试图利用他对这个案例的心理动力学个案概念化去减轻B女士的抑郁和内疚，同时让B女士能够接受治疗：

B女士承认她对自己有时想让自己的丈夫死去的想法感到伤心，她也说她对于丈夫的离世以及自己比丈夫活得久感到内疚。治疗师Y说，B女士因为一些她无法控制的事情而指责自己。治疗师Y笑着问B女士，是否可以原谅她自己曾经有过的一两个对丈夫的攻击性想法，尤其是在她长期以来经受着言语虐待的情况下。他暂时忽略了关于B女士被父亲抛弃的信息，而决定关注她现在对于丈夫的内疚感，这似乎与她拒绝接受治疗有着更直接的关系。在对这些问题进行讨论后，B女士最终决定继续接受治疗。

即使在一次会面中，治疗师Y也有能力充分了解B女士对于丈夫的内疚感是她拒绝接受治疗的原因。这样的信息让治疗师Y帮助B女士在她生命中很有压力的时刻做出了更适合的选择。

治疗师无法从来访者口中得知完整的成长经历

在紧急救助情境下，来访者最初可能无法或者不愿意提供对他们的问题和行为模式进行初步心理动力学个案概念化所需要的信息。在这种案例中，从来访者的家属、重要他人或者医生那里获得侧面信息是十分必要的。然而，需要谨记的是，从其他地方了解到的信息已经掺杂了他人对于来访者当时情况的感受，对这些信息需要有保留地采纳。

案例

C先生今年47岁，至今未婚，与父母一起生活。他长期患有精神分裂症，并且有多次住院治疗的经历。他把自己的药物都冲进了厕所，导致精神分裂症的症状剧增，这才被送入精神科住院。虽然他一直拒绝服药，但是社会工作者X先生开始问自己，是什么促使C先生在这个特殊的时间停止用药。当他问

C 先生为什么在此时开始住院治疗时，C 先生瞪了他一眼并且喃喃自语道："我不会让恐怖分子杀害我的母亲的。"然后，C 先生就转身面对墙，并且忽略掉了 X 先生的问题。C 先生的母亲看上去很受打击，她告诉 X 先生："我的儿子从来都不认为他需要吃药。他总是像驴一样固执。即使在青少年时期，在他患病之前，他也是叛逆而执拗的。"她说 C 先生的父亲最近中风了，她还补充道："我不知道我能否把他们两个都照顾好"。

在 C 先生的案例中，X 先生必须首先参考从病人母亲口中得来的信息。然而，X 先生很快察觉到母亲的故事已经掺杂了她对儿子的愤怒，他认为即使从病人母亲口中得到一个更加完整的故事，也无法找到 C 先生停止吃药的原因。不过，他根据从母亲那里得到的信息开始理解 C 先生现在的问题。例如，他想知道 C 先生现在拒绝吃药是否与他害怕失去自己的父亲有关。这个理解帮助他开始想办法通过给病人父亲提供良好的照料来让病人感到安心——例如，为他的父亲安排家庭看护。X 先生认为 C 先生最初对他的敌意与 C 先生长期以来受到权威人物的控制有关，他开始想办法在下一次见面中避免这样的情况发生。虽然是从一个家庭成员处收集到了一段不完整的经历，但这个成长经历帮助 X 先生建构了一个简单的可以引导治疗的心理动力学个案假说。

心理动力学个案概念化需要针对严重紧迫的问题

由于在紧急救助情境下我们与来访者在一起的时间是有限的，在这些情境下，我们进行的个案概念化需要针对紧急问题。如上面引用的这些案例一样，我们总是需要问自己，"为什么是现在"——换句话说，是否有一个特殊的、有环境局限的危机，导致这个特殊的来访者在这个特殊的时间点来到医院？[1] 在一个简单的评估后，我们甚至能够勾画出：

- 导致一个人在此时接受治疗的问题是什么

- 与这个急性危机有直接关系的思考、感受和行为模式是什么

然后，我们可以有针对性地追溯一段发展历程，以探究可能与这些问题和模式相关的童年经历。虽然这种有针对性的个案概念化可能是不完整的，然而它们对于帮助我们了解来访者并且做出治疗的选择是至关重要的。

第二十章

在药物治疗中运用个案概念化

重要概念

当我们用药物治疗来访者时，我们可以使用心理动力学个案概念化来形成假设。这些假设与可能影响心理药物治疗的问题和模式有关。

在这个情境下，最有帮助的心理动力学个案概念化的目标问题应涉及以下内容：

- 症状
- 药物
- 依从性
- 副作用

来寻求心理治疗的来访者通常希望从某种痛苦中解脱。一些人可能从最开始就对是否接受药物治疗、心理治疗或者联合治疗有偏好。其他人可能对治疗方法没有特别的偏好。渐渐地，由于媒体对于心理治疗的结构、服务和支付方式的报道（至少在美国如此），精神科医生经常被要求“只开药就好”，在治疗中把谈话遗忘了[24]。他们的病人可能从其他的心理健康专家那里接受心理治疗或者从来都没有接受过心理治疗。

然而，来寻求药物治疗的来访者和使用心理治疗解决情绪方面问题的来访者是一样的。药理学家不仅需要共情地倾听与回应困扰来访者的问题[25]，而且在一个既定的临床情境下，敏感地引出和理解来访者提供的信息，能够很有效地预测药物的效果。不过，现在心理治疗的现状是，精神科医师通常把治疗的时间限制在15~20分钟内。在这样的治疗中会有心理动力学个案概念化的位置吗？[26,27]

心理动力学个案概念化帮助引导药物治疗

即使治疗已经被设计成基本的药物治疗，心理动力学个案概念化也可以引导治疗。好的心理动力学个案概念化帮助治疗师理解来访者对疾病、处方和吃药的态度，以及对治疗师的态度[27]。

对药理学家来讲，最有用的心理动力学个案概念化是简洁的、直达病灶的。在很多案例中，来访者有非常明确的心理学诊断，很少甚至没有并发症状，对吃药没有抵抗，很少或者没有副作用，而且能遵从医嘱吃药。然而，更多的情况是很复杂的。来访者没有明确的诊断，有多重的紧张性刺激和心理创伤，对吃药有矛盾的或消极的情绪，吃药之后会产生令人苦恼的副作用或者不遵照医嘱吃药。在这些案例中，治疗师需要时间去完全了解来访者，并进行有针对性的心理动力学个案概念化。这也将会加强治疗联盟——与坚持治疗和良好结果的相关[28,29]。当一个来访者处于**分离治疗**（也就是在医生或药理学家那里接受药物治疗，在另一个心理治疗师那里接受心理治疗）中时，治疗中非常重要的部分是在最初确诊和接下来的过程中，两个治疗师相互沟通和合作的意愿。这也包括对心理动力学个案概念化的交流。

在药物治疗中为进行有针对性的个案概念化而获取信息

来访者在最初的咨询过程中的表现将会引导我们采用合适的方法为进行有针对性的个案概念化而收集信息。如果来访者处于危机中，例如在自杀这种紧急情况下，我们首要的目标是确保来访者的安全，可以延迟收集更大量的信息。与此相反，如果来访者长期感到有泛化的焦虑，提前几周预约了咨询，我们就有时间从头来了解来访者，并且理解“为什么是现在”的问题。值得注意的是，可以通过和以前的治疗师建立良好的工作联盟来获取信息，这些治疗师可能是没有获得认证的心理治疗师或者普通的医生。

然而，即使在并不紧急的情况下，我们可能也没有时间去充分了解来访者的成长经历，或者深入地探究来访者现在和过去的关系。在紧急的临床情况下，对成长经历的获取必须是有针对性的。那么，对于进行个案概念化，什么类型的信息是有用的呢？

案例

A先生告诉治疗师Z，他之所以来咨询是“因为我的妻子希望我来找你”。他说他是“有一点情绪低落，但是没有什么大碍，只是当工作不顺利时就会有点抑郁。”他回答问题时有点不情愿，并且提供的信息很少。当瞟到墙上的毕业证书时，他用有点尖刻的语气说：“你去过挺多的学校啊，那你肯定很聪明吧。”治疗师Z并没有回答，而是继续问了许多关于A先生症状的问题。

在这个案例中，治疗师Z可能会这样总结，A先生在抑郁症状量表中能得到5分（最高分为9分），即为重度抑郁（经常发生，程度严重），并且决定给他开抗抑郁的药物。然而，A 先生对治疗师 Z 的毕业证书的挑衅性评论表明，可能还存在其他问题，例如，自尊水平差或者很难相信他人。这将会影响药物治疗以及 A 先生和治疗师 Z 之间的治疗关系。如果不对 A 先生做更多的了解，例如，他对自己的感觉，他与他人的关系，他对医生、药物和心理诊断的态度，就不会有成功的治疗[30, 31]。

当来访者第一次前来寻求药物治疗时，可以通过解释来访的目的建立一个治疗框架。

> 虽然你今天来的原因是了解是否有药物可以帮助你，但是为了更好地帮助你，我必须了解你这个人。因此我将会问一些关于你现在和以前生活状态的问题。

以下的内容讨论了一些重要的信息，这些信息将会帮助治疗师在精神科药物治疗中进行有针对性的心理动力学个案概念化：

有针对性的发展史

为了了解规范的医学和心理学范畴的成长经历，包括心理创伤经历，需要了解来访者的童年和原生家庭。这些可能与标准的成长经历交织在一起，可以这样来询问，例如：

> 如果你能够简短地告诉我在成长过程中你自己和你的家庭的一些情况，将会对治疗很有帮助。你的童年是怎样的？你的父母和兄弟姐妹是怎样的？关于你的童年或者青少年时期有什么需要让我知道的重要的事件吗？

了解来访者及其家庭成员早期的气质特征、认知和情绪问题以及药物使用情况是尤其重要的。

人际关系史

可以用如下问题询问人际关系史：

给我讲一下在你生命中的重要人物吧。

尝试让来访者描述一下他和他们的关系。借此治疗师可以有效地了解来访者认识的人中是否有人正在或者曾经使用过治疗心理问题的药物。这对于了解来访者从何处获得支持和依靠、谁是压力的来源也是十分重要的。

适应

理解来访者如何适应压力、自我调节、调节感觉刺激以及管理情绪，对于精神药理学的治疗是非常有价值的。这可以让我们把药物的概念放在一个更大的背景中来理解，并且为控制症状提供非药理学的策略。这也能帮助我们预测来访者对复发、副作用和治疗效果不显著的反应。我们可以问来访者：

你通常如何控制紧张？你通常如何处理消极情绪，例如焦虑、愤怒或者悲伤？你觉得这些应对策略的效果怎么样？

对疾病的态度

作为病情诊断的一部分，我们需要了解来访者过去使用药物、心理症状、心理障碍和治疗的情况。为了进一步获得事实，我们可以询问来访者之前生病和治疗的经历是怎样的，他们如何理解现在的状况和问题，他们是否知道是什么造成了现在的情况，以及他们认为做什么可能有助于解决问题。例如，可以问下面的问题：

有时，人们知道自己为什么处于焦虑状态，你知道吗？

或者

即使我知道抑郁是可以通过药物来治疗的疾病，但有时和你症状一样的人还是会担心抑郁是由他们自己造成的。你有过这样的想法吗？

了解来访者对于自身问题的想法，可能对治疗的成功是至关重要的。

对药物的态度

近些年来媒体对于精神药物的问题十分关注。求助于心理健康专家的来访者似乎对于药物早有自己的观点和感受，在开始治疗时了解他们的观点和感受是重要的。来访者可能很了解或者不太了解精神药物的知识，他们对于药物治疗可能持从非常消极到相当积极的想法。通常，我们可以通过询问来访者是否因为心理问题而服用过药物，来了解他们的态度。

案例

B先生被诊断为抑郁症，并且被转介到一个心理治疗师那里。在最初的会面中，B先生告诉治疗师："我的妹妹曾经服用过抗抑郁剂，但是只有糟糕的副作用。我对药物并不相信"。

而且，药物可能对来访者有特殊的含义[31, 32]。这些含义可能是，服药这件事使来访者确信是一些"生理的"因素引发了他们的症状，服药降低了自尊，服药是被照顾的一种"特殊"形式，服药是其他人（例如，治疗师）控制他们心理和身体的手段，以及他们接受心理治疗"失败了"[32-34]。

案例

C女士的心理治疗师转介她到精神科Y医生那里对焦虑问题进行药物治疗。C女士说："我的心理治疗师对我很照顾。她知道我在惊恐发作上所受的困扰，并且想尽一切可能让我变好，因此如果你和她都认为吃药可以帮助我的话，那我准备好了进行药物治疗。"

对临床治疗师的态度

虽然我们不会直接询问来访者对于我们的态度，但是我们会寻找线索或者在治疗过程中观察他们。来访者是否过度顺从或者把治疗师理想化？是否是怀疑的或者不信任的？是否是敌对的或者有攻击性的？所有的这些态度都是有意义且重要的信息，治疗师的工作就是尝试找到它们的原因或者根源。例如，它们可能表明存在深层的心理问题，或者可能是来访者对待权威的长期态度。这些态度可能会明确影响给某一个特定的患者开哪些药，以及药物的效力，而且可以帮助药理学家认识到，最好能够让来访者参与治疗[35]。

在精神病药物治疗中进行心理动力学个案概念化

在精神病的药物治疗中进行心理动力学个案概念化，其目标是影响来访者对药物的感受、态度和行为上存在的问题和模式。在本质上，我们想要知道“基于一个人在自己和他人间建立关系的问题和模式，他适应压力和冲突的特定的方式，以及有意义的成长经历，我要如何预测他对药物治疗的反应？”。

自尊、信任和依赖方面的问题是一些可能会影响来访者对药物治疗态度的更常见的模式和冲突。就像之前提到的一样，一些来访者可能会觉得被诊断患心理障碍并且需要接受药物治疗会伤及自尊。每天吃一片药就像是一个暗示提醒着：他是“有缺陷的”，或者像在使用“拐杖”。有信任问题的来访者可能不情愿去相信治疗师的建议，或者去吃一些可能会带来不舒服的生理感受或者有潜在危险的副作用的药物。

不情愿依赖他人的来访者可能会感觉到依赖药物或者依赖给他们开药方的医生是一个弱点，或者是对独立性和自力更生能力的打击。尤其是如果药物有效，当预期到在某些情境下需要药物又得不到药物时，就使人感到非常沮丧。理解这些常见的恐惧，可以帮助我们与来访者交谈，并且找到可能减少焦虑、强化治疗关系的方法。

这里有一些在精神病药物治疗中进行心理动力学个案概念化的例子。让我们先来看一下对D先生的个案概念化：

案例呈现

D先生，30岁，因为诊断出长期的焦虑问题而向精神科X医生求助。他有间歇性的惊恐发作，伴有呼吸急促，怀疑自己心脏病发作。并且，他害怕细菌和污染物以致他每天要花大量时间清洁自己的身体、物品和公寓。这经常让他上班迟到，并影响了他经营了很长一段时间的恋爱关系。他在心理治疗师的建议下来看精神科医生，他的心理治疗师认为药物可以辅助认知行为治疗的训练课程。尽管他很痛苦，但D先生不想吃药。他不情愿地描述着自己的症状，当X医生询问他细节时，他看上去十分尴尬。

描述

问题

D先生似乎患有惊恐障碍和强迫症，这干扰了他的日常生活和亲密关系。

模式

D先生长期受到低自尊问题的困扰。他感觉自己不能完成他人可以做的事情。当面对自尊威胁时，他倾向于拉远亲密关系。虽然他对别人感兴趣，也能够与他们共情，但是他在恋爱关系中缺少安全感和亲密性。自从小学以来，他在任务组织和阅读速度上就存在困难，虽然他非常擅长数学。他非常喜欢自己作为电脑程序设计员的工作，但是发现在周末和假期很难放松下来。

回顾成长经历

D先生的父母都是接受过高水平教育的教授，他是家里两个孩子中的弟弟。他的姐姐在学校里总是表现卓越，现在已经成为了一名物理学家。D先生受到学习障碍的困扰，他一直在学术上奋斗着，从未接受过特殊教育项目的帮助。D先生因为父母拥有很高的学术成就，而觉得自己是“有缺陷的”，而且他认为父母更加喜欢成功的姐姐。

虽然D先生在青少年早期就产生了焦虑症状，但是在他30岁前从没有向任何人说过。现在，在他第一段非常有意义的恋爱关系中，他想和女朋友更进一步发展，但是害怕向她透露自己的症状。而且他认为“只有那些真正病了的人才吃抗精神病药物”。他认为一旦医生给他开了药方，就标志着他真的有问题了，他还需要向别人包括他的女朋友再隐瞒吃药这件事情。而且他听说治疗强迫症的一些药物可能会导致性欲下降和阳痿，他不会考虑服用这样的药物的。

将问题和模式与成长经历建立联系

D先生的低自尊水平可能与他父母对他以及在学术上更成功的姐姐的态度有关，也与他在学校遭遇的困难有关。他把自己的症状当作一个秘密，来调节他对自身问题的羞耻感。他将药物视为表明他有问题的证据，这将会影响他坚持药物治疗的意愿。D先生担心药物带来潜在的影响性功能的副作用；因此，如果出现了副作用，他可能会觉得那是对自尊的进一步的、无法忍受的打击。

心理动力学个案概念化帮助 X 医生认识到，当和 D 先生讨论治疗计划时，要时刻记住，D 先生对自尊问题非常敏感，以及他不愿意透露深层的让他感到羞愧的信息。

现在，看一下对 E 女士进行的个案概念化：

案例呈现

E 女士是两个孩子的母亲，她的丈夫一年半前因为癌症去世了。一个曾经通过服用药物治好了抑郁症的朋友建议她找 W 医生（一个心理药理学家）进行咨询。自从丈夫去世后，E 女士总是觉得“活在很大的压力下”，睡眠和注意力都存在问题，而且总是“情绪低落”且易怒。这是由于在家和孩子以及在单位和同事之间的摩擦，而且她对工作完全不尽责。她将这些症状都归因于现在困难的生活——独自养育两个孩子。她告诉 W 医生，她不确定是否有任何人或者任何事能够让她“振作起来并且克服现状”。当询问她对服用药物的想法时，E 女士说她“不想吃任何可能上瘾的药物”。当治疗师提到有一种抗抑郁剂能够让她的感受和机能更好时，E 女士说：“好，让我们来说一下，如果我感觉更好了——接下来怎么办呢？难道我必须在剩下的生命中一直吃这种药吗？我不希望这样。”

描述

问题

E女士在丈夫去世之后，出现了抑郁症状。她对药物治疗的态度是矛盾的。

模式

E女士有良好的自尊水平和稳定的自我认同感。虽然她更喜欢依靠自己而不是他人，但是她的生活中有关系密切的朋友，能够彼此共情和感受到亲密性。在她的丈夫生病之前，她感觉与丈夫有一段相互满意的关系。在过去，她喜欢自己的工作并且相信自己能够做好工作，而且她喜欢与朋友们在一起以及读书。

回顾成长经历

E女士成长在一个混乱的家庭中，是四个孩子中最年长的。她的母亲嗜酒并且药物成瘾，到E女士成为青少年时，她的母亲在床上度过了大部分时间。他的父亲经常外出工作，在家时情绪冷漠。在青少年期的大部分时间里，她负责照顾兄弟姐妹以及管理家庭日常生活。除了这些以外，E女士在学校表现优秀，并且获得了一所优秀大学的奖学金。在毕业之后，她开始了成功的职业生涯。她在三十来岁结了婚，并且在几年内有了两个孩子。她把丈夫描述成一个友善的、钟情的、值得信任的男人。但是，她说："在最后，我无法依靠他。他得了癌症，然后去世了。"

将问题和模式与成长经历建立联系

> 虽然E女士表现出了相当多的优点，比如进取、自立、具有心理复原力，这帮助她在成年后建立了安全的成功的生活；但是，她在依靠他人方面存在困难。她的早期生活在情感上和现实中都缺少父母的支持，她在青少年时期就认为成年人有照顾他人的责任。童年时期，她的父母不可靠的经历很可能影响了她对依赖他人的态度。她对依赖他人是怀疑的，如果可能的话想尽量避免。这个态度影响了她对药物以及开药的医生的看法。即使她同意试一试药物治疗，哪怕药物的确能够帮助她减轻抑郁症状，E女士对于是否坚持吃药仍然会犹豫不决。

如果我们能够解释E女士的生活如何影响她对依赖他人的态度，以及如何影响她关于是否接受药物治疗的决策，就可以帮助E女士把当下的选择从长期的情绪和行为模式中分离出来。

第二十一章

长程心理动力学治疗中的个案概念化

——随着时间的推移不断修正

重要概念

当我们对来访者进行评估时，我们就开始进行最初的心理动力学个案概念化了，从而帮助我们在治疗过程中选择适合的疗法，并引导我们决定采取何种治疗策略。

在长程心理动力治疗中，伴随着对来访者有了更多的了解，我们将持续不断地对所建立的个案假设进行修正，我们主要要了解以下几个方面信息：

- 来访者怎样看待生活中的自己
- 新出现的有关来访者成长经历的信息
- 在治疗过程中，来访者对我们做出了什么反应

个案概念化随时间改变

长程心理动力学治疗中最令人兴奋、满意的一个方面，是让我们随着时间的推移越来越了解来访者。一周又一周，我们通过来访者说什么、做什么来了解他们。我们得知他们如何对好消息与坏消息、兴奋与压力以及胜利与失败做出反应；认识到他们如何思考、如何感受；知道他们如何去爱、如何去恨。我们的治疗关系伴随着来访者成长，他们将把他们的生活更多地告诉我们，并且随着他们与我们之间加深的互相影响，我们可以进一步提出假设，来探讨他们如何发展无意识的幻想和冲突、关系模板、自体感以及依恋类型。当我们更加充分地了解了来访者以及他们的无意识想法和感觉，我们就可以利用这些信息去不断修正最初的个案假设。

在本章节我们会继续聚焦于心理动力学治疗的细节，进一步了解在长程治疗中，心理治疗师该如何逐步形成对来访者的全面理解。

初 诊 介 绍

A 女士，34岁，离婚，有一个4岁的儿子，找到治疗师 Z 希望可以通过心理治疗帮助她减轻来自离婚的压力并建立新的关系。A 女士是一个善于表达、热情、十分有风度的女士，她说，“我真的希望你可以帮助我。我终于准备再试一次，并且彻底解决这件事情”。她告诉治疗师 Z，两年前，她发现前夫(B 先生)曾经与一位同事有过暧昧关系，所以离婚了。而且，她的前夫具有易怒的倾向，她认为离开 B 先生的决定是正确的。但是她还提到，他们两人共同监护子女存在很多困难，因为她的前夫经常因工作而出差，即使B先生很希望履行共同监护的义务，但是他往往会在最后一刻取消与儿子的见面。A女士认为她的儿子是“这个婚姻所带来的宝贝”，并且他看起来被保护得很好。

A女士目前从事软件程序员的工作，并于近期刚被提拔，现在管理着大概十人的团队。她十分喜欢她的工作，“感谢我的工作，正是工作让我的人生完整。”

A女士与她公司的C先生开始了一段新的恋情。虽然他依旧是已婚状态，但是他与他的夫人已经分开了，并且已经请了离婚律师。A女士认为，从很多方面而言，她与C的关系是一个进步。在她眼中，C先生比B更加宽容、更有思想，他会谈论他的感受，并且不会突然勃然大怒。A女士很希望继续这段关系，但是C的前女友也在他们公司，并且她越来越对他们两人的友情感到焦虑。她发现，只要C提到这位女同事，自己就会变得很猜忌，并且评价说“我担心我会破坏掉这段关系”。

当治疗师Z问到她过去的精神病史时，她提到在二十岁出头的几年中，她很恣意放纵，但是“遇到我的丈夫后，这些就自然而然消失了”。

在治疗师Z与A女士的第一次面谈之后，他通过以下方式将A女士所表现出来的**问题和模式**概念化：

描　述

问题

A女士正在适应离婚的状态，她想不明白为什么自己当年想要和一个脾气那么坏的男人结婚。而且，在与新男友的交往中，她变得越来越猜疑。

模式

自我

A女士对自己的能力的感知比较积极，特别是对她的工作。但是，从她的关系而言，她缺乏安全感，并且自尊容易受到伤害。

关系

显而易见，关系是A女士最大的问题。纵观她的生活，她选择了一个她并不完全信任的人，因此限制了她所能体会到的亲密、安全、相互依赖的程度。在婚姻中，她选择了一个被她形容为易怒、执拗的人。而现在，A女士正在交往的男士还没有正式离婚，并且他与其他女士的友谊令她十分嫉妒。她在关系处理上的困难应该早于婚姻问题，因为她很疏远她的姐姐。

适应

A女士反应迅速，并且有点冲动。她是一个情绪化、易于表达自己愤怒的人。在她易受伤害的时期（上大学，像一个小大人独自生活），她开始以行动化的方式处理自己的情绪（恣意放纵）。值得注意的是，与个人关系相比，她在工作中能够更有效地处理自己的情绪。

认知

A 女士的认知功能是她的优势。在学校中，她表现得很好，并在工作中发展了自己的优势。另外，她具有优秀的自省能力。例如，她意识到自己对 C 的猜忌是非理性的，并且这很可能伤害到他们两人的关系。

工作和娱乐

A 女士拥有一份令她满意的工作，也做得很好。而且，她享受做孩子的母亲，并在生活与工作中找到了比较舒适的平衡。

基于此，治疗师 Z 在与 A 女士的第一次面谈之后，向自己提出了一个关键问题：

> 为什么 A 女士几次选择交往的男性似乎都没有带来她所希望的亲密感？

治疗师 Z 假设，在这个模式下很可能还有更具启发意义的解释，他带着这个问题开始了第二次评估。

回顾成长经历

A 女士表示，她正常度过了发展的关键阶段，并在学校里表现得很好。在她的早期记忆中，母亲十分温暖和体贴。而在她的描述中，她的父亲是个控制者，并具有易怒的倾向，尤其是喝酒的时候，父亲有时甚至会对母亲实施暴力。A 女士说，在这些情况下，她自己就“关闭”了，而她的母亲“会尽最大的努力保护我，但是最后还是会对父亲妥协”。

A女士的父母现在仍然维持着婚姻，但是她觉得她的父亲很可能已经有了婚外恋。A女士是三个姐妹中的老二，跟姐姐、妹妹都相差四岁。她提到在童年的时候，她们三个女孩的关系很亲密，并且她觉得她自己“是我父亲最喜欢的一个……这让我的姐姐很生气。我在学校中的表现比她好，而我父亲很看重这一点”。成年后，A女士和她的姐姐曾经大吵一架。她说，“我的姐姐始终不同意我和B交往，所以我不能忍受和她说话。”

A女士提及自己有很多比较亲近的男性朋友，但是由于某些原因，她和女性朋友的关系都“不能长久”。在认识她的丈夫之前，她曾经有两段比较重要的恋爱关系，她讲到，“他们都有一点像B——事实上，他们可能更糟糕。我似乎喜欢强势、有主见的男性，但是这终究不适合我。”

联　系

在最开始的两次评估结束之后，治疗师Z整理了他对A女士心理状态中最重要方面的记录和问题。在他所写的初步个案概念化中，他对此的思考如下：

当我描述A女士的问题和模式时，最突出的部分就是关系，这也是她存在很多困难的部分。她再三遇到让她变得猜忌的人。虽然她看起来正在朝正确的方向发展——与C的交往关系比与她前夫的好——但是，这种模式不断重复。她也具有很多长处——她拥有良好的工作经历，享受做一个母亲，并且是一个内省的人。

如何看待她的经历？看起来，她对母亲有安全依恋，但是从她的童年中期开始，一切好像都变得更复杂了。她受到父亲的喜爱，但在父母之间存在争执的情况下，她感到困惑，这似乎是一个矛盾点。也许她在处理三人关系上存在困难。我认为，可以采用冲突和防御的思路做出系统解释，将她的关系问题与她在童年中期遇到的困难联系起来。她在这一时期遇到的困难，导致了日后的恋爱关系中的问题。

治疗师 Z 利用这些要点进一步发展他对 A 女士的认识，并且写出了如下的个案假设：

初步的心理动力学个案概念化

从 A 女士的自信以及对工作和养育子女的喜悦当中可以看出，她对自己具有很强烈的积极感受。但她的自尊在面对威胁时会变得脆弱，这在她与别人的关系中会凸显出来。比如，A 女士不能忍受她姐姐的批评，因此中断了两人的联系。

最为重要的是，A 女士的大多数问题主要来源于亲密关系。她意识到，她选择了一个非常像她父亲的男人结婚，并且她想知道她为什么会这样做。主要的麻烦在于，A 女士的关系通常牵涉到三个人（她自己、她的伴侣和竞争对手），这表示 A 女士与男性的关系问题与她在童年中期三人关系的问题相关。她的父亲喜欢她——但是喜欢自己的父亲对母亲实施暴力。因为她在潜意识中继续渴求父亲的欣赏，所以她会寻找像她父亲一样的男人。另外，父亲对母亲的暴力行为让她感到内疚，这会让她想要回避与女性的竞争关系，就像她与她姐姐以及其他女性朋友的关系。

运用个案概念化

治疗的开始

治疗师Z的初步个案概念化认为，A女士存在对三人关系处理方面的困难和由未解决的无意识冲突引发的竞争焦虑，因此治疗师Z决定进行一周两次的心理动力学治疗，或许移情的背景会激励来访者对无意识冲突进行更深层次的探索。治疗师Z告诉A女士：

> 离婚是你生活中的重大事件，并且我看得出来这件事让你重新思考了很多。我十分欣赏你注意到了你的关系中的模式，我认为，当你思考为什么自己倾向于和执拗、易怒的人交往时，其实你发现了一个很重要的问题。这也正是我们可以通过心理治疗一起尝试去解决的问题。你对于自己很了解，这对治疗过程将很有帮助。但是，我认为你有一些自己无法意识到的想法和感受，这引导着你的部分选择。在治疗过程中，我们会尝试尽可能了解你的大脑如何运作，以及你内心深处如何感受，从而了解是什么影响着你的决定和选择。我们可以通过你对自己、他人甚至是我的看法和感觉，了解你的内心世界。

A女士开始了每周两次的心理治疗，在面谈中她能够谈论自己的事情，并且她对治疗很热情。当她开始治疗时，她较少谈到她的前夫，而更多地提及与C的关系。特别是她经常提到C的前女友，她担心C回去找前女友——尽管事实上C已经向她保证他和他的前女友之间不再有任何关系。另外，A女士承认自己已经开始检查C的电脑了，想寻找他和前女友联系的证据，但是到目前为止，她没有找到任何证据。

治疗几个月之后

治疗进行了几个月之后，治疗师 Z 开始留意，A 女士的猜忌和竞争的情绪会如何显现在她对治疗师的移情中。他留意着 A 女士好奇他生活中的其他人的线索，因为三人关系是她问题的核心。大概在治疗开始六个月之后，就在治疗师 Z 即将开始为期两周的休假之前，A 女士做了这样的梦：

A 女士：这是一个冬天，周围都是雪。我敲响了一幢美丽房屋的大门，你打开了门！我说："嗨，我来这里参加聚会。"你回答："对不起，我想你记错了日子。"之后，我在背景中听到你的妻子喊"亲爱的，谁来了？"然后我觉得很糟糕，并且开始啜泣。然后梦就结束了。

治疗师 Z 考虑了他即将到来的休假的意义，并且想知道 A 女士是否在想象他离开后会和谁在一起，他说：

治疗师：我想知道我的离开是否对这个梦有所影响。是不是在梦中听到我妻子的声音时，有什么东西让你觉得伤心？

A 女士：不是的。是因为我把日期记错了。我十分的失望。我觉得我好像被推入了寒冷之中。

治疗师 Z 的第一反应是，A 女士还没完全准备好谈论她对他生活中重要人物有所猜忌的感觉。他想要继续询问 A 女士对他妻子的感觉，但是注意到 A 女士提及"推入了寒冷之中"好像让她震惊。根据这一影响，他决定这么去问：

治疗师：什么东西把你推入了寒冷之中？这是不是让你想起了什么特别的事情？

A 女士：我觉得十分伤心。那个屋子让我想起我很小的时候曾经住过的一个屋子，那是在父亲工作遇到困难，我们搬到一个更小的房子之前。我记得在我大概五岁的时候，有一个冬天下了很多的雪，而且非常的冷，以致我们都无法出门了。没有任何事情可以做，我觉得十分孤独。

治疗师：孤独？

A女士：我不知道我是否告诉过你，我的母亲在我的小妹妹出生之后变得十分沮丧。这是因为她的母亲，也就是我从未见过的姥姥，在我妹妹出生前几个月去世了。现在没有人提过这件事，但是我想我的母亲甚至可能不得不去医院（她开始哭）。

治疗师：哇，听起来那段时光对于你和你的家庭十分难捱。

A女士：是的，确实是，现在我开始怀疑，在那之后，我的母亲是否还和原来一样。

治疗师Z仔细考虑了A女士想起的这段人生经历。他又进一步回想了她最近几周讨论过的问题。他意识到，虽然起初她总是聚焦于对C和他前女友关系的猜忌上，但是现在A女士把焦点更多地放在一些细节上。例如，C多久回复她的信息，他们一周见几次面，以及他是否记得她生活中的细节。治疗师Z考虑到A女士在两人关系中的经历后，改变了他的个案假设。在接下来的面谈中，也就是Z去度假前的最后一次面谈，A女士一开始提到近期睡眠质量不好，并且这让她很焦虑。治疗师Z决定改变焦点，从而证实他的新想法：

治疗师：我想你的睡眠问题和你的焦虑是否可能与我即将离开两个星期有关？

A女士：为什么无论如何你都要离开？没有你的时候我该做什么？我感觉好像我将要完全崩溃了。好像我们才刚刚开始，为什么现在你必须要离开？治疗师不是都应该为了来访者留在这里的吗？我以前认为你十分关心我，但是现在我不确定了。

治疗师：你懂的，我想知道的是，这些是否和我们上次的谈话有关，就是关于你母亲的抑郁和你离开母亲时的孤独。你当时一定是十分恐慌的。

A女士：嗯……也许吧。上次离开之后，我想了很多，我根本想不起那几年关于母亲的任何事情。你知道吗，我的儿子和我那时候差不多大，现在他十分需要我。我是怎样处理的呢？我总是陪伴着他，并且从来不会放下他去度假。

A女士的反应证明了治疗师Z对A女士的新想法，他认为：

A女士对我的反应以及她对我即将到来的假期的焦虑，似乎不是来源于猜忌及竞争感，而更多地是针对我对她一直以来的照顾。十分有趣的是，这次假期引出了她对母亲的早年记忆。无论是她这次的反应，还是这个新的信息，都表明我之前的想法太集中于她的三人关系问题，而没有注意到她与母亲早年的二人关系。我认为，她的早期关系并没有我想象得那么安全。我将再修正一下个案假设，并且利用依恋的理论将她的问题和模式与成长经历联系起来。她童年中期的关系似乎也有问题，但是在治疗过程中，关注于依恋可以更好地帮助我了解A女士。

所以他重新修正了个案假设，如下：

根据后期治疗对个案概念化进行修正

从A女士的自信以及对工作和养育子女的喜悦当中可以看出，她对自己具有很强烈的积极感受。她的自尊面对威胁时会变得脆弱，这在与他人的关系中起到了关键作用。比如，A女士不能忍受她姐姐的批评，因此中断了两人的联系。最为重要的是，A女士的大多数问题主要来源于亲密关系。这似乎可能与她的最初的关系中存在问题有关。她的母亲在她大概三四岁的时候开始抑郁，所以无法满足A女士的需要，甚至有一段时间的母女分离。这让她的依恋关系发展为焦虑型。这种依恋类型由她父亲的暴力和母亲对不幸的顺从混合而成。从此可知，A女士在形成某些主要功能方面有困难，其中包括自我调节和调节外界影响的能力。作为一个成年人，她的关注/焦虑型的依恋类型让她无法忍受伴侣的离开，这导致她一直怀有对被抛弃的恐惧。另外，自我调节困难可能导致了她的恣意放纵，以及她冲动的行为。A女士童年中期的关系同样受到她依恋类型的影响——因为不能获得妈妈的感情，她可能对偏爱自己但又反复无常的父亲更加绝望。这使她很难认同自己的母亲，从而影响到她成年后与其他女性交往的能力。

运用修正后的个案概念化

治疗师Z告诉A女士，现在正是她心理治疗过程中的一个重要阶段，虽然会比较辛苦，但是对她了解自己和她的关系十分有帮助。他为了让A女士放心，告诉她，在他离开去度假的期间，有另一个治疗师可以帮助她，并且他回来之后会继续讨论这些问题。A女士看起来平静一些了，并祝愿治疗师Z假期愉快。

治疗师Z回来之后，他更加深入地聚焦于母亲抑郁期间A女士的发展情况。A女士表明，在那段时间，她曾经因为胃疼很多天没有去幼儿园，她留在家里和一直坐着不说话的母亲在一起。然后，A女士更多地谈到了她的婚姻，说“你知道吗，当他在家的时候，我会不停地问他话，我想这令他有些烦躁。如果他十分钟都没有回答，我会十分生气。”治疗师Z帮助A女士意识到她关系中的核心问题是当她的伴侣离开她的时候，她总是难以信任他。当 A 女士再次谈到 C 的时候，她发现她对 C 的前女友的情绪主要不是因为猜忌和竞争，而更多地是希望获得 C 全心全意的关注。治疗师 Z 接着让 A 女士了解到，这些都是她对她母亲的渴望的转移。随着时间的流逝，A 女士尝试相信治疗师 Z 是关心她的，并且他确实会重新回来继续他们的工作。最后，这种想法转移到 C 身上，她也开始试图去相信他。这样，她和 C 获得了更加亲密、彼此更加满意的关系。

在所有这些情况下，个案概念化都是治疗师计划并开展治疗的核心。但是，来访者如何参与进去呢？什么时候我们可以跟来访者一起分享我们所建构的个案假设呢？这些正是第二十二章的主题。

第二十二章

与来访者分享所构建的个案假设

重要概念

公开我们的心理动力学个案假设在很多情况下对来访者有帮助，这可以：

- 推荐某种疗法并设置早期目标
- 构建一个生活叙事
- 在治疗的整个过程中始终提供观点和解释
- 在咨询结束之前增强来访者的洞察力

分享个案假设的时机很重要。

在我们与来访者分享个案假设之前，要先对来访者的反应进行预测，并注意他们是如何反应的，这些是十分重要的。

个案概念化可以帮助我们明白来访者是如何成为现在的自己的，并且知道该如何聚焦于治疗。这些正是个案概念化起作用的方式。但是对于来访者呢？我们是否与他们分享个案假设？告诉他们我们对他们为何会成为现在的自己有什么看法，或者他们为什么总是纠结于一个问题，这是否对他们有所帮助？什么时候只把个案假设给自己看更好？在与来访者相处的时间里，我们总是在做出选择，关于是否分享我们的假设，什么时候分享，分享集中哪些方面。在这一章节，我们将总结一些确定如何以及何时与来访者分享个案假设的原则。

我们怎样决定如何以及何时与来访者分享个案假设

了解自己的经历如何导致了他们现在的问题和模式，可以帮助来访者从一个新的角度看待他们自己以及他们周围的世界。因此，我们需要与他们分享个案假设。但是，我们也需要思考如何做以及何时分享。不需要把个案假设打印出来给来访者——他们更愿意在咨询过程中了解与正在讨论的内容相关的一部分个案概念化内容。我们可以利用与决定什么时候以及怎样进行干预相同的原则，来决定如何以及何时分享个案假设[28]。总结起来，这些原则是：

1. 集中于最靠近表面的材料
2. 跟随着情感
3. 听从你的反移情作用

这些问题是关于来访者的表层心理世界的发展吗？来访者是否尝试将他/她现在的生活与过去联系起来？这些都会是分享部分个案概念化内容的好时机。另一方面，对此时此地的情况有很强烈感觉的时刻，对于思考过去与现在的联系有强烈阻抗的时刻，以及治疗关系出现问题的时刻，都不是分享个案概念化内容的适当机会。具体的每一个情况都是特殊的，这些都只是我们的指导原则。

注意，我们一直谈论的都是分享个案概念化内容的一部分。分享我们关于个体问题和模式的发展起源的假设，可以帮助我们深化个案概念化的过程，而不是让我们受到打击或者更加理性。与来访者大脑中最重要部分直接相关的个案概念化内容，最有可能具备心理治疗的作用。如果我们分享得过多，而且与现实情况不相符，或者将假设强加于还没有准备好接受与自己相关的新观点的来访者时，分享个案假设可能会产生事与愿违的结果。具有自尊问题或者长期有问题的人际关系模式的来访者，甚至可能会将以最温和的方式表达的个案概念化内容理解为一种批评。作为心理治疗师，我们不得不意识到这种情况的可能性，并且小心地观察来访者对我们所分享的个案概念化片段的反应。看看这个案例：

A女士，80岁，感觉到孤独和抑郁，希望获得帮助。她有两个儿子都已经结婚，并在国家的另一边组建了自己的家庭。A女士解释说，现在飞机旅行对她而言更加困难了，所以她不能像她所希望的那样频繁去看望他们。她的孩子都住得很远，这让她感觉孤独、不安，她担心孩子们不再爱她。因为觉得自己会打扰孩子们的生活，所以她也不再给他们打电话。在她叙述自己经历的时候，她提及在她的人生中遭遇到多次遗弃。在青春期阶段，她的母亲情绪抑郁并常常住院；而且A女士的丈夫在四十多岁的时候因为肺癌去世了，留下她一个人抚养儿子们。她没有再婚，因为她不希望再冒险找一个生病的丈夫。A女士十分独立，坚持自我，对孩子们的成长几乎不过问，而且装作好像家庭关系并不重要。她相信，每一个孩子都要“过他们自己的生活”。

心理治疗师分析认为，源于母亲抑郁、情绪失控的经历，A女士形成了回避型的依恋风格。治疗师解释说，A女士一直努力不依靠任何人生活，并且假装好像她几乎不对她的家庭有什么期待。如今，她已经80多岁，她感到自己被抛弃并且很受伤，但是依旧假装好像自己对相互联系并不感兴趣。心理治疗师将这个假设与A女士一起分享并说道，“自从你的丈夫去世之后，你一直装作自己很好，并且很少对孩子们抱有期望。在

> 他们顺利成长的过程中，这种方式会给他们一个信息，你并不是很需要他们。这种策略是由你在童年时期与抑郁的母亲的相处方式，以及在小时候你就不得不独立的过程中形成的，而且在丈夫去世之后，你又再一次开始使用这种策略。但是这些对你而言不再有用，因为事实上你更想与你的孩子及其家庭密切联系。”
>
> 这个个案假设虽然可能很准确，但是却让A女士觉得好像没有和孩子们联系都是她自己的错误，并且说“你说得对，我已经搞砸了这一切，并且孩子们不喜欢我，也不想和我在一起。我养了一群自私的孩子。我想我是活该一个人孤独地死去。”

在这个案例中，心理治疗师的个案假设让来访者证实了自己的错误感受。虽然这并不是治疗师的目的，但是倾听来访者对个案假设的反应，可以帮助她直观体验来访者消极的自我认知。即使我们小心地考虑了如何以及何时分享我们的个案假设，我们也不可能总是做得正确，但是如果我们倾听来访者的反应，这总是会帮助我们去深入治疗。

分享个案假设特别有帮助的情境

这里有一些特别有效的分享个案假设的治疗情境：

提出治疗建议

一个内科医生告诉了癌症患者他的诊断，然后引用了很可靠的证据，提出了手术或者化疗的建议。如果患者询问为什么自己得了癌症，医生就给患者讲述最新研究发现的风险因素和病因学的知识。当建议化疗时，告诉病人我们是怎样理解病情的，什么治疗是可靠的，以及我们为什么选择这个治疗方式。这些举措都是十分重要的。同样，分享部分初步构建的个案假设可以帮助来访者理解潜意识因素可能在他们的问题中占据了重要部分。以下有一个案例：

> 自从两周前将他最小的女儿送去上大学后，B先生开始无法入眠。他说，他一直期待“空巢”，可以和妻子一起旅行，并且更多地参与朋友的社交活动，但是他实在是太累了，以至于什么事情都不想做。当他说到自己的经历时，他提及他的父母一直生活在不幸福的婚姻中，并且等到他上大学之后就分开了。他对于自己仍然爱妻子感到幸运。

在这次会面即将结束时，拥有精神科医生资质的心理治疗师向B先生提供了一些睡眠方面的建议，并给他开了安眠药，提供了安全使用药物的说明。另外，治疗师说：

> 当你在很大程度上需要依靠药物入睡的时候，说明即使你一直期待与妻子共度这段时间，但是你看起来对于女儿离开家庭有很多实在的感触。你父母离异的经历很有可能影响了你转入人生下一阶段的能力。我认为，利用心理治疗进行分析可以帮助你理解你正在体验的感受中的其他一些部分。心理治疗的过程不仅可以帮助你解决目前的症状，还会给予你洞察力，这些有助于你应对将来所要遇到的问题。

在这个例子中，心理治疗师提出假设，B先生送女儿上大学引起了他潜意识中对父母离异的情绪反应，从而影响到他的睡眠。心理治疗师描述问题（在丧失和前进中存在困难），回顾经历（在人生的相同时期，父母离异），并运用早期关系的影响、冲突和防御将经历与发展（因为会让他回想起过去痛苦的丧失经历而抵御失去女儿的体验）联系起来。治疗师将更为专业版本的个案概念化内容保存在脑海中，并将其转化为来访者可以理解的、更为明白的语言。这可以让B先生对他自己目前的情况有更好的感受，并对于治疗师为什么推荐心理治疗有更清晰的理解。

形成生命叙事

对于很多来访者而言，能够构建一个他们如何发展到现在的故事会十分有助于治疗，这经常可以帮助他们获得新的视角，尤其是在他们人生中困难的时刻。与来访者分享个案假设可以帮助他们创造和修正他们的生活叙事[12]。继续 B 先生的案例：

随着心理治疗阶段的继续，治疗师清晰地了解到，在父母离异之后，B 先生的母亲十分不开心，并且用了很长时间才开始新生活。上大学期间，B 先生一直对母亲很关心，经常回到家里陪伴母亲。他概括出了现在生活中的模式，常常为了在他人眼中变得强大而否定自己的困难。例如，他照顾着抑郁的妻子很多年，而且会在女儿在家庭作业上遇到困难时帮助女儿。这些更深层的经历表现出 B 先生之所以在处理他女儿的转变上存在情绪困扰，是因为他依旧觉得自己需要保持积极助人的状态。

心理治疗师现在通过初步的个案概念化理解了 B 先生对丧失经历的防御。他认为将这方面的个案概念化内容与 B 先生分享，可以帮助他理解自己所苦恼的问题。心理治疗师说：

你在进入下一人生阶段的过程中感觉困难的原因之一，是你实际上对女儿离开家感到十分伤心。你是那种所谓能“看到光明面”的人——无论是曾经帮助离婚后的母亲，还是帮助妻子和女儿建立自信。你是乐观的，所以你自然会思考和妻子一起旅行有哪些乐趣，而不是停下来允许自己对女儿的离开感到伤心。在你的人生中，你一直在帮助别人应对痛苦，但是现在，你沉浸在伤心的情绪中，并且你不知道如何在情感上依靠别人去应对这些痛苦。在某些方面，这次的心理治疗是让你学会如何依靠别人的第一步。

B 先生回答说，

你说得很对，这正是我人生的故事。在我与母亲的关系中，我学会了这些模式，并且在我与妻子、女儿的关系中重复着这些模式。这是一种很好的方式，事实上，我常常以这种方式帮助他人，但是我觉得如今我感到伤心是很难面对的事。

通过分享个案概念化的内容，心理治疗师帮助 B 先生形成了生活叙事。这有助于 B 先生了解他的过去、他的现在以及他的未来。

在咨询过程中培养洞察力

通过提供发展的观点，分享个案概念化的内容同样可以帮助那些在治疗中缺乏洞察力的来访者。例如：

在心理治疗过程中，一个来访者感到十分强烈的内疚，因为她意识到她曾经对自己的女儿过度的严厉。治疗师说："我知道你对自己的行为感到十分伤心，但是看起来你像你的母亲一样对一切有很高的标准，并且你永远不允许任何变通。这是你所知道的唯一模范。"

这个简单的个案假设将现在的问题追踪到了早期的人际关系模板，将如今来访者对女儿的行为与她母亲对她的行为联系起来。这不仅帮助来访者理解了她行为的根源，而且帮助她认知到为什么她对自己十分严格。这些自省有助于减轻来访者的内疚感，让她在治疗中更有能力继续处理这些问题，并且帮助她改善与女儿的关系。

准备结束与来访者的咨询

结束是另外一个分享个案概念化内容的时机，这在咨询过程中也十分有帮助。在心理治疗结束的阶段，给予来访者一些他们可以应用的解释性总结会很有用，时常提醒他们所了解到的自己。通常，这些总结陈述能帮助来访者记住他们在治疗中所做的工作，并在未来遭遇新情况时更加自信。回想 B 先生，他的女儿离开他去上大学，他在心理治疗中了解到，与照顾自己相比照顾别人让他更舒服。在他通过心理治疗受益良多之后，B 先生已经准备好结束治疗了。在最后阶段的一次治疗中，他的治疗师决定和他分享一些个案概念化的内容，说道：

> 正如我们所了解的，你和他人在一起时，如果你是其中强大的那一个人，你会感觉更舒服。在童年时，当你的父母相处得不幸福的时候，你学会了以这种方法处理你自己的悲伤，后来在他们离婚的时候你也是这样的。在你父亲离开之后，你继续用这种策略帮助你的母亲，帮助你的妻子应对抑郁，并且支持你女儿在学业上应对挑战。这种方式“运作”了太多年，导致你失去了在自己需要的时候依靠别人的能力。当你来找我的时候，你十分伤心，但你并不知道自己在伤心——你仅仅认为自己是失眠了。我们的心理治疗是你第一次真正为自己的问题寻求帮助，并且你让自己与我配合，这真正帮助了你。最近几个月，你已经能够与妻子甚至一些朋友更多地交流你的需要。继续前进，这会有更大的帮助。在未来，你很有可能会遇到其他情况导致你出现相同的症状，这可能导致你再次失眠，或者出现其他问题。如果发生了这样的事，欢迎你再次来进行心理治疗，但是你也要思考我们一起了解到的这些内容，并且问问你自己，是否需要来自周围人的支持。

这些个案概念化的片段帮助B先生巩固了他所学习到的东西，并且思考在未来可能发生的问题。用这种方法，我们的心理动力学个案概念化会伴随着我们的来访者，提醒他们与我们一起所做的努力，并且有助于他们面对未来人生中的新情况和转折点。

第五部分参考文献

1. Gorton GE. Commentary: Psychodynamic approaches to the patient. *Psychiatric Services* 2000; 51:1408-1409.
2. Talbott JA. Crisis intervention and psychoanalysis: Compatible or antagonistic? *Psychoanalytic Psychotherapy* 1980; 8:189-201.
3. Myerson AT, Glick RA. The use of psychoanalytic concepts in crisis intervention. *Psychoanalytic Psychotherapy* 1980; 8:171-188.
4. Blackman JS. Psychodynamic techniques during urgent consultation interviews. *The Journal of Psychotherapy Practice and Research* 1994; 3:194-203.
5. MacKinnon RA, Michels R, Buckley PJ. The emergency patient. In: *The Psychiatric Interview in Clinical Practice.* American Psychiatric Publishing, Inc.: Washington, DC, 2006: 481-504.
6. Silbert H. The emergency room. In: Schwartz HJ, Bleiberg E, Weissman SH (eds.). *Psychodynamic Concepts in General Psychiatry.* American Psychiatric Publishing, Inc.: Washington, DC, 1995: 49-68.
7. Sulkowicz K. Psychodynamic issues in the emergency department. *Psychiatric Clinics of North America* 1999; 22: 911-922.
8. Leibenluft E, Tasman A, Green SA. *Less Time to Do More: Psychotherapy on the Short-Term Inpatient Unit.* American Psychiatric Publishing, Inc.: Washington, DC, 1993.
9. Wolpert EA. The inpatient unit. In: Schwartz HJ, Bleiberg E, Weissman SH (eds.). *Psychodynamic Concepts in General Psychiatry.* American Psychiatric Publishing, Inc.: Washington, DC, 1995: 39-48.
10. Gabbard GO. *Psychodynamic Psychiatry in Clinical Practice.* American Psychiatric Publishing, Inc.: Washington, DC, 1995.
11. Viederman M. The psychodynamic consultation. In: Barnhill JW (ed). *Approach to the Psychiatric Patient: Case-Based Essays.* American Psychiatric Publishing, Inc.: Washington, DC, 2009:183-185.
12. Viederman M. The psychodynamic life narrative: A psychotherapeutic intervention useful in crisis situations. *Psychiatry* 1983; 46: 236-246.
13. Blumenfeld M. The place of psychodynamic psychiatry in consultation-liaison psychiatry with special emphasis on countertransference. *Journal of the American Academy of Psychoanalysis and Dynamic Psychiatry* 2006; 34: 83-92.
14. Lefer J. The psychoanalyst at the medical bedside. *Journal of the American Academy of Psychoanalysis and Dynamic Psychiatry* 2006; 34: 75-81.
15. Barnhill JW. Overview of hospital psychodynamics. In: Barnhill J (ed). *Approach to the Psychiatric Patient: Case-Based Essays.* American Psychiatric

Publishing, Inc.: Washington, DC, 2009: 207-210.

16. Strain JJ, Grossman S. *Psychological Care of the Medically III: A Primer in Liaison Psychiatry.* Appleton-Century-Crofts and Fleschner: New York, 1975.
17. Muskin PR. The combined use of psychotherapy and pharmacology in the medical setting. *Psychiatric Clinics of North America* 1990; 13: 341-353.
18. MacKinnon RA, Michels R, Buckley PJ. The hospitalized patient. In: *The Psychiatric Interview in Clinical Practice.* American Psychiatric Publishing, Inc.: Washington, DC, 2006: 505-520.
19. Muskin PR. The medical hospital. In: Schwartz HJ, Bleiberg E, Weissman SH (eds.). *Psychodynamic Concepts in General Psychiatry,* 4th edn. American Psychiatric Publishing, Inc.: Washington, DC, 1995: 69-88.
20. Grossman S. The use of psychoanalytic theory and technique on the medical ward. *Psychoanalytic Psychotherapy* 1984; 10: 533-548.
21. Nash SS, Kent LK, Muskin PR. Psychodynamics in medically ill patients. *Harvard Review of Psychiatry* 2009; 17 (6): 389-397.
22. Schwartz HJ. Introduction. In: Schwartz HJ, Bleiberg E, Weissman SH (eds.). *Psychodynamic Concepts in General Psychiatry.* American Psychiatric Publishing, Inc.: Washington, DC, 1995: xix-xxi.
23. Shapiro ER. Management vs. interpretation: Teaching residents to listen. *The Journal of Nervous and Mental Disease* 2012; 200 (3): 204-207.
24. Mojtabai R, Olfson M. National trends in psychotherapy by office-based psychiatrists. *Archives of General Psychiatry* 2008; 65 (8): 962-970.
25. Gabbard GO. Deconstructing the "med check." *Psychiatric Times* 2009; 26 (9) *www .psychiatrictimes.com/display/article/10168/1444238.*
26. Plakun E. Treatment resistance and psychodynamic psychiatry: Concepts psychiatry needs from psychoanalysis. *Psychodynamic Psychiatry* 2012; 40 (2): 183-210.
27. Mintz D, Belnap BA. What is psychodynamic psychopharmacology? An approach to pharmacologic treatment resistance. In: Plakun E (ed). *Treatment Resistance and Patient Authority: The Austen Riggs Reader.* W.W. Norton & Co.: New York, 2011.
28. Cabaniss DL, Cherry S, Douglas CJ *et al. Psychodynamic Psychotherapy: A Clinical Manual.* Wiley-Blackwell: Oxford, 2011.
29. Zeber J, Copeland LA, Good CB *et al.* Therapeutic alliance perceptions and medication adherence in patients with bipolar disorder. *Journal of Affective Disorders* 2008; 107: 53-62.
30. Skodol AE, Grilo CM, Keyes K *et al.* Relationship of personality disorders to the course of major depressive disorder in a nationally representative sample. *American Journal of Psychiatry* 2011; 168: 257-264.
31. Skodol AE, Gunderson JG, Shea MT *et al.* The collaborative longitudinal

personality disorders study (CLPS): Overview and implications. *Journal of Personality Disorders* 2005; 19: 487-504.

32. Busch, FN, Auchincloss EL. The psychology of prescribing and taking medication. In: Schwartz H, Bleiberg E, Weissman S (eds.). *Psychodynamic Concepts in General Psychiatry*. American Psychiatric Publishing, Inc.: Arlington, 1995: 401-416.
33. Busch FN, Sandberg LS. *Psychotherapy and Medication: The Challenge of Integration*. Analytic Press: New York, 2007.
34. Frank AF, Gunderson JG. The role of the therapeutic alliance in the treatment of schizophrenia: Relationship to course and outcome. *Archives of General Psychiatry* 1990; 47 (3): 228-236.
35. Douglas CJ. Teaching supportive psychotherapy to psychiatric residents. *American Journal of Psychiatry* 2008; 165: 445-452.

结　语

一系列新的临床技巧

通过阅读这本书，你已经学习到了一系列新的有价值的临床技巧。你已经学会了如何去描述一个人的问题和模式，如何获得全面的个人成长经历，如何运用发展的有组织的思路将它们联系起来去进行心理动力学个案概念化。希望我们已经向你证明了，你可以在任何临床情境下对来访者运用这些技巧，无论是在短期的或者长期的治疗中，针对住院病人或者门诊病人，单独使用或者与医院治疗相结合。

如果你是一个实习生，那么你的课程、督导或案例讨论会可能要求你写下心理动力学个案假设。这可以锻炼你的能力。与你的同学分享个案假设是特别有帮助的，可以让你学习他们的经验和想法。与督导分享个案假设通常会丰富督导过程。如果是一个短期督导，写下初步的个案假设有助于你讨论治疗目标和治疗策略。如果是一个长期督导，写年度个案假设可以随着你越来越了解你的来访者并且对他有了新的认识，帮助你发展和形成关于心理治疗的想法。

如果你不再是一个实习生，训练自己在实际案例中写下个案假设会更加困难。正如我们在第一章提到的，我们建议你尝试写一些个案假设从而锻炼你的技能。即使你认为对个案假设有想法，也要写在纸上促进自己去实际检验你所想的和你是如何理解你的来访者及他们的发展的。一旦你做了这些事，你就可以评估你所写的个案假设与你的治疗实践的吻合程度。你也可能会想要为你所有的来访者写心理动力学个案假设，或者你想将突然想到的或者改变的与个案假设有关的想法记录下来。常写个案假设可以帮助你找到治疗中的难点，理解你的反移情作用或者为与同事或督导进行交流做准备。无论你在实践中决定要以什么样的方式来使用个案假设，你会获得一项很重要的可以全面提升你的治疗工作的技能。

了解来访者的新方法

当然，我们进行心理动力学个案概念化的根本原因是要帮助我们的来访者。如果我们知道他们的问题是什么，以及他们是如何成长的，我们就准备好了推荐并实施治疗，治疗将有助于他们以全新的且更适合的方式看待自己、与他人建立关系以及适应压力。在根本上，心理动力学治疗是关于新成长和发展的。只有知道来访者发展停滞或者发生偏离的过程及原因，我们才能与他们合作，以新的方式看待他们自己、他人，并适应他们的世界。

从个案概念化到治疗

在这本书中，我们已经在问题和模式与成长经历之间建立了联系，现在我们可以将个案概念化联系到治疗中。虽然我们已经简略地说到了个案概念化将引导我们的治疗计划和实施治疗的方式，但是我们建议你可以在《心理动力学疗法》一书中学到更多有关心理动力学的治疗技术。我们在这里描述的所有模式都符合在那本书中介绍的主要治疗策略。

诱发好奇心

正如前面所说过的，没有问题的个案概念化是不存在的。只有不断提出有关来访者的问题——关于他们为什么以自己的方式思考、感受及行事，我们才能帮助他们解决令他们痛苦的事情。所以，请保持好奇。求知、思考、假设、修正。我们希望，你在这本书中所学到的技巧——描述、回顾及联系——可以帮助你始终尝试在工作中和你的来访者一起回答这些问题。无尽的问题，无尽的个案概念化——无尽的乐趣！

附 录

如何使用本书

——教师指导

如同在简介中提及的，我们并不是一下子就教会你心理动力学个案概念化技术的。我们的目标是帮助学生认识到进行心理动力学个案概念化是在治疗来访者的过程中的一个必须的、自然的步骤，并不是他们要一次完成的繁重的任务。因此，我们可用一种循序渐进的方法去教授，这既可以让学生巩固学习效果，也不会让他们感到不知所措。

学习进行心理动力学个案概念化是一个多步骤的过程。这要求学生们学习如何：

- 描述问题和模式（包括对基本心理功能提出问题）
- 回顾成长经历（包括从一个成年来访者处获得一段成长经历）
- 将问题和模式与成长经历建立联系（包括要注意他们所描述和回顾的内容，以及选择关于发展变化的有用的观点）
- 使用心理动力学个案概念化引导治疗

其中的每一步都需要学习不同的东西，也相应的需要不同阶段的训练。以下内容是关于如何在一个心理健康培训项目中讲授每一个步骤的一些建议：

描　　述

无论接受你培训的学员是否在用心理动力学疗法进行治疗，只要他们在一个临床的培训项目中，他们就在治疗来访者。这是一个向他们介绍**描述**的好时机。他们习惯于做出标准诊断，让他们不仅仅思考心理障碍这一个方面，这是使他们运用心理动力学方式思考的第一步。你可以从教他们**问题**和**个体**之间的差异开始。接下来，试着介绍五个部分内容：自我、人际关系、适应、认知以及工作和娱乐。第四章到第八章介绍了相关内容。在四年的精神科实习期中，我们一般在第二年讲授这部分内容(建议时长：4—8周)。

建议活动

1. **问题/个体练习**——要求学生进行一次写作练习，描述他们的一个来访者的问题和个体。对象可以是学生最近见过的任一来访者（长度不超过一页)。
2. **描述“整合”练习**——要求学生描述他们的任一来访者的五个维度：自我、人际关系、适应、认知、工作和娱乐。鼓励他们把每个部分分开描述，试着解释每一个变量。试着在课堂上分享，这样学生们就可以接触到很多来访者的案例。
3. **在课堂上采访来访者**并且让学生在小组内形成对描述的总结。

回 顾

接受培训的初级学员也可以学习**回顾**。这不只是教有关发展心理学的知识，而是让学生们学习如何从一个成年来访者那里获取有关发展的经历。它也包括帮助学生们把成人特殊的问题和模式与某一特定的发展阶段联系起来。第九章到第十二章介绍了相关内容，我们通常在精神科实习的第二年或者第三年的早期教授这方面内容（建议时长：4—8周）。

建议活动

1. **回顾整合练习**——要求学生以任一来访者为对象写一个回顾。与描述一样，试着让他们使用页眉以便总结出成长的所有阶段。与同学分享自己的作业（不超过3页）。
2. **描述和回顾练习**——要求学生把同一来访者的两个部分整合起来。
3. **片段**——写一些常见的成人表现片段，要求同学们在课堂上在小组内讨论来访者可能在成长的什么阶段出现了问题。

有关发展的系统观点

虽然心理健康培训者经常在一丝不苟地介绍“理论”，但过早学习理论可能会导致个案概念化和治疗过程变得趋于理论化。因此，我们可以在训练略微后期时介绍这部分内容（第三年）。再者，学习这部分内容不仅要熟悉不同的理论观点，也需要老师指导怎样选择一个最适用于解释当前临床情况的观点或思路。第十三章到第十八章介绍了相关内容（建议时长：8周）。

建议活动

选择关于发展的观点

1. **小组活动**——根据心理治疗谈话的片段或者视频资料，在小组内讨论根据发展的不同观点如何理解临床情况。
2. **个人活动**——要求学生用发展的两个不同的观点简短描写一个临床情境。

联　系

一旦学生们学习了描述和回顾，而且了解了发展的理论，接下来就是学习建立联系的时间了。你可以使用在第四部分的引言里介绍的模型来讲授这一部分。技巧包括关注描述和回顾，提出一个焦点问题，选择一个建立联系的组织思路，按时间先后顺序写出一个故事。教师可以使用从第十三章到第十八章中的案例作为引导，例如第四部分中的“总结”里的案例。这一部分内容适用于较高层次的学员，通常在第三年的第二学期教授。这一部分以写作和分享完整的个案假设为最高目标。

建议活动

1. **关注描述和回顾**——为学生提供案例的描述和分析的片段，要求学生鉴别他们认为应该关注的领域。
2. **形成问题**——要求学生描述一个来访者的表现，小组讨论他们会在心理动力学个案概念化中提出的焦点问题。
3. **整合**——要求学生写出对任一来访者的描述、回顾和建立联系的各个部分。在这个项目中需要督导的参与。让学生们阅读彼此的成果。学生可以在课堂上讨论他们是如何聚焦和选择组织思路的。这可以帮助学生学习到建立联系的不同方法，也可以让他们接触到更多的心理动力学个案假设。

使用心理动力学个案概念化引导治疗

等到学生们可以写自己的心理动力学个案假设了，他们就可以开始思考如何使用个案概念化引导治疗。在这一部分，接受临床督导的帮助很重要。第二章和第十九章到第二十二章介绍了这部分内容。需要重点关注的部分有建立目标、形成治疗方案、在不同的临床情况下使用心理动力学个案概念化、结束和不断改进个案概念化的内容。这个部分可以在培训的中段开始并永久持续下去。

建议活动

1. **进行教师发展研讨会**——在培训期间，把临床督导集合起来讨论写作和使用心理动力学个案概念化。考虑一下与督导一起做上面的练习，这样督导可以了解学生在学什么以及是怎么学的。
2. **学习在不同治疗形式下的个案概念化**——让来自不同治疗领域（精神药理学和其他心理疗法）的老师一起做培训，以便让学生学习用不同的方式对来访者进行个案概念化（通常针对同一个来访者）。

万千心理 心理咨询与治疗书目

书号	书名	著、译者	定价(元)
心理咨询与治疗导论			
X1419	自体心理学导论	P. A. Lessem著　王静华译	48.00
X1404	倾听·感觉·说话的更新换代	池见 阳编著　李明译	58.00
X1160	101个心理治疗难题	J. S. Blackman著 赵丞智 曹晓鸥译	88.00
X1158	聚焦：在心理治疗中的运用	A. W. Cornell著 吉莉译	48.00
X1157	沙盘游戏疗法手册	B. A. Turner著　陈莹 姚晓东译	88.00
X1140	沙游在心理治疗中的作用	Dora M. Kalff著　高璇译	38.00
X1092	心理治疗中的改变	波士顿变化过程研究小组编著 邢晓春等译 李孟潮审校	42.00
X1206	母婴互动及成人心理治疗中的主体间形式	Beatrice Beebe等著 庞美云 宓肖燕译	36.00
X1137	心理治疗中的首次访谈	S. Lukas著　邵啸译	30.00
X1126	心理咨询面谈技术（第四版）	Rita Sommers F.等著　陈祉妍等译	80.00
X999	主体间性心理治疗	P. Buirski等著　尹肖霞译	35.00
X1121	心理治疗实战录	M. F. Basch著　寿彤军 薛畅译	45.00

X1027	心理治疗师该说和不该说的话	L.N.Edelstein等著　聂晶等译	50.00
X1011	自体心理学的理论与实践	M. T. White等著　吉莉译	32.00
X930	沙游治疗	B. L. Boik等著　田宝伟等译	38.00
X720	心理咨询师的问诊策略（第六版）	S. Cormier等著　张建新等译	78.00
X808	心理咨询与治疗经典案例（第七版）	Corey, G.著　谭晨译	36.00
X830	心理咨询与治疗的理论及实践（第八版）	Corey, G.著　谭晨译	45.00
X705	精神科临床诊断	Morrison J.著　李欢欢 石川译	32.00
心理咨询与治疗导论合计			**841.00**
心理治疗精选读物			
X1130	罗杰斯心理治疗（软精装）	B.A. Farber等著　郑刚等译	78.00
X1131	日益亲近（精装）	Irvin D. Yalom著　童慧琦译	58.00
X1132	直视骄阳（精装）	Irvin D. Yalom著　张亚译	48.00
X1133	给心理治疗师的礼物（精装）	Irvin D. Yalom著　张怡玲译	58.00
X1129	寻求安全——创伤后应激障碍和物质滥用治疗手册	L. M.Najavits著　童慧琦等译	66.00
X1123	爱·恨与修复	M. Klein等著　吴艳茹译	18.00
X1182	嫉羡与感恩	M. Klein著　姚峰等译	60.00
X1120	心理治疗中的依恋	D. J. Wallin著　巴彤等译	70.00
[illegible]9	我穿越疯狂的旅程	E. R. Saks等著　李慧君等译	40.00

X1050	熙珺叙语：一个咨询师的成长历程	吴熙琄著	18.00
X1067	心理大师揭秘最古怪案例	J. A. Kottler等著　张弘等译	45.00
X1008	心理咨询师的部落传说	徐钧著	28.00
X849	日常生活的心理治疗	Ole Dreier著　冯墨女译	45.00
X902	心理治疗师之路（第四版）	Jeffrey A. Kottler著　林石南等译	48.00
X889	中日灾后心理援助案例集	陶新华 吴薇莉主编	32.00
X872	聚焦取向的心理治疗	Campbell Purton著　罗希译	28.00
心理治疗精选读物合计			740.00
精神分析专题			
X1136	精神分析案例解析（精装）	N. McWilliams主编 钟慧等译　李鸣审校	78.00
X1095	精神分析治疗（精装）	N. McWilliams著 曹晓鸥等译　张黎黎审校	88.00
X1148	精神分析诊断（精装）	N. McWilliams主编 鲁小华等译　李鸣审校	98.00
X1319	长程心理动力学心理治疗	G. O. Gabbard著　徐勇等译	50.00
X1452	俄狄浦斯情结新解	M. Klein著　林玉华译	32.00
X1453	临床克莱因	R. D. Hinshelwood著　杨方峰译	58.00
X1167	俄狄浦斯情结	J. -D. Nasio著　张源译	25.00
X1168	悦读弗洛伊德	J. -D. Nasio著　张源译	25.00
X1380	心理动力学团体分析	H. Behr等著　武春艳等译	52.00

X1383	短程动力取向心理治疗实践指南	H. E. Book著　邵啸译	48.00
X1381	谈话治疗	David Taylor主编　黄淑清等译	58.00
X1382	内在生命	Margot Waddell著　林晴玉等译	56.00
X1221	小猪猪的故事——一个小女孩的精神分析治疗过程记录	唐纳德·温尼科特著　赵丞智译	36.00
X1200	心理动力学个案概念化	D. L. Cabaniss等著　孙玲等译	58.00
X1226	思想等待思想者	Joan等著　苏晓波译	42.00
X1222	精神分析与中国人的心理世界	C. Bollas著　李明译	36.00
X1135	精神分析导论（第二版）	J. Milton等著　余萍　周娟等译	50.00
X945	心理动力学疗法	Deborah L. Cabaniss等著　徐玥译	58.00
X992	短程心理治疗	A. Coren著　张微等译	28.00
X880	督导关系	M. G. F-O'Dea等著　李芃等译	35.00
X915	弗洛伊德与安娜·O——重温精神分析的第一个案例	Richard A. Skues著　孙铃等译	28.00
X771	病人与精神分析师	J. Sandler等著　施琪嘉等译	28.00
X943	投射性认同与内摄性认同	J. Savege Scharff著　闻锦玉等译	38.00
X863	重寻客体与重建自体	David E.Scharff著　张荣华等译	38.00
X874	精神分析的伴侣治疗	David E. Scharff等著　徐建琴等译	42.00

……